W0259248

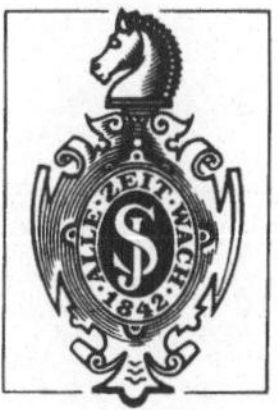
ALLE·ZEIT·WACH
1842

Psychiatrie-Plenum

Beiträge zur Psychiatrie, Psychotherapie, Psychosomatik und Sozialpsychologie aus Praxis und Forschung

Herausgegeben von
Roland Koechel und Dieter Ohlmeier

Mit 9 Abbildungen

Springer-Verlag Berlin Heidelberg New York
London Paris Tokyo

Dr. med. Roland Koechel
Gesamthochschule Kassel WZ II, Gottschalkstraße 26, 3500 Kassel, FRG

Professor Dr. med. Dipl. Psych. Dieter Ohlmeier
Leiter des Sigmund Freud Institutes Frankfurt und Lehrstuhl für Psychotherapie an der Gesamthochschule Kassel, Myliusstraße 20, 6000 Frankfurt/Main 1, FRG

ISBN-13:978-3-540-17803-3 e-ISBN-13:978-3-642-72661-3
DOI: 10.1007/978-3-642-72661-3

CIP-Kurztitelaufnahme der Deutschen Bibliothek
Beiträge zur Psychiatrie, Psychotherapie, Psychosomatik und Sozialpsychologie aus Praxis und Forschung / Psychiatrie-Plenum. Hrsg. von Roland Koechel u. Dieter Ohlmeier. – Berlin ; Heidelberg ; New York ; London ; Paris ; Tokyo : Springer, 1987
ISBN-13:978-3-540-17803-3

NE: Koechel, Roland [Hrsg.]; Psychiatrie-Plenum ⟨1983–1985⟩

2119/3020–543210

Einführung

„Bei der Versorgung der psychisch Kranken sowie der geistig und seelisch Behinderten arbeiten *viele Berufsgruppen* zusammen. Jede dieser Berufsgruppen bedient sich *verschiedener Methoden* der Behandlung, Beratung und Betreuung. Deswegen muß die *Integration* der verschiedenen Berufsgruppen und ihrer Methoden sowie die Integration der verschiedenen Versorgungsinstitutionen leitender Gesichtspunkt für die Bewältigung aller Versorgungsaufgaben sein. Diesem Gesichtspunkt muß in der Aus-, Weiter- und Fortbildung Rechnung getragen werden“[1].

In diesem Buch sind Beiträge zusammengefaßt, in denen Ärzte und Psychologen spezielle Themen der Psychiatrie, Psychotherapie, Psychosomatik und psychoanalytischen Sozialpsychologie behandeln. Die Beiträge sind aus Vorträgen des „Psychiatrieplenums“ hervorgegangen.

Was ist und was will das Psychiatrieplenum?

Das Psychiatrieplenum ist eine institutions- und berufsübergreifende Fortbildungsveranstaltungsreihe für alle im Bereich der Psychiatrie, Psychotherapie und Psychosomatik Tätigen. Daneben soll eine interessierte Öffentlichkeit angesprochen werden. Seit 1982 finden regelmäßig in den Räumen der Kasseler Hochschule öffentliche Vorträge statt, die im Plenum diskutiert werden.

Jede Fortbildung dient zunächst einmal der Vermittlung von Fachkenntnissen. Über professionelle und institutionelle Grenzen hinweg sollte aber auch ein Forum geschaffen werden, das Gelegenheit bietet, eigene Gefühlseinstellungen, Werthaltungen und Verhaltensweisen gegenüber psychisch Leidenden, Behinderten und Randgruppen wahrzunehmen und zu überprüfen.

Wie kam es zur Gründung des Psychiatrieplenums?

In der Psychiatrie-Enquête hat die Sachverständigen-Kommission dem Auf- und Ausbau berufsbegleitender Fortbildung wegen des großen Nachholbedarfs bei allen Berufsgruppen auf lange Sicht eine Priorität eingeräumt. Kassel war eine der Modellregionen des Modellprogramms Psychiatrie der Bundesregierung. Grundlage für die Aufnahme der Region Kassel in das Modellprogramm war eine 1980 erstellte psychiatrische Gesamtplanung für die Region Kassel. Mitglieder des Wissenschaftlichen Zentrums für Psychoanalyse, Psychotherapie und psychosoziale Forschung der Gesamthochschule Kassel waren daran maßgeblich beteiligt.

Das Wissenschaftliche Zentrum ist eine zentrale Forschungseinrichtung der Gesamthochschule Kassel. Es befaßt sich u. a. mit Bildungsforschung (Aus-, Weiter- und Fortbildung) für therapeutisch tätige Berufsgruppen (insbesondere Ärzte, Psychologen und Sozialarbeiter). Um diese Aufgabe wahrnehmen zu können, hat sich eine enge Zusammenarbeit mit dem Kasseler Psychoanalytischen Institut (Alexander-Mitscher-

---

[1] Bericht über die Lage der Psychiatrie in der Bundesrepublik — Zur psychiatrischen und psychotherapeutisch/psychosomatischen Versorgung der Bevölkerung. BT-Drucksache 7/4200, S. 317, Bonn 1975.

lich-Institut) der Deutschen Psychoanalytischen Vereinigung und den Trägern der psychosozialen Versorgung der Stadt und Region Kassel entwickelt. Von daher lag es nahe, sich im Rahmen der Fortbildung am Modellprogramm Psychiatrie zu beteiligen.

Zusammen mit der Kontaktstelle für wissenschaftliche, künstlerische und berufliche Weiterbildung der Gesamthochschule Kassel, dem Gesundheitsamt der Stadt Kassel und der Arbeitsgemeinschaft Fortbildung Gießen — Praxisbegleitende Fortbildung zum Modellprogramm Psychiatrie der Bundesregierung — veranstaltete das Wissenschaftliche Zentrum im September 1982 eine Tagung unter dem Thema: „Läßt sich die Wirklichkeit ausklammern? Zum Problem der Bearbeitung der äußeren Realität im Behandlungsprozeß durch Patienten und Therapeuten."

Alle, die bei der Versorgung psychisch Kranker und Behinderter Verantwortung tragen (Ärzte, Psychologen, Angehörige der Krankenpflegeberufe, Psychagogen, Sozialarbeiter und die Verantwortlichen im politischen Raum auf kommunaler-, Kreis- und Landesebene), sollten zum interdisziplinären Gedankenaustausch und zur Reflexion veranlaßt werden.

Die Atmosphäre dieser Tagung läßt sich nicht so ohne weiteres wiedergeben. Die Referate sind in der Schriftenreihe *Fragmente*[2] und in den *Sozialpsychiatrischen Informationen*[3] gesammelt. Die Diskussionsbeiträge konnten leider nicht dokumentiert werden. Ebensowenig gelang es, die Dynamik dieser Veranstaltung festzuhalten.

Das bedeutsame Ergebnis dieser Tagung war die Tatsache, daß bei allen Beteiligten der Wunsch nach einer kontinuierlichen berufs- und institutionsübergreifenden Fortbildungsmöglichkeit laut wurde. Sie sollte dazu dienen, verschüttete Berufskenntnisse wieder verfügbar zu machen und neue zu erwerben sowie das *Lernen der Zusammenarbeit* zu fördern. Damit war die Idee des Psychiatrieplenums geboren.

Für die Planung, Organisation und Durchführung dieser Fortbildungsveranstaltung war es zweckmäßig, ein Gremium zu bilden, das sich aus Vertretern mehrerer Berufsgruppen unterschiedlicher Bereiche der psychiatrischen, psychotherapeutisch/psychosomatischen Versorgung zusammensetzt. Damit sollte gewährleistet sein,

- daß das Psychiatrieplenum auf einer breiteren Basis steht,
- daß die Form und die Inhalte von denen mitgestaltet werden, die sich fortbilden wollen,
- daß ein interprofessioneller Bildungsanteil geschaffen wird.

Wie nicht anders zu erwarten, waren die Interessen des angesprochenen Teilnehmerkreises sehr unterschiedlich und die thematischen Schwerpunkte sehr uneinheitlich. Allen gemeinsam war die Tendenz, sich speziell auf das jeweilige Tätigkeitsfeld mit seinen besonderen Problemen zu beziehen (z. B. Suchttherapie, Familientherapie, Rehabilitation chronisch Kranker etc.). Wegen der großen Zahl der Interessierten mußten wir auf eine gebräuchliche und bewährte Form der Fortbildung zurückgreifen: Vorträge mit anschließender Diskussion. Vortragsveranstaltungen schienen uns außerdem geeignet, die Schwellenängste weniger engagierter Mitarbeiter der Versorgungseinrichtungen und der Öffentlichkeit abzubauen. Dieses Ziel wurde um den Preis erreicht, daß eine über die spontane Erweiterung des eigenen berufsspezifischen

[2] Fragmente 16: 7–27, 1985.

[3] Läßt sich die Wirklichkeit ausklammern? Beiträge zu einer Tagung. Sozialpsychiatrische Informationen 3, S. 79–106, 1984.

Horizonts hinausreichende, gezielte Schulung der Selbst- und Fremdwahrnehmung nicht mehr möglich war. Bei einer durchschnittlichen Teilnehmerzahl von 150 pro Veranstaltung fühlen wir uns rückblickend darin bestätigt, unter den gegebenen Voraussetzungen eine adäquate Form der Fortbildung gewährleistet zu haben. Dabei soll nicht verschwiegen werden, daß abhängig von der Attraktivität des Themas und der Popularität des Referenten die einzelnen Vorträge sehr unterschiedlich gut besucht waren.

Im Laufe des Psychiatrieplenums hat sich gezeigt, daß eine Gruppe, die zunächst nicht direkt angesprochen worden war, besonders großes Interesse zeigte: Studenten der Hochschule in Kassel und benachbarter Universitäten. Sie nutzen die Möglichkeit, nicht nur aus Büchern lernen zu müssen und suchen die Begegnung mit der Praxis.

Fortbildung verwirklichen zu müssen ist immer auch ein ökonomisches Problem. Ohne eine initiale Förderung mit Mitteln aus dem Modellprogramm Psychiatrie wäre das Psychiatrieplenum wohl kaum zustande gekommen. Modellgelder stehen heute nicht mehr zur Verfügung. Wenn das Fortbestehen der Veranstaltungsreihe auf lange Zeit hin gesichert ist, dann bringt dies eine weitere Seite des innovativen Charakters, den das Psychiatrieplenum hat, zum Ausdruck.

Der Leser kann sich ein Bild davon machen, wie Fortbildungsinteressen sich thematisch artikulieren, wenn der vertraute Rahmen institutionalisierter Fortbildung verlassen und über die von der Profession gesteckten Grenzen hinweg der Dialog mit einer breiteren Öffentlichkeit gesucht wird. Die Weite des Spektrums der behandelten Themen ist aber auch von Neuerungen, die das Modellprogramm Psychiatrie brachte (Kassel erhielt z. B. eine Tagesklinik für psychisch Kranke), und regionalen Besonderheiten mitgeprägt. Die Region verfügt über ein dichtes Netz personell gut ausgestatteter sozialer Dienste; im Einzugsgebiet befinden sich mehrere psychiatrische Krankenhäuser und Fachabteilungen sowie Fachkliniken für Psychotherapie, Psychosomatik und Suchttherapie.

Ein Anspruch auf Vollständigkeit kann diese Themenpalette nicht erfüllen. Sie spiegelt aber im einzelnen die aktuelle wissenschaftliche Diskussion und zeigt vor allem verschiedene methodische Ansätze für unterschiedliche Praxisfelder.

Die Mehrzahl der Beiträge befaßt sich mit psychotherapeutischen Themen. Wir meinen, daß Psychiatrie und Psychotherapie konvergent sind. Die Psychotherapie ist unerläßlicher Bestandteil eines einheitlichen Systems der psychiatrisch-psychotherapeutisch-psychosomatischen Versorgung[4]. Wir haben uns für die Publikation eingesetzt, weil wir davon überzeugt sind, daß dieser Band das Interesse einer breiten, auf die Arbeit mit psychisch kranken Menschen bezogenen Fachöffentlichkeit findet und Gelegenheit zur Orientierung in Spezialgebieten gibt.

Im Frühjahr 1987

Roland Koechel
Dieter Ohlmeier

[4] Heinrich K, Lauter H (1985): Psychiatrie und Psychotherapie in der ärztlichen Weiterbildungsordnung. Spektrum 6; 279–293

Autorenverzeichnis

Bojanovsky, Jörg J., Prof. Dr. med.
Zentralinstitut für Seelische Gesundheit, Postfach 5970, 6800 Mannheim 1

Greve, Werner, Prof. Dr. med.
Ärztlicher Leiter der Psychiatrischen Abteilung der Schloßparkklinik, Heubnerweg 2, 1000 Berlin 19

Kipp, Johannes, Dr. med.
Psychoanalytiker, Leitender Arzt, Ludwig-Noll-Krankenhaus, Klinik für Psychiatrie der Städtischen Kliniken Kassel, Dennhäuser Straße 156, 3500 Kassel

Koechel, Roland, Dr. med.
Psychoanalytiker, Wissenschaftliches Zentrum für Psychoanalyse, Psychotherapie und psychosoziale Forschung der Gesamthochschule Kassel, Gottschalkstraße 26, 3500 Kassel

Körner, Jürgen, Priv.-Doz., Dr. disc, pol. et phil., Dipl.-Psych.
Psychoanalytiker, Leiter der Abteilung für Psychoanalytische Medizin der Klinik Wittgenstein, Sählingstraße 60, 5920 Bad Berleburg

Kunze, Heinrich, Priv.-Doz., Dr. med.
Ärztlicher Direktor des Psychiatrischen Krankenhauses Merxhausen, 3501 Emstal/Kreis Kassel

Lindner, Wulf-Volker, Prof.
Psychoanalytiker, Lehrstuhl für Praktische Theologie mit Schwerpunkt Seelsorge an der Universität Hamburg, Sedanstraße 19, 2000 Hamburg 13

Ohlmeier, Dieter, Prof. Dr. med., Dipl.-Psych.
Psychoanalytiker, Leiter des Sigmund-Freud-Instituts Frankfurt und Lehrstuhl für Psychotherapie an der Gesamthochschule Kassel; Myliusstraße 20; 6000 Frankfurt/Main 1

Poppe, Hanns-Georg, Dr. med.
Psychotherapeut, Leiter der sozialmedizinischen Abteilung am Gesundheitsamt der Stadt Kassel, Wilhelmshöher Allee 32a, 3500 Kassel

Rabanal, César Rodriguez, Dr. med.
Psychoanalytiker, Leiter des Forschungsprojekts „Überlebensstrategien von Slumbewohnern in Peru“, República 941, Lima (San Isidro)/Peru

Rassek, Michael, Dr. med.
Psychoanalytiker, Wissenschaftliches Zentrum für Psychoanalyse, Psychotherapie und psychosoziale Forschung der Gesamthochschule Kassel, Gottschalkstraße 26, 3500 Kassel

Rogge, Christoph, Dipl.-Psych.
Sozialtherapeutischer Leiter der Abteilung Breitenau des Psychiatrischen Krankenhauses Merxhausen, 3501 Emstal/Kreis Kassel

Uchtenhagen, Ambros, Prof. Dr. med. et phil.
Direktor des Sozialpsychiatrischen Dienstes der Psychiatrischen Universitätsklinik, Postfach 404, CH – 8021 Zürich

Wächtler, Claus, Dr. med.
Allgemeines Krankenhaus Ochsenzoll, Psychiatrische Tagesklinik Harburg, Ehestorferweg 193, 2000 Hamburg 90

Wirsching, Michael, Prof. Dr. med.
Psychoanalytiker, Zentrum für Psychosomatische Medizin der Justus-Liebig-Universität, Friedrichstraße 28, 6300 Gießen

Zwiebel, Ralf, Prof. Dr. med.
Psychoanalytiker, Lehrstuhl für Sozialmedizin an der Fachhochschule Bielefeld, Kurt-Schumacher-Straße 6, 4800 Bielefeld 1

Inhaltsverzeichnis

Die Behandlung psychisch Kranker in der Tagesklinik Harburg*

C. Wächtler

Die ersten psychiatrischen Tageskliniken wurden Ende der 40er Jahre in England (Bierer 1951) und in Kanada (Cameron 1947) eröffnet. Die Erfahrungen mit einer improvisierten Psychiatrie im Krieg waren wesentlich für ihre Entstehung verantwortlich (Finzen 1977). Außerdem begünstigte die damals beginnende Pharmakotherapie psychotischer Erkrankungen die weitere Verbreitung der Tageskliniken.

Tageskliniken erwiesen sich rasch als wesentlicher Baustein für die Reform psychiatrischer Versorgung, mit einer Umorientierung von den Betten hin zu einem Ausbau ambulanter, komplementärer und teilstationärer Angebote. Bereits Ende der 60er Jahre wurde in England jede fünfte Aufnahme in eine psychiatrische Klinik tagesklinisch behandelt. In der Bundesrepublik Deutschland spielen Tageskliniken dagegen auch heute noch nur eine untergeordnete Rolle. Immerhin nahm ihre Zahl in den letzten Jahren auch hierzulande deutlich zu (Bosch u. Steinhart 1983).

Eine der in letzter Zeit neu entstandenen teilstationären Einrichtungen ist die Psychiatrische Tagesklinik Harburg. Rahmenbedingungen und Konzept sollen hier vorgestellt und an anderenorts gewonnenen Erfahrungen (u. a. Bosch u. Veltin 1983; Finzen 1977; Lauter et al. 1977; Moscowitz 1980; Wächtler 1982a) überprüft werden.

Organisatorischer Rahmen

Die Psychiatrische Tagesklinik Harburg wurde von der Gesundheitsbehörde Hamburg im Oktober 1982 in Betrieb genommen. Ihre Einrichtung wurde aus Mitteln des Modellprogramms „Psychiatrie" durch die Bundesregierung gefördert. Organisatorisch gehört sie zum Allgemeinen Krankenhaus Ochsenzoll.

Die Tagesklinik ist in einem Wohnbezirk in Harburg gelegen. Sie versorgt den Hamburger Süderelbebereich, in dem ca. 190000 Einwohner leben, teilstationär psychiatrisch. Eine regional gelegene vollstationäre psychiatrische Behandlungseinheit gibt es bisher nicht. Vielmehr wird die stationäre psychiatrische Versorgung weiterhin vor allem durch das AK Ochsenzoll im Norden Hamburgs geleistet.

Die Tagesklinik Harburg liegt also relativ weit entfernt von der „Mutterklinik". Dagegen sind die meisten Tageskliniken in der Bundesrepublik auch räumlich eng mit einer vollstationären Behandlungseinheit verbunden. Eine solche organisatorische Einheit bietet zweifellos den Vorteil, daß bei akuten Notfällen ohne größere Schwierigkeiten eine vorübergehende vollstationäre Behandlung eingeleitet werden kann (dies ist bei etwa 10% der Entlassungen erforderlich; s. Engelke 1983; Heise

---

* Die Erfahrungen in der Tagesklinik Harburg basieren auf der engen Zusammenarbeit mit: G. Ballnus, H. Elwart, B. Hunold-Hilmers, A. Kranz, K. Litz, R. Mehl, R. Osborn u. U. Riehl.

1983; Steinhart u. Bosch 1983). Andererseits berichten einige Untersucher, daß es nur bei relativ eigenständiger Lage der Tagesklinik gelänge, die Möglichkeiten tagesklinischer Behandlung voll zu nutzen. Denn überall dort, wo neben einer Tagesklinik ausreichend psychiatrische Betten zur Verfügung stehen, werde der vollstationären Betreuung meist Vorrang gegeben (Bosch u. Veltin 1983).

Tageskliniken besitzen im Durchschnitt eine Größe von 20 Behandlungsplätzen (Bosch u. Steinhart 1983). Die Tagesklinik Harburg verfügt über 30 Plätze. Eine Tagesklinik mit 20–30 Plätzen besitzt gegenüber einer kleineren Behandlungseinheit den Vorteil, daß sinnvolle Kleingruppen von 8–10 Patienten gebildet werden können, mit einem jeweils auf die besonderen Bedürfnisse bestimmter Patienten zugeschnittenen Therapiekonzept (s. Wächtler 1982a).

Die durchschnittliche Behandlungsdauer liegt in Tageskliniken bei 2–4 Monaten (Bosch u. Steinhart 1983); sie ist kürzer in Tageskliniken zur Krisenintervention und länger in Tageskliniken mit vorwiegend rehabilitativen Aufgaben. Sie betrug in der Harburger Tagesklinik im Jahre 1983 knapp 3 Monate.

Als obere Behandlungsdauer wurde in der Tagesklinik Harburg ein Zeitraum von 6 Monaten gewählt. In Vorgesprächen wird geklärt, ob ein vernünftiges therapeutisches Ziel innerhalb dieser Zeit erreichbar erscheint. Unterbleibt eine solche Vorauswahl, wird bald ein Teil der Behandlungsplätze durch „Dauerpatienten" blockiert; auch bauen manche Patienten gerade die Tagesklinik in ihren Lebensplan fest ein und unterhalten Phantasien nach unbegrenzter Versorgung (d.h. auch Tageskliniken sind kein Allheilmittel gegen Hospitalisierung!). Bei diesen Patienten ist es wichtig, regelmäßig an die vereinbarten Behandlungsziele und die begrenzte Behandlungsdauer zu erinnern. Im Einzelfall erweist sich allerdings immer wieder eine Verlängerung des Behandlungszeitraumes als unerläßlich.

In der Tagesklinik Harburg werden Patienten aller Altersstufen mit Ausnahme von Kindern und Jugendlichen behandelt. Der bisher jüngste Patient war 18, der älteste 78 Jahre alt. Das durchschnittliche Alter betrug 36 Jahre.

Ob sich eine solche Altersmischung bewährt, oder ob eine Tagesklinik nur Patienten einer bestimmten Altersgruppe behandeln sollte, wird bisher unterschiedlich beurteilt. So tragen z.B. Tageskliniken für ältere Menschen, die sich in England seit langem bewährten und auch in der Bundesrepublik in den letzten Jahren mit gutem Erfolg erprobt wurden (u.a. Ernst u. Wächtler 1983), der Erfahrung Rechnung, daß ältere psychisch kranke Menschen in weitaus größerem Umfang zusätzlich einer internen medizinischen Behandlung und sozialer Hilfen bedürfen, und daß sich ihre psychischen Probleme häufig von denen jüngerer unterscheiden. Auch ist zu beobachten, daß Ältere immer wieder über lautes und rücksichtsloses Verhalten einiger Jüngerer klagen, und daß manche jüngere Patienten den älteren mit Vorurteilen und z.T. offenen Vorwürfen begegnen.

Die bisherigen Erfahrungen in der Tagesklinik Harburg zeigen aber, daß sich eine Altersmischung überwiegend bewährt. Ein Grund dafür ist, daß Konflikte zwischen den Generationen fruchtbar bearbeitet werden können.

Probleme können sich auch daraus ergeben, daß in einer Tagesklinik Patienten mit unterschiedlichen psychischen Erkrankungen gemeinsam behandelt werden. So treten Spannungen vor allem zwischen Patienten mit paranoiden Psychosen, die wie in anderen Tageskliniken mit 57% die größte diagnostische Untergruppe darstellen, und den psychogen Erkrankten (Tagesklinik Harburg: 37%) auf. Während letztere sich über die zuweilen vorhandene Unzuverlässigkeit der Mitpatienten beklagen oder sich von psychotischen Symptomen geängstigt fühlen, empfinden die Psychotiker sich häufig abgedrängt, mißverstanden und verletzt.

Zur Bearbeitung solcher Spannungen hat sich vor allem die wöchentliche Vollversammlung bewährt, an der alle Patienten und Mitarbeiter teilnehmen. Hier bietet sich die Möglichkeit, Probleme, die das Zusammenleben auf der Station betreffen, anzusprechen und gemeinsam zu lösen.

Neben Kindern und Jugendlichen (die z. B. in München ein spezielles tagesklinisches Angebot erhalten: Heinhold 1983) werden in der Tagesklinik Harburg folgende weitere Patientengruppen von der Behandlung ausgeschlossen: Patienten mit primärer Suchterkrankung (mit denen aber z. B. in Bremen-Ost tagesklinisch gearbeitet wird: Gass in Bosch u. Veltin 1983, S. 195); Patienten mit akuter Suizidalität, hochgradiger Agitiertheit oder ausgeprägter Desorientiertheit. Darüber hinaus erweist sich häufig eine tagesklinische Behandlung als nicht durchführbar, wenn unüberwindliche regressive Bedürfnisse bestehen, wenn die familiären Beziehungen hochgespannt sind, sich einer unmittelbaren therapeutischen Beeinflussung entziehen und eine Entlastung nur durch eine vollstationäre Behandlung gelingt, oder wenn der Wohnort zu weit von der Tagesklinik entfernt ist. Dabei wird allgemein eine Anfahrtszeit mit öffentlichen Verkehrsmitteln von maximal 1 Stunde als gerade noch zumutbare Belastung für den Patienten angesehen. Die Erfahrung zeigt allerdings, daß insbesondere in ländlichen Regionen manche Patienten noch längere Anfahrtsstrecken in Kauf nehmen.

Die Patienten werden überwiegend von Nervenärzten direkt zur Behandlung in die Tagesklinik Harburg überwiesen (57%), gefolgt von Hausärzten oder anderen nichtpsychiatrischen Fachärzten (24%). Dagegen sind Verlegungen aus vorheriger vollstationärer Behandlung mit 14,3% relativ selten. — Die hohe Auslastung der Behandlungsplätze (von Anfang an mußte eine Warteliste angelegt werden) beruht auf der klinisch-psychiatrischen Unterversorgung der Region und auf der guten Aufnahme der gemeindenah gelegenen Tagesklinik durch die niedergelassenen Ärzte und die Betroffenen selbst.

Die Gruppe der Mitarbeiter ist in Tageskliniken in der Regel multiprofessionell zusammengesetzt. Dementsprechend gehören zu den Mitarbeitern der Tagesklinik Harburg 1 Arzt, 1 Psychologin, 1 Beschäftigungstherapeutin und 5 Krankenpflegekräfte; außerdem 1 Sekretärin und 1 Reinemachefrau, die jeweils halbtags beschäftigt sind, und 1 Hausarbeiter. Glücklicherweise wurde 1984 zusätzlich die Stelle einer Sozialarbeiterin bewilligt. Erst dadurch wurde es möglich, auch bei sozialen Problemen Beratung und Hilfe anzubieten und die Nachbetreuung besonders gefährdeter Patienten zu organisieren.

Die Zusammenarbeit der Mitarbeiter folgt dem Prinzip interdisziplinärer Teamarbeit. Als wesentliche Voraussetzung dafür, daß alle Mitarbeiter aktive therapeutische Funktionen übernehmen können, hat sich die tägliche Mittagsbesprechung erwiesen, in der ein intensiver Informationsaustausch und eine gegenseitige Beratung erfolgen. Auch hat es sich für das bessere Verstehen des Gruppenprozesses und der Übertragungsprobleme sowie für die Fortbildung der Mitarbeiter bewährt, die therapeutischen Gruppen jeweils zu zweit zu leiten.

Die Behandlung relativ schwer erkrankter Patienten in einem offenen Setting und in Analogie zur therapeutischen Gemeinschaft schafft Probleme von Nähe und Distanz zwischen den Mitarbeitern selbst und zwischen den Mitarbeitern und den Patienten.

Eine solche therapeutische Situation, die eine möglichst patientenorientierte psychiatrische Behandlung anstrebt, kann von den Mitarbeitern als belastend erlebt werden (s. auch Engelke 1983; Heinhold 1983). Die Supervision des Teams durch eine erfahrene Psychotherapeutin hat sich daher auch in der Tagesklinik Harburg bewährt.

Zielsetzung

Die Tagesklinik Harburg hat sich zum Ziel gesetzt, neben einer mehrdimensionalen Diagnostik sowohl die Akutbehandlung im Rahmen psychoreaktiver Krisen oder depressiver und paranoider Symptome (Krisenintervention) als auch die mittelfristige Rehabilitation bei chronischen Krankheitsverläufen (s. Tabelle 1) anzubieten.

Auf einige der Schwierigkeiten, die mit einer gemeinsamen Behandlung verschiedener Krankheitsbilder in einer Tagesklinik verbunden sind, wurde bereits hingewiesen. Hinzu kommt, daß z.B. die Durchführung geeigneter Maßnahmen zur gezielten beruflichen Wiedereingliederung in einer Tagesklinik mit begrenzter Raumzahl und ohne die erforderlichen Sachmittel und das entsprechende Personal (s. Uchtenhagen 1983) auf Schwierigkeiten stößt.

Allerdings kann es auch mit relativ einfachen Mitteln gelingen, ein begrenztes Trainingsprogramm beruflicher Fertigkeiten aufzubauen. So werden in der Tagesklinik Harburg im Rahmen der Beschäftigungstherapie gezielte zeitlich begrenzte Werk- oder Schreibprogramme angeboten, mit deren Hilfe Schnelligkeit, Ausdauer, Konzentration und manuelle Fertigkeiten gefördert werden können. Eine zusätzliche Lesegruppe dient zur Übung kognitiver Funktionen. Auch hat es sich bewährt, daß Patienten noch während der Behandlung im Rahmen einer „therapeutischen Aktivität" oder nach der Entlassung an zeitlich begrenzten Praktika in lokalen Betrieben oder sozialen Einrichtungen teilnehmen.

So kann es gelingen, Krisenintervention und Rehabilitation in einer Tagesklinik nebeneinander durchzuführen. Eine solche gemischte Zielsetzung wird der Forderung nach einer möglichst breiten psychiatrischen Versorgung des Bezirks weitgehend gerecht; sie ist auch der Lebendigkeit der Einrichtung förderlich.

Tabelle 1. Behandlungsziele in der Tagesklinik Harburg. (Aus Wächtler u. Osborn 1984)

Allgemein: Vermeidung oder Verkürzung vollstationärer psychiatrischer Behandlung

1. Mehrdimensionale Diagnostik
2. Akutbehandlung von Patienten mit psychoreaktiven Krisen oder depressiven oder paranoiden Symptomen; in der Regel kurzfristig im Sinne einer Krisenintervention
3. Mittelfristige, die Rehabilitation bei Patienten mit Psychosen fördernde Behandlung, zur gestuften sozialen Wiedereingliederung
   a) Nach Abklingen der akuten Symptome, im Anschluß an eine vollstationäre Behandlung
   b) Bei drohender Chronifizierung während ambulanter oder stationärer Behandlung

Behandlungskonzept

Das Behandlungskonzept geht von einem multigenetischen Entstehungsmodell psychischer Krankheiten aus und beinhaltet somatische, soziotherapeutische und psychotherapeutische Behandlungsverfahren (s. Tabelle 2).

Die Betreuung in der Tagesklinik wird mit einer diagnostischen Vorphase begonnen: Nachdem bereits ein ambulantes Vorgespräch geführt wurde, erfolgen innerhalb der ersten Woche nach Aufnahme weitere diagnostische Einzelgespräche und somatische Untersuchungen. Im Anschluß an die Vorphase wird ein individueller Behandlungsplan erstellt.

Neben gemeinsamen Aktivitäten im Rahmen der Milieutherapie werden die Patienten zur Durchführung der Psychotherapie in 3 Kleingruppen, abhängig von Diagnose und hauptsächlicher Problematik, eingeteilt: Die Patienten mit psychogenen Erkrankungen (Gruppe C) erhalten ein Therapieangebot, das sich an einem tiefenpsychologisch fundierten Konzept orientiert und averbale Elemente (Gestaltungs- und Konzentrative Bewegungstherapie) mit einbezieht. Die Gruppenarbeit mit subakuten meist jüngeren Psychotikern (Gruppe B) folgt einem mehr pragmatischen Behandlungskonzept; Ziel ist es, zum Annehmen der Krankheit anzuregen, geeignete Bewältigungsstrategien für spezifische Auslöser zu erarbeiten und die Kontaktfähig-

Tabelle 2. Therapieprogramm der Tagesklinik Harburg. (Aus Wächtler u. Osborn 1984)

	für alle	für bestimmte Patienten
1. Somatische Behandlung	Gymnastik	Pharmakotherapie Sport
2. Psychotherapie	Einzelgespräche; Gruppengespräche: Gruppe A: Themenzentriert Gruppe B: „Offenes" Setting Gruppe C: Tiefenpsychologisch fundiert	Konzentrative Bewegungstherapie Gestaltungstherapie Entspannungsübungen (nach Jacobson) Lesegruppe
3. Beschäftigungs- u. Arbeitstherapie	Beschäftigungstherapie Freies Werken	Arbeitstraining
4. Selbständigkeitstraining	Patienten-Mitverwaltung Ausflüge	Kochgruppe Benutzung öffentlicher Verkehrsmittel Behördengänge
5. Soziale Hilfen		Wohnungs-, finanzielle und berufliche Probleme
6. Angehörigenberatung		Einzelberatung Angehörigengruppe
7. Zusätzliche Angebote		Projektgruppen Arbeitsgruppen Musikgruppe
8. Nachsorge	Patientenclub	in Vorbereitung: Gruppentherapie für entlassene Patienten

Tabelle 3. Wochenplan für die Gruppen A, B und C
(*BT* Beschäftigungstherapie mit Arbeitstraining; *Gest.* Gestaltungstherapie; *KBT* Konzentrative Bewegungstherapie; *Soz.Tr.* Sozialtraining)

Zeit	Montag	Dienstag	Mittwoch	Donnerstag	Freitag
8^{30}–9^{00}	Morgenrunde				
9^{00}–9^{30}	1 Gymnastik		2	1	2
9^{45}–10^{45}	BT A; Gespr. Gr. B; Gespr. Gr. C	- Kochgruppe oder - Sportgruppe oder - BT	Gestaltung A + B; Gespr. Gr. C	Soz.Tr. A; BT B; KTB C	BT A; Gespr. Gr. B; Gespr. Gr. C
11^{00}–11^{45}/12^{00}	Gespr. Gr. A; BT B; C		Vollversammlung		Gespr. Gr. A; Freiz. Gr. B; C
12^{00}–14^{00}	Mittagsruhe				
14^{00}–15^{30}	KTB A + B; Entsp. C	Lesegruppe A + B; KBT C	Ausflug	Freiz. Gr. A; Soz.Tr. B; Gest. C	Singen/ Projekt A + B; Entsp. C
15^{30}–16^{00}	Abschluß-Kaffee				Patientenclub
abends			Angehörigen-Gruppe 14tägig 18^{30}–20^{00}		

keit zu verbessern (in Anlehnung an Greve 1976; s. auch Fiedler u. Buchkremer 1982). Mit einer dritten Gruppe, in der sich vor allem chronifizierte Verläufe schizophrener und affektiver, z.T. auch neurotischer Erkrankungen (Gruppe A) zusammenfinden, wird vorwiegend themenzentriert gearbeitet (Heigl-Evers u. Heigl 1973). — Darüber hinaus erscheinen für die Psychotherapie aller Gruppen von Patienten die von Yalom (1974) beschriebenen Regeln nützlich.

Zweifellos besitzen gruppentherapeutische Verfahren gerade zur Beeinflussung von Kontaktstörungen und zur Förderung solidarischen Verhaltens besonderen Wert (Bosch u. Veltin 1983; Wächtler 1982b). Dennoch messen wir, offenbar im Gegensatz zu den meisten anderen Tageskliniken (s. Bosch u. Steinhart 1983), zusätzlich Einzelgesprächen große Bedeutung bei.

Auf eine ausführliche Erörterung soll an dieser Stelle verzichtet werden (s. dazu Wächtler u. Osborn 1984). Regelmäßige Einzelgespräche ebenso wie ein unterschiedliches therapeutisches Vorgehen in den Kleingruppen scheinen aber mehr den individuellen Bedürfnissen der Patienten zu entsprechen und sich gesamtheitlich besser zu bewähren.

Je nach Erfordernis werden zusätzlich Gymnastik und Sport, Entspannungsübungen, Tanz und Musik, freies Werken, Lesetraining, Kochgruppe oder gezieltes Arbeitstraining angeboten. Mit den Angehörigen wird einzeln und seit kurzem auch in einer Gruppe gearbeitet. Entlassene Patienten können den Kontakt zur Tagesklinik vor allem durch Besuch des gemeinsamen Abschlußkaffees am Freitagnachmittag (Patientenclub) aufrechterhalten (s. Tabelle 3).

Besondere Bedeutung messen wir der Milieutherapie bei. In der Harburger Tagesklinik wird daher versucht, eine Atmosphäre der Verläßlichkeit und Sicherheit zu schaffen, in der sich Offenheit und Vertrauen entwickeln können (s. auch Dziewas et al. 1983). Gleichzeitig ist es das Ziel, Anreize zur Stärkung der Selbst- und Mitverantwortung anzubieten und die Selbständigkeit zu fördern. So werden bestimmte Zeitabschnitte im Tagesablauf und einzelne therapeutische Aktivitäten von den Patienten selbst geplant und geleitet. Als wichtige Einrichtung hat sich vor allem die einmal wöchentlich stattfindende Stationsvollversammlung erwiesen, die vom Patientensprecher geleitet wird und an der alle Patienten und Mitarbeiter teilnehmen. Hier kann in der Großgruppe geübt werden, eigene Vorstellungen und Wünsche einzubringen und Verantwortung für andere zu übernehmen. Auch sind die regelmäßigen Morgenrunden mit Tee und Kaffee und der Abschlußkaffee vor dem Nachhausegehen zu einer unverzichtbaren gemeinsamen Aktivität von Mitarbeitern und Patienten geworden. Die unstrukturierten Sitzungen bieten Raum, sich gegenseitig näher kennen- und vertrauen zu lernen und zu diskutieren. Sie ermöglichen darüber hinaus dem Patienten, Kontakt zu Mitarbeitern aufzunehmen, denen sie im Tagesablauf nicht begegnen; und eröffnen den Mitarbeitern wertvolle Verhaltensbeobachtungen außerhalb einer eigentlichen therapeutischen Situation und, beim Abschlußkaffee, vor dem Nachhausegehen der Patienten.

Schlußbemerkungen

Zweifellos ist die tagesklinische Behandlung durch die tägliche Anreise und den Verbleib in der Familie mit einer Reihe von Belastungen verbunden, die eine sorgfältige Indikationsstellung erfordern und einige Patienten zumindest in einem bestimmten Stadium ihrer Erkrankung von der Behandlung in der Tagesklinik ausschließen. Daraus folgern einige Untersucher, daß für die Errichtung von Tageskliniken innerhalb eines Versorgungssystems überhaupt keine Notwendigkeit bestehe (Degkwitz 1983).

An einer solchen ablehnenden Einstellung gegenüber Tageskliniken sind offenbar auch emotionale Faktoren beteiligt. So fanden verschiedene Untersucher, daß die bei Ärzten und Pflegepersonal überwiegende Skepsis vor allem darauf beruhe, daß die ständige Unsicherheit über die Belastbarkeit der Patienten in der therapiefreien Zeit die Mitarbeiter verunsichere und belaste (Herz et al. 1971; Wilder 1971).

Auch wir fanden im Beginn unserer Arbeit Hinweise auf solche emotionalen Vorgänge. ¼ Jahr nach Eröffnung der Tagesklinik fragten wir uns eines Tages, wie wir unsere Arbeit beurteilten. Die Verunsicherung überwog bei den meisten: Es bestand das Gefühl einer sehr viel intensiveren Beziehung zum Patienten als in einer vollstationären Behandlungseinheit; dies ließ weniger Distanz und damit auch weniger Schutz vor den belastenden Problemen der Patienten zu. Auch wurde die Tatsache, mehr Information über die Patienten und mehr Behandlungsauftrag zu besitzen, insbesondere von Mitarbeitern des Pflegepersonals durchaus ambivalent erlebt: Zwar wurde einerseits mehr Befriedigung in der Arbeit empfunden; der Zuwachs an Verantwortung führte aber auch zum Gefühl der Belastung und der Überforderung. — Mit zunehmender Erfahrung und gegenseitiger emotionaler Stützung ließen sich solche Spannungen mit der Zeit abbauen.

Die noch weitverbreiteten Vorurteile gegenüber Tageskliniken und die Unkenntnis über ihre diagnostischen und therapeutischen Möglichkeiten dürften vor allem dafür verantwortlich sein, daß auch heute noch die Zahl tagesklinischer Behandlungsplätze in der Bundesrepublik gering ist, und daß die wenigen Plätze im Durchschnitt nur zu ⅔ belegt sind (Bosch u. Steinhart 1983). Dabei weisen verschiedene Beobachtungen (u. a. Finzen 1983; Herz et al. 1971) darauf hin, daß für schätzungsweise 20% aller psychisch Kranken, die klinischer Behandlung bedürfen, eine Tagesklinik ebensogut oder besser geeignet wäre. Bei diesen Patienten besteht der Vorteil tagesklinischer Behandlung besonders darin, daß

- ein breitgefächertes diagnostisches und therapeutisches Programm angeboten wird, ohne daß der Patient den Kontakt zu seiner natürlichen Umwelt und zu seiner Familie verliert; wichtige Fertigkeiten des täglichen Lebens werden nicht verlernt (s. auch Herz et al. 1971; Michaux et al. 1972; Moscowitz 1980);
- Angehörigenprobleme mehr in das Blickfeld rücken und dadurch einer Bearbeitung zugänglicher werden;
- nur ein Team mit konstanten Beziehungspersonen für die Behandlung verantwortlich ist.

Da zudem Patienten und ihre Angehörigen Tageskliniken überwiegend positiv beurteilen (Herz et al. 1971; Wilder et al. 1966), gelingt es meist eher, Patienten bereits in einem frühen Stadium ihrer Krankheit freiwillig zur Annahme einer Behandlung in der Tagesklinik zu bewegen.

Um eine bedarfsgerechte Versorgung psychisch Kranker zu gewährleisten, sollte daher der Anteil tagesklinischer Behandlungsplätze an der Gesamtversorgung von bisher ca. 1% auf 10–20% angehoben werden. Dann könnten Tageskliniken sinnvoll die Lücke zwischen ambulanter und vollstationärer Behandlung schließen.

Literatur

Bierer J (1951) The day hospital. An experiment in social psychiatry and syntho-analytic psychotherapy. Lewis, London

Bosch G, Steinhart I (1983) Entwicklung und gegenwärtiger Stand der tagesklinischen Behandlung in der Bundesrepublik Deutschland. In: Bosch G, Veltin A (Hrsg.) Die Tagesklinik als Teil der psychiatrischen Versorgung. Rheinland-Verlag, Köln

Bosch G, Veltin A (Hrsg) (1983) Die Tagesklinik als Teil der psychiatrischen Versorgung. Rheinland-Verlag, Köln

Cameron DE (1947) The day hospital: An experimental form of hospitalization for psychiatric patients. Mod Hosp 69: 60–62

Degkwitz R (1983) Streitgespräch: Kann die Tagesklinik ein wesentlicher Bestandteil psychiatrischer Versorgung sein? In: Bosch G, Veltin A (Hrsg) Die Tagesklinik als Teil der psychiatrischen Versorgung. Rheinland-Verlag, Köln

Dziewas H, Bock T, John U (1983) Die Tagesklinik als Instrument der Krisenintervention. In: Bosch G, Veltin A (Hrsg) Die Tagesklinik als Teil der psychiatrischen Versorgung. Rheinland-Verlag, Köln

Engelke W (1983) Die Tagesklinik als eigenständige Institution im Versorgungssystem. In: Bosch G, Veltin A (Hrsg) Die Tagesklinik als Teil der psychiatrischen Versorgung. Rheinland-Verlag, Köln

Ernst L, Wächtler C (1983) Die geronto-psychiatrische Tagesklinik. In: Bosch G, Veltin A (Hrsg) Die Tagesklinik als Teil der psychiatrischen Versorgung. Rheinland-Verlag, Köln

Fiedler PA, Buchkremer G (1982) Psychotherapie bei Patienten mit schizophrenen Störungen. Indikation und Kombination verhaltens- und sozialtherapeutischer Ansätze. In: Fiedler PA, Franke A, Howe J, Kury H, Möller HJ (Hrsg) Herausforderung und Grenzen der klinischen Psychologie. Steinbauer & Rau, München

Finzen A (1977) Die Tagesklinik. Psychiatrie als Lebensschule. Piper, München

Finzen A (1983) Streitgespräch (mit R. Degkwitz): Kann die Tagesklinik ein wesentlicher Bestandteil psychiatrischer Versorgung sein? In: Bosch G, Veltin A (Hrsg) Die Tagesklinik als Teil der psychiatrischen Versorgung. Rheinland-Verlag, Köln

Greve W (1976) Gruppenarbeit mit Schizophrenen. Gr Ther Gr Dyn 11: 130–149

Heigl-Evers A, Heigl F (1973) Die themenzentrierte interaktionelle Gruppenmethode (Ruth C. Cohn): Erfahrungen, Überlegungen, Modifikationen. Gruppenpsychotherapie Gruppendynamik 7: 237–255

Heinhold, KJ (1983) Die kinder- und jugendpsychiatrische Tagesklinik. In: Bosch G, Veltin A (Hrsg) Die Tagesklinik als Teil der psychiatrischen Versorgung. Rheinland-Verlag, Köln

Heise H (1983) Die Tagesklinik als Alternative zur vollstationären Behandlung. In: Bosch G, Veltin A (Hrsg) Die Tagesklinik als Teil der psychiatrischen Versorgung. Rheinland-Verlag, Köln

Herz M, Endicott J, Spitzer RL, Mesnikoff A (1971) Day versus inpatient hospitalization: A controlled study. Am J Psychiatr 127: 1371–1382

Lauter H, Lorenzen H, Wächtler C (1977) Erste Erfahrungen mit einer gerontopsychiatrischen Tagesklinik. Ärztl Praxis 29: 3257–3258

Michaux MH, Chelst MR, Foster SA, Pruim RJ (1972) Day and fulltime psychiatric treatment: A controlled comparison. Curr Ther Res 14: 279–292

Moscowitz IS (1980) The effectiveness of day hospital treatment: A review. J Commun Psychol 8: 155–164

Steinhart I, Bosch G (1983) Die Tagesklinik als wesentlicher Bestandteil eines Versorgungssystems aus teilstationären und komplementären Diensten. In: Bosch G, Veltin A (Hrsg) Die Tagesklinik als Teil der psychiatrischen Versorgung. Rheinland-Verlag, Köln

Uchtenhagen A (1983) Die Tagesklinik als Instrument der Rehabilitation. In: Bosch G, Veltin A (Hrsg) Die Tagesklinik als Teil der psychiatrischen Versorgung. Rheinland-Verlag, Köln

Wächtler C (1982a) Der Einfluß institutioneller Rahmenbedingungen: Erfahrungsvergleich zwischen zwei alterspsychiatrischen Tageskliniken. In: Bergener M, Kark B (Hrsg) Tagesklinische Behandlung im Alter. Steinkopff, Darmstadt

Wächtler C (1982b) Gruppentherapie in einer gerontopsychiatrischen Tagesklinik — Erste Erfahrungen. Psychother Med Psychol 32: 122–126

Wächtler C, Osborn R (1984) Die Behandlung psychisch Kranker in einer Tagesklinik. Öff Gesundheitswes 46: 454–458

Wilder JF, Levin G, Zwerling I (1966) A two-year follow-up evaluation of acute psychotic patients treated in a day hospital. Am J Psychiatry 122: 1095–1101

Wilder JF (1971) Discussion. Am J Psychiatry 127: 1381–1382

Yalom ID (1974) Gruppenpsychotherapie. Kindler, München

Psychiatrische Übergangseinrichtungen und Heime – chronisch psychisch Kranke und Behinderte im Abseits der Psychiatriereform*

H. Kunze

Seit Ende der 60er Jahre werden in großem Umfang chronisch psychisch Kranke und Behinderte aus psychiatrischen Landeskrankenhäusern in Heime verlegt. Damit ist eine Entwicklung in Gang gekommen, wie sie im vorigen Jahrhundert von den Anstaltspsychiatern nach langen Auseinandersetzungen seinerzeit schließlich abgelehnt worden war (Zeller 1981).

Bei der Kritik an psychiatrischen Krankenhäusern als dem Erzübel der derzeitigen psychiatrischen Versorgung ist in Vergessenheit geraten, daß sie in der ersten Hälfte des vorigen Jahrhunderts u. a. deshalb gegründet wurden, weil die Öffentlichkeit die Unterbringung psychisch Kranker in Heimen und anderen Asylen als untragbar ansah (Jones 1972; Parry-Jones 1972). Die damals in zunehmender Zahl errichteten Anstalten verstanden sich zunächst praktisch alle als *Heil*anstalten. Einige publizierten bald fantastische Erfolgsstatistiken, deren Zweckoptimismus bei aller statistischen Fragwürdigkeit jedoch als Symptom für den Enthusiasmus gewertet werden kann, mit dem die psychiatrischen Anstalten als humanitäre Errungenschaften seinerzeit gefeiert wurden (Grob 1973).

Die Kluft zwischen Anspruch und Realität der Heilanstalten war nie geringer als in dieser Gründungsphase. Die Aufrechterhaltung eines therapeutischen Milieus (moral treatment, psychische Curmethode) wurde jedoch angesichts der zunehmenden Akkumulation chronisch Kranker, insbesondere solcher mit hirnorganischen Schäden und Abbauerscheinungen sowie dissozialer Alkoholiker und psychisch kranker Rechtsbrecher immer schwieriger. Die Schere zwischen Nachfrage und Angebot an Plätzen ging immer weiter auf, obwohl z. B. in Deutschland zwischen 1840 und dem Ende des Jahrhunderts pro Jahrzehnt 25–30 Anstalten (!) gebaut wurden (Panse 1964). Es ist heute kaum vorstellbar, daß in dieser Gründerzeit in den USA als Obergrenze die Kapazität von 200 Betten galt, aber immer weniger eingehalten werden konnte (Grob 1973).

Die Diskussion in Deutschland um die Versorgung chronisch Kranker sowie die Konsequenzen für Aufgaben und Struktur psychiatrischer Anstalten verbindet sich mit den Namen Langermann („getrennte Heil- und Pflegeanstalt"), Roller, Damerow („relativ verbundene Heil- und Pflegeanstalt") und v. Gudden („gemischte Anstalt"). Die Auseinandersetzung fand ihren damaligen Abschluß in der vehement geführten Kontroverse zwischen Griesinger („Stadtasyle") und Laehr, der die Mehrheit der Anstaltsdirektoren repräsentierte und des Konzept der Heil- und Pflegeanstalt schließlich durchsetzte (Hartmann 1980; Zeller 1981).

---

* Zusammenfassung eines Buches mit gleichlautendem Titel, das 1981 im Enke Verlag, Stuttgart, erschienen ist.

Die Argumente gegen die Errichtung von selbständigen Pflegeanstalten für „Unheilbare“ formulierte einer der führenden Anstaltspsychiater der USA und Verfasser eines klassischen Werkes über Krankenhausarchitektur, Kirkbride, folgendermaßen:

„Der erste wichtige Einwand gegen eine solche Trennung ist, daß niemand mit ausreichender Sicherheit sagen kann, wer unheilbar ist; und irgend jemand in eine Einrichtung solcher Art zu verdammen, bedeutet, ihn völliger Hoffnungslosigkeit zu überantworten ...

Glücklicherweise sind exakt dieselbe Art von Mitteln erforderlich für das beste Management und die Behandlung von Heilbaren und Unheilbaren und man kann ebensoviel Geschick zeigen bei der einsichtsvollen Pflege für die letzteren wie für die ersteren. Wenn die Unheilbaren in derselben Institution sind wie die Heilbaren, dann ist die Gefahr gering, daß sie vernachlässigt werden; aber wenn sie erst einmal in für sie gestimmte Einrichtungen abgeschoben sind, läßt uns alle Erfahrung glauben, daß nur wenig Zeit verstreichen wird, bevor sie anfangen, Stufe um Stufe zu sinken, psychisch wie physisch, weil ihre Pflege Personen anvertraut wurde, die nur von selbstsüchtigen Motiven getrieben werden — wobei das große Ziel ist festzustellen, zu welch geringem Preis pro Woche Seele und Leib zusammengehalten werden können. — Und früher oder später sind Grausamkeit, Vernachlässigung und Leid mit ziemlicher Sicherheit die notwendigen Folgen von jedem derartigen Experiment“ (zit. nach Grob 1973; vom Verfasser übersetzt).

Die pessimistische Beurteilung von — auf „Unheilbare“ spezialisierten — selbständigen Pflegeanstalten ließ als einziges Versorgungskonzept die Heil- und Pflegeanstalt zu. Dies trug aber entscheidend dazu bei, daß das Größenwachstum und die Überbelegung der Anstalten außer Kontrolle gerieten und damit in den meisten psychiatrischen Heil- und Pflegeanstalten Verhältnisse entstanden, wie sie durch die Ablehnung von reinen Pflegeanstalten verhindert werden sollten.

Ansätze zu extramuraler Versorgung wie Familienpflege (z.B. von der Berliner Anstalt Dalldorf — heute Karl-Bonhoeffer-Nervenklinik), Außenfürsorge nach dem Erlanger und Gelsenkirchener Modell und Hilfsvereine erreichten nicht die Breitenwirkung, um diese Entwicklung noch wesentlich zu beeinflussen.

Heute — ähnlich wie damals — befinden sich die psychiatrischen Krankenhäuser in einem Dilemma: sie haben ausreichenden Einfluß *weder* auf die Aufnahmen (keine Vorschaltambulanz; Einweisungen nach Landesunterbringungsgesetzen; müssen alle Patienten aufnehmen, die andere Einrichtungen nicht wollen) *noch* auf die erforderlichen Personal- und Sachmittel (Pflegesatz weniger als 50% im Vergleich zu Allgemeinkrankenhäusern).

Im Unterschied zu ihrem Selbstverständnis zum Ende des vorigen Jahrhunderts beschränken sich aber jetzt die psychiatrischen Anstalten wieder zunehmend auf die Funktion des Heilens („Entflechtung“). Obwohl die hier vorgelegten Ergebnisse die Bedenken der Befürworter von Heil- und Pflegeanstalten des vorigen Jahrhunderts wenigstens teilweise zu bestätigen scheinen, soll damit die jetzige Entwicklung nicht grundsätzlich in Frage gestellt werden. Vielmehr soll diese Untersuchung dazu beitragen, vor Fehlentwicklungen zu warnen, die diesen Weg kompromittieren können.

Wir beurteilen heute die Möglichkeit der Behandlung und Rehabilitation psychisch Kranker und Behinderter anders als früher. Allerdings sind wir noch den Beweis schuldig, daß die Entflechtung der psychiatrischen Anstalten für die meisten chronisch psychisch Kranken und Behinderten etwas anderes bedeutet als die Verlagerung der Hospitalismusproblematik herkömmlicher Anstalten in *außer*psychiatrische Behinderteneinrichtungen.

Übergangseinrichtungen und Heime für den Versorgungsbereich des Psychiatrischen Landeskrankenhauses Weinsberg

In verschiedenen Ländern (wie z.B. England) und seit Ende der 60er Jahre auch in Deutschland werden die beiden traditionellen Funktionen psychiatrischer Anstalten, nämlich zu *heilen* und zu *pflegen*, zunehmend wieder getrennt (Kunze 1977, 1981). Die Anstalten konzentrieren ihre Kräfte auf Behandlung gemäß einem neuen (bzw. ursprünglichen) Selbstverständnis als Krankenhaus oder Klinik und verlegen chronische Patienten, die nicht entlassen werden können, in komplementäre Einrichtungen, die meist zum Verantwortungsbereich der Sozialhilfe gehören. Obwohl in Deutschland seit Ende der 60er Jahre gewaltige Umschichtungen in diesem Sinne erfolgen, gibt es fast keinerlei Daten über diesen umfangreichen Prozeß. Dies wurde insbesondere durch die von der Enquêtekommission versuchte Bestandsaufnahme deutlich, bei der die chronisch Kranken völlig unberücksichtigt blieben, die in *außer*psychiatrische Behinderteneinrichtungen (vor allem Alten- und Pflegeheime) verlegt worden waren. Denn auf dem Diestwege sind — bis heute — entsprechende Daten nicht abrufbar.

Ich stütze mich im folgenden auf Ergebnisse einer Untersuchung, die die Entwicklung im Versorgungsbereich des Psychiatrischen Landeskrankenhauses Weinsberg analysiert.[1] Das Krankenhaus versorgt als einzige stationäre Einrichtung ein überwiegend ländliches Gebiet mit knapp 1 Mio. Einwohnern. Seit Ende 1969 beschleunigte sich die schon vorher erkennbare Entwicklungstendenz der Klinifizierung der Anstalt ganz erheblich (Reimer 1977). Von 1969–1975

- verdoppelten sich die Aufnahmen von 1500 auf über 3000 pro Jahr,
- verdreifachten sich die Entlassungen von Patienten in Übergangs- und Pflegeheime von weniger als 100 auf ca. 250 pro Jahr,
- fiel die Zahl der Krankenhausbetten von der absoluten Spitze von 935 im Jahre 1970 auf 660 im Jahre 1975 (0,7 Betten für 1000 Einwohner).

Um die immer unübersichtlicher werdende Versorgung in nichtklinisch-stationären Einrichtungen zu evaluieren, führten wir eine Nachuntersuchung von Patienten durch, die von unserem Krankenhaus in solche Einrichtungen verlegt worden waren. Das Ziel dieser Studie war zweifach:

a) den Umfang nichtklinisch-stationärer Versorgung von ehemaligen Patienten aus dem Einzugsbereich unseres Krankenhauses zu bestimmen,
b) das soziotherapeutische Milieu in diesen Einrichtungen einzuschätzen.

Zu a: Komplementäre Einrichtungen

Wir stellten ein *Register* zusammen, wonach bis zum 31.12. 1975 293 Patienten in 3 Übergangseinrichtungen und 848 Patienten in 80 (Alten- und Pflege-)Heime — zusammen 1141 — verlegt worden waren (vgl. Tabelle 1).

Die weitere Entwicklung der beiden Gruppen ist völlig verschieden: Von den in Übergangseinrichtungen Verlegten verlassen (bis zum Stichtag) rund ⅔ diese wieder. Dagegen haben Heimverlegungen einen ausgesprochen endgültigen Charakter, denn

[1] Herrn Prof. Dr. F. Reimer und Mitarbeitern am Krankenhaus sowie in Heimen möchte ich für ihre vielfältige Unterstützung danken.

Tabelle 1. Chronische Patienten aus dem Versorgungsbereich (944 000 Einw.) des PLK Weinsberg in stationären Einrichtungen

Register (verlegt bis 31.12.75)	Einrichtungen: *Komplementäre* (nichtklinisch-stationäre)			*Klinisch-stationäre*	
	80 Heime	*3 Übergangs-Einr.*		*PLK Weinsberg*	*Langzeitkrankenhaus TBB*
Verlegte Patienten[a]	848	293	1 141	← verlegt in komplementäre E.	
Entlassen[b]	41	191	232	davon 44 zurückverlegt →	
Verstorben	222	3	225		
Verbleib?	27	0	27		
Querschnitt (1.1.76)	558 +	99 =	657	304	= 272 + 32 chron. Patienten
			961 (657 + 304)		

[a] nur die 1. Verlegung zählt, weitere Verlegungen desselben Patienten sind hier nicht berücksichtigt.
[b] bedeutet: nicht mehr in Heim oder Übergangseinrichtung, u. U. zurück ins PLK.

unter den Abgängen sind die Verstorbenen 5mal häufiger als die Entlassungen. Bei der Gruppe der Entlassenen handelt es sich in über der Hälfte der Fälle um Alkoholiker, so daß ein hoher Anteil von Selbstentlassungen zu vermuten ist.

Eine Zusammenstellung der Verstorbenen nach dem Abstand zwischen Verlegungs- und Sterbedatum zeigt den Einfluß der Verlegung auf die Mortalität (222 Personen). Die Zahl der Sterbefälle pro Monat nach der Heimverlegung nimmt in etwa exponentiell ab: im ersten Monat sind es 29, im zweiten 20, in den darauf folgenden 12 Monaten durchschnittlich je 6, in den anschließenden 3 Jahren durchschnittlich je 1–2 pro Monat. Der sog. Verpflanzungsschock, der bekannterweise u. a. auch zu psychischen Reaktionen führen kann, wie z. B. depressiven oder Verwirrtheitszuständen, ist nach der Literatur um so geringer, je besser die körperliche und geistige Verfassung des Verlegten ist und je besser die Verlegung mit dem zu Verlegenden vorbereitet wird. Dies ist das übereinstimmende Ergebnis von zahlreichen Untersuchungen im Zusammenhang mit Verlegungen von Alten in Heime, aber auch von psychiatrischen Patienten bei forcierten Entlassungen wegen Budget-Kürzungen oder Krankenhausschließungen in den USA (Marlowe 1976; Stotsky 1966; Killian 1970).

Das *Querschnittsbild* zum Stichtag 1. 1. 1976 ergab, daß 304 chronische[2] Patienten im klinisch-stationären Bereich 657 im *nicht*klinisch-stationären Bereich gegenüberstanden. Letztere verteilten sich zu 99 auf die Übergangseinrichtungen und 558 auf ca. 70 Heime. Zusammen ergibt das 961 chronisch psychisch Kranke in stationären

[2] 1 Jahr kumulative Hospitalisationsdauer.

Einrichtungen aus einem Versorgungsbereich von knapp 1 Mio. Einwohnern, was einer Platzmeßziffer von 1 pro 1 000 Einwohnern entspricht (ohne Berücksichtigung der Einrichtungen für geistig Behinderte, vgl. Tabelle 1).

Die Behinderten in Übergangseinrichtungen unterscheiden sich in charakteristischer Weise von denen in den ca. 70 Heimen, und diese wiederum von den übrigen Heimbewohnern, die nicht aus dem Psychiatrischen Krankenhaus kamen. Bei den Behinderten in den Übergangseinrichtungen handelte es sich um verhältnismäßig junge Personen (mittlerer Geburtsjahrgang 1937); die weitaus größte Gruppe gehörte diagnostisch zum schizophrenen Formenkreis (52%); durchschnittliche Hospitalisationsdauer bis zur Verlegung 2,9 Jahre; 58% der Behinderten kamen aus dem Umkreis von 25 km.

Die Ex-Patienten in Heimen waren wesentlich älter (mittlerer Geburtsjahrgang 1913), die Schizophrenen waren zwar mit 26% noch die größte Gruppe, jedoch gefolgt von der Gruppe mit geronto- und organisch-psychiatrischen Diagnosen (22%), die in den Übergangseinrichtungen überhaupt nicht vorkam; durchschnittliche Hospitalisationsdauer betrug mehr als das Doppelte (6,6 Jahre); nur ein kleinerer Teil war heimatnah untergebracht (nur 29% in Entfernung von bis zu 25 km vom Heimatort).

Zu Heimbewohnern in Baden-Württemberg (Ministerium für Arbeit, Gesundheit und Sozialordnung 1974) allgemein nur soviel: Ihr Durchschnittsalter ist nochmals wesentlich höher (78 Jahre), ihre Unterbringung jedoch insgesamt wesentlich heimatnäher als bei den Ex-Patienten in Heimen (früherer Wohnort und Heimatort im selben Kreis bei 56% vs. 26% bei Ex-Patienten in Heimen).

Zu b: Die chronischen Patienten und das soziotherapeutische Milieu

Die Nachuntersuchung der in komplementäre Einrichtungen verlegten chronischen Patienten wurde begrenzt auf die unter 65jährigen. In den Übergangseinrichtungen wurden alle Personen, von den in Heimen lebenden Ex-Patienten jeder zweite besucht: insgesamt 216 Personen, die als geschichtete Stichprobe repräsentativ sind für 387 unter 65jährigen in komplementären Einrichtungen. Zum Vergleich wurde noch 31 zwar typische, aber nicht repräsentative chronische Patienten von drei Stationen des Krankenhausbereiches einbezogen.

1. Alle Patienten mit der Entlassungs- bzw. Krankenhausdiagnose Schizophrenie wurden nachuntersucht zur Subklassifikation nach Wing (1961). Dabei fand sich ein wesentlich höherer Anteil von Schizophrenen mit ausgeprägten Symptomen wie Wahnideen, Zerfahrenheit der Sprache, Sprachverarmung und Mutismus in der Heimgruppe (n = 58) als in der Gruppe in Übergangseinrichtungen (n = 49) wie auch der Krankenhausgruppe (n = 20). Die Heimgruppe fällt gegenüber der Gruppe in Übergangseinrichtungen in den beiden Symptombereichen besonders ab, die nach Wing u. Brown (1970) am stärksten milieuabhängig sind (Affekt und Sprachverarmung). Eine Interpretation dieser Unterschiede muß berücksichtigen, daß die Heimgruppe eine wesentlich längere Hospitalisationsdauer bis zur Verlegung hinter sich hat. Allerdings fällt die Krankenhausgruppe gegenüber der Heimgruppe nicht ab, obwohl sie der weitaus längsten Hospitalisation ausgesetzt war.

Die medikamentöse Behandlung der Schizophrenen in den drei Gruppen unterscheidet sich in charakteristischer Weise (Mittelwertvergleiche): Für die Heimgruppe und die Gruppe in Übergangseinrichtungen wurde die sedierende Wirkung der Neuroleptika[3] als vergleichbar eingeschätzt, während die neuroleptische Potenz bei der Heimgruppe deutlich geringer war als bei der Gruppe in Übergangseinrichtungen. Die entsprechenden Chlorpromazinäquivalente[4] betrugen 250 bzw. 360 mg. Die Krankenhausgruppe erhielt die höchste mittlere Neuroleptikadosis: Chlorpromazinäquivalent 510, wobei die sedierende Wirkung wenig, die neuroleptische Potenz deutlich höher eingeschätzt wurde als bei den beiden anderen Gruppen. Im Hinblick auf den Zusammenhang von neuroleptischer Behandlung und Symptomausprägung erscheint bemerkenswert, daß bei der Krankenhausgruppe trotz weitaus längster Hospitalisationsdauer die beiden medikamentös besonders zu beeinflussenden Symptombereiche Sprachzerfahrenheit und Wahnideen geringer ausgeprägt waren als in der Heimgruppe (die Gruppe in Übergangseinrichtungen lag dazwischen). — Von den Patienten mit Neuroleptika in Heimen erhielten ¾ Antiparkinsonmittel, im Vergleich zu etwa der Hälfte in Übergangseinrichtungen und im Krankenhaus.[5]

Diese Befunde legen die Vermutung nahe, daß die psychopharmakologische Behandlung der in Heimen lebenden Schizophrenen qualitativ gegenüber den beiden anderen Gruppen erheblich abfällt. Ein wesentlicher Grund dafür kann darin gesehen werden, daß von der Heimgruppe nur ⅓ in den letzten 6 Monaten Kontakt mit einem Nervenarzt hatte — im Vergleich zu fast allen Patienten in den Übergangseinrichtungen. Die psychopharmakologische Behandlung der Expatienten in Heimen liegt überwiegend in den Händen von praktischen Ärzten.

Die nun folgenden Ergebnisse beziehen sich auf alle untersuchten Patienten, nicht nur die Schizophrenen. Insgesamt ergibt sich das Bild, daß bei guter Befriedigung von räumlichen Grundbedürfnissen in Heimen wie Übergangseinrichtungen weitere Merkmale für ein gutes soziotherapeutisches Milieu[6] in den Heimen weithin fehlen — im Unterschied zu den Übergangseinrichtungen und dem Krankenhaus.

2. Heimbewohner leben nicht nur in geographischer *Isolation* (Entfernung Heimat—Heimort s. oben), sondern auch in sozialer Isolation von ihrer Umgebung: z. B. mindestens einmal Ausgang in den Ort pro Woche gaben nur 55% an; Besuch von Angehörigen oder Freunden nur 28%, einen mindestens 10tägigen Jahresurlaub nur 9% — im Unterschied zu 70–100% der Bewohner in Übergangseinrichtungen. ⅔ der Heimbewohner (bis 64 Jahre) leben in Heimorten unter 3000 Einwohnern.

3. Besonders auffällig ist die extrem verbreitete *Untätigkeit* unter den Heimbewohnern: von ihnen verbringen ⅔ 11 Stunden und mehr im Bett ohne Mittagsruhe (Übergangseinrichtungen: 13%, Krankenhaus: 26%) und die Hälfte ist schon bis 19.00 Uhr abends im Bett (Übergangseinrichtungen: 7%, Krankenhaus: 0%). Keinerlei Tätigkeiten im Sinne einer Arbeits- und Beschäftigungstherapie fand sich bei 70% der in Heimen lebenden Ex-Patienten (Übergangseinrichtungen: 0%; Krankenhaus: 10%).

---

[3] Sedierend: entspannend, dämpfend, schlafanstoßend; neuroleptische Potenz: Wirkung gegen (krankheitsbedingte) Sinnestäuschungen, Wahnideen ... Zur Gruppe der Neuroleptika zählende Medikamente unterscheiden sich z. T. erheblich in ihrem Wirkprofil: z. B. starke Sedierung bei niedriger Potenz, hohe Potenz bei geringer Sedierung und Zwischenstufen.

[4] Vergleich verschiedener Neuroleptika in bezug auf ihre neuroleptische Potenz, durch Umrechnung auf gleichwirksame Menge eines bestimmten Neuroleptikums.

[5] Je sorgfältiger die Neuroleptika dosiert werden, um so weniger Antiparkinsonmittel gegen Nebenwirkungen werden benötigt.

[6] Merkmalslisten in Anlehnung an Wing u. Brown (1970), z. T. modifiziert und ergänzt.

4. Das Heimmilieu zeichnete sich durch einen erheblichen Grad an *Restriktivität* aus. Diese Restriktivität war eine Mischung aus Überversorgung und auf Mißtrauen gründenden Verboten. Als Beispiel für *Überversorgung:* Bei Kaffee/Tee konnten Zucker und Milch nicht selber wählen 77% der Heimbewohner und 23% der Bewohner in Übergangseinrichtungen; Nägel nicht selber schneiden konnten 61% der Heimbewohner vs. 2% in Übergangseinrichtungen. Als Beispiel für *Verbote:* Baden und Duschen war 75% der Heimbewohner nicht zu jeder Zeit erlaubt, im Vergleich zu 2% in Übergangseinrichtungen; Streichhölzer/Feuerzeug waren für 28% der Heimbewohner nicht erlaubt im Vergleich zu 0% in Übergangseinrichtungen.

5. Die *Armut* der Ex-Patienten wird deutlich an der kurzen Liste von Gegenständen, die sie im persönlichen Gebrauch haben. Dabei schneiden die Heime wesentlich schlechter ab als die Übergangseinrichtungen: z. B. keine Uhr hatten 57% der Heimbewohner vs. 13% in Übergangseinrichtungen und 29% im Krankenhaus; kein eigenes Radio 75% der Heimbewohner vs. 35% in Übergangseinrichtungen. Keinen eigenen Geldbeutel hatten 30% der Heimbewohner im Vergleich zu 0% in Übergangseinrichtungen und 7% im Krankenhaus.

6. Die *Einstellung* des Personals in Heimen gegenüber den chronischen Patienten war ausgesprochen *pessimistisch.* Für jeden Patienten wurde dem für ihn zuständigen Mitarbeiter eine Liste von 13 Fragen (aus Wing u. Brown 1970) vorgelegt wie: Könnte man diesem Patienten erlauben, jederzeit in Läden des Ortes zu gehen, wenn er möchte? Könnte man diesem Patienten den Besitz einer Schere gestattet? Bei einem Bereich von 0–13 für pessimistisch bis optimistisch erreichten die Heime im Durchschnitt 5,4 Punkte im Vergleich zu den Übergangseinrichtungen mit 12,1 und dem Krankenhaus mit 9,4.

7. Entscheidendes Merkmals des Institutionalismus als sekundärer Behinderung ist die *Einstellung* des Patienten zu *seiner Entlassung.* Diese wurde (nur) bei den Schizophrenen im Zusammenhang mit der Nachexploration eingeschätzt. Nur 16% der Heimbewohner mit der Diagnose Schizophrenie wünschten ihre Entlassung im Vergleich zu 64% in den Übergangseinrichtungen und 55% im Krankenhaus.

Im Abseits der Psychiatriereform

Die Weinsberger Untersuchung bezieht sich auf einen Versorgungsbereich von 960000 Einwohnern und hat damit einen epidemiologischen Bezugsrahmen. Chronisch psychisch Kranke aus diesem Versorgungsbereich befinden sich nur noch zu ⅓ im zuständigen Krankenhaus, zu ⅒ in von diesem Krankenhaus zumindest konzeptionell getragenen Übergangseinrichtungen, aber über die Hälfte in *außer*psychiatrischen Einrichtungen, nämlich meist wohnortfernen Alten- und Pflegeheimen. Dabei sind die geistig Behinderten nicht berücksichtigt, da für sie aufgrund der besonderen historischen Entwicklung in Baden-Württemberg ausreichende eigene Versorgungseinrichtungen vorhanden sind.

Eine 1978 von Kitzig (1980) durchgeführte Umfrage, die sich auf das ganze Bundesgebiet erstreckte, machte einerseits den Mangel an brauchbaren Daten über den komplementären Versorgungsbereich deutlich, bestätigte aber zugleich auch die Größenordnung dieses Versorgungsbereiches.

In *außer*psychiatrischen Einrichtungen reproduzieren sich Verhältnisse, wie sie aus traditionellen kustodialen Anstalten wohl bekannt sind: wohnortferne Unterbringung, soziale Isolierung von der Umgebung, fehlende Zeitstrukturierung bei Restriktivität des Milieus, sowie pessimistische Einstellung des Personals sind die klassischen Bedingungen für die Entwicklung des Institutionalismussyndroms bei chronischen Patienten (Wing 1975). Die so entstehenden ausgeprägten sekundären Behinderungen lassen z. B. den aus Langzeitstudien bei Schizophrenen (Bleuler et al. 1976) bekannten positiven zweiten Knick nicht zur Wirkung kommen. Die oben dargestellte Chance von 1:5, ein Heim lebend zu verlassen, macht die Zukunftslosigkeit chronisch psychisch Kranker in Heimen drastisch deutlich.

Allerdings soll hiermit die Entflechtung der Heil- und Pflegeanstalten und ihre Klinifizierung nicht grundsätzlich in Frage gestellt werden. Es darf nicht vergessen werden, daß angesichts der Verhältnisse in vielen Krankenhäusern noch vor wenigen Jahren zur Zeit der Verlegung die Entlassung in ein Heim das kleinere von zwei Übeln sein konnte. Die hier dargestellte gewaltige Qualitätsdifferenz der verschiedenen Versorgungsbereiche macht deutlich, in welchem Maße der Aufbau komplementärer Dienste hinter der Reform der Psychiatrischen Krankenhäuser zurückbleibt. Angesichts der derzeitigen Konstellation besteht die Gefahr, daß die meisten chronisch psychisch Kranken in ein Vakuum ausgegrenzt werden zwischen den Psychiatrischen Krankenhäusern einerseits, die sich auf Akutkranke konzentrieren, und einer überforderten Sozialhilfe andererseits, die sich auf das Bezahlen von Pflegesätzen beschränkt. Damit wird das Hospitalismusproblem der Anstalten aus dem Versorgungsbereich der Psychiatrie in *außer*psychiatrische Behinderteneinrichtungen verdrängt, und die psychisch und sozial Schwerstbehinderten unter den Patienten bleiben von der Reform der Psychiatrie ausgeschlossen (Kunze 1977; Deutsche Gesellschaft für soziale Psychiatrie 1978).

Anders als vor 100 Jahren ist heute die Entscheidung für eine Trennung der Funktionen des Heilens und Pflegens gefallen. Eine überzeugende Widerlegung der Befürchtungen, wie sie Kirkbride 1854 formuliert hat, sind wir bisher allerdings noch schuldig geblieben.

Obwohl die Psychiatrie-Enquête für den Ausbau komplementärer Dienste die oberste Priorität forderte, geraten immer mehr chronisch psychisch Kranke und seelisch Behinderte ins *Abseits der Psychiatriereform.*

Es fehlen

- planungsrelevante Übersichtsdaten,
- regionale Planungen, die sich an den Kriterien ‚differenzierter Bedarf‘ und ‚Wohnortnähe‘ orientieren,
- Finanzierungsregelungen für Investitionskosten,
- die praktische Einlösung des Anspruchs von versicherten psychisch Kranken und Behinderten auf Rehabilitationshilfen (Kunze 1983).
- eine versicherungsrechtliche Absicherung des Lebensrisikos der Pflegebedürftigkeit (durch Verlegung in komplementäre Einrichtungen wird man in der Regel zum Selbstzahler, ggf. Sozialhilfeempfänger).

Die Finanzierungsregelungen für Rehabilitations- und Pflegehilfen müssen die Nutzung offener, ambulanter und teilstationärer Hilfen zur Entlastung vollstationärer Versorgung begünstigen. Die im Heimbereich angewandten Pflegesatzrichtlinien haben z. T. antirehabilitative Züge.

Der Heimaufsicht sowie den Verwaltungen der Einrichtungs- wie auch der Kostenträger mangelt es an Fachkompetenz und Erfahrung für die in ihrem

Zuständigkeitsbereich *neue* Minderheit seelisch Behinderter mit ihren spezifischen Bedürfnissen und Schwierigkeiten.

Die weitverbreitete Praxis der Amtspflegschaften/-vormundschaften mit zu vielen Pfleglingen/Mündeln für den einzelnen Mitarbeiter läßt persönliche Beratung und Hilfe sowie Mitwirkung des Sorgeberechtigten bei der Gestaltung des Heimlebens nicht zu.

Rehabilitation psychisch Kranker und Behinderter

Wer körperlich, geistig oder seelisch behindert ist oder wem eine solche Behinderung droht, hat ein Recht auf die Hilfe, die notwendig ist, um

1. die Behinderung abzuwenden, zu beseitigen, zu bessern, ihre Verschlimmerung zu verhüten oder ihre Folgen zu mildern;
2. ihm einen seinen Neigungen und Fähigkeiten entsprechenden Platz in der Gemeinschaft, insbesondere im Arbeitsleben, zu sichern.

Sozialgesetzbuch (SGB) B I § 10

Es geht um komplementäre Dienste, die spezifischere Hilfen für psychisch Kranke und Behinderte ermöglichen als herkömmliche kustodiale Anstaltspflege oder jetzt zunehmend praktizierte kustodiale Heimunterbringung.

Diese Analyse wäre unvollständig ohne den Hinweis, daß es auch einige z.T. hervorragende Einrichtungen gibt, die sich mit der Rehabilitation psychisch Behinderter beschäftigen. Doch arbeiten die meisten zielgruppen- und methodenorientiert, was von den derzeit gültigen Finanzierungsmöglichkeiten gefördert wird, und streben in aller Regel die völlige Wiedereingliederung an.

1. Fachlicher und kostentechnischer Rehabilitationsbegriff

Rehabilitation als kostentechnischer Begriff zielt auf völlige Wiedereingliederung ab (insbesondere ins Erwerbsleben). Wer dieses hochgesteckte Ziel nicht in befristeter Zeit erreicht, erhält meist eine humane Grundversorgung (Pflege), sei es durch Angehörige oder in einem Heim. Was aber für einzelne Einrichtungen legitim sein mag (denn nicht jeder kann alles können), darf nicht für die Planung von komplementären Diensten zum Maßstab werden: von entweder finanzierbaren oder geschätzten Methoden ausgehend sich die dazu passenden Behinderten zu suchen — und die übrigen gehen leer aus.

Abweichend von der bei uns *kostentechnisch* definierten Trennung zwischen Rehabilitation bzw. Eingliederung einerseits und Pflege andererseits wird in Großbritannien mit *Rehabilitation* — im Unterschied zur *Wiedereingliederung* der Prozeß bezeichnet, „der eine körperlich oder psychisch behinderte Person befähigt, in einem *soweit als möglich normalen* sozialen Kontext den *bestmöglichen* Gebrauch von ihren *Restfähigkeiten* zu machen" (Bennett 1975).

Im Sinne dieses *fachlichen* Rehabilitationsbegriffes haben alle Behinderten einen Anspruch auf Rehabilitation. Das Problem besteht in der entsprechenden Zieldefinition und der Bereitstellung realistischer Mittel zur Zielerreichung.

2. Baukastenprinzip für Rehabilitationshilfen

Psychische Erkrankungen und Behinderungen haben Folgeprobleme nicht nur für das Erwerbsleben. Differenzierte Rehabilitationshilfen müssen sich auf verschiedene Bereiche erstrecken wie medizinische und soziale Dienste, Arbeit, Wohnen und Freizeit. In jedem dieser Bereiche ist die Hilfe abzustufen nach dem Prinzip abnehmender Betreuung bei zunehmender Eigenverantwortlichkeit (vgl. Abb. 1). Das unten dargelegte, fachlich orientierte Konzept ist allerdings mit der (aus der Erfahrung mit Körperbehinderten entwickelten) derzeit gültigen kostentechnisch definierten Trennung von medizinischer, beruflicher und sozialer Rehabilitation sowie Pflege schwer in Einklang zu bringen (vgl. auch Studie der Stiftung Rehabilitation Heidelberg).

2.1 Medizinische und soziale Dienste

Die Stufenreihe beginnt mit den Diensten des Krankenhauses bzw. der Rehabilitationseinrichtung, dann folgen niedergelassene Ärzte und Beratungsdienste zunächst mit Unterstützung, dann bei selbständiger Inanspruchnahme.

Das Hilfesuchverhalten chronisch psychisch Kranker ist häufig krankheitsbedingt so gestört, daß sie nicht in der Lage sind, ambulante fachpsychiatrische Hilfe beim niedergelassenen Nervenarzt in Anspruch zu nehmen. Es geht aber bei der Nachsorge von Entlassenen nicht nur um ambulante Behandlung, sondern vor allem auch um ambulante psychiatrische Hauspflege, die aktiv nachgehend zum Behinderten kommt. In England liegen gute Erfahrungen mit gemeindepsychiatrischen Pflegediensten vor, die z. B. von einem Krankenhaus aus arbeiten und ehemalige Patienten, im Bedarfsfalle unterstützt durch Sozialarbeiter und Psychiater, zu Hause, in Familienpflege oder in Wohngruppen aufsuchen und dabei nicht nur den Behinderten betreuen, sondern ggf. auch das Umfeld beraten. Durch solche Nachsorgedienste könnte manche Heimaufnahme vermieden oder doch wenigstens hinausgezögert werden.

2.2 Arbeit

Betreuung und Kontrolle ist am ausgeprägtesten bei Beschäftigung auf einer geschlossenen Station. Die Eigenverantwortlichkeit steigt schon, wenn der Patient von einer offenen Station zur Arbeitstherapie auf dem Krankenhausgelände geht. Der Realitätsgrad der Arbeitssituation nimmt weiter zu bei den Stufen beschützende Werkstatt, Außengruppe in einem Industriebetrieb, Arbeitsversuch als Vorbereitung auf ein Arbeitsverhältnis.

Manche chronisch psychisch Kranken können zu Hause wohnen bleiben, wenn sie tags einer beschützenden Beschäftigung oder Arbeit (Tagesstätte/Werkstatt) nachgehen und damit auch die Familie entlastet wird. Statt in Heimen mit unbeschäftigten Behinderten im arbeitsfähigen Alter Arbeitstherapien einzurichten, ist es sinnvoller, diese in der Regel eigenständig und mit regionaler Zuständigkeit zu planen und ebenso für zu Hause wohnende chronisch psychisch Kranke zu öffnen. Die auch für psychisch Behinderte zuständigen Werkstätten für Behinderte haben zögernd damit begonnen,

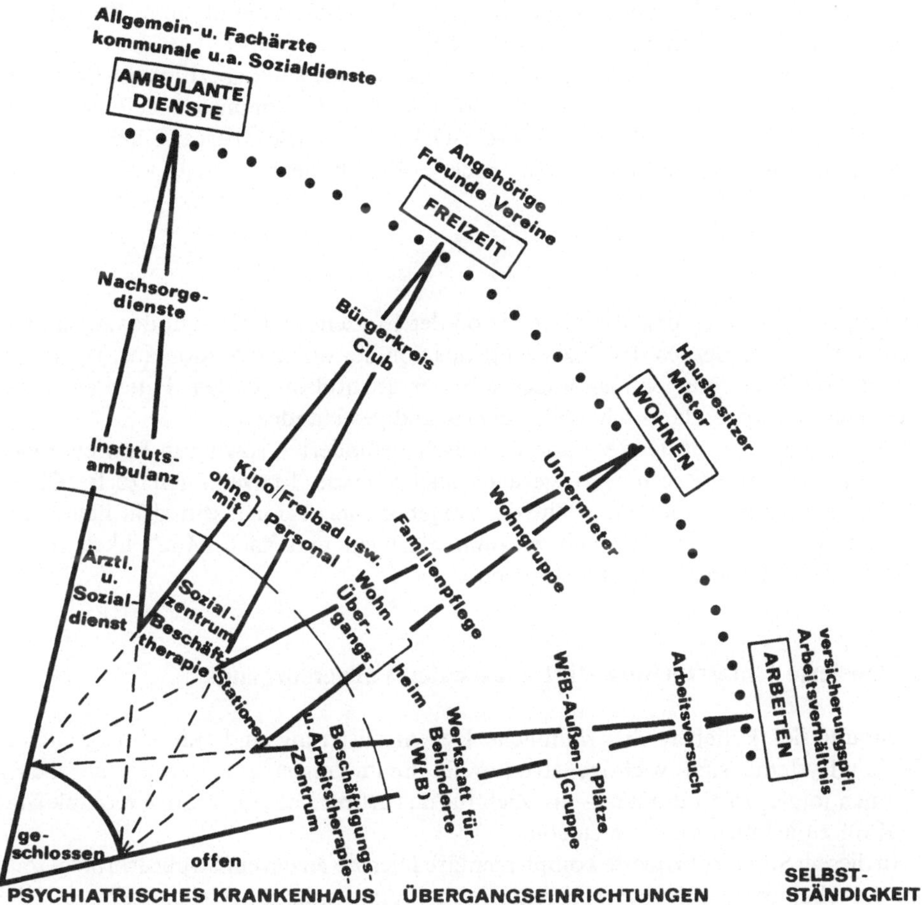

Abb. 1. Rehabilitation: Übungs- und Unterstützungsbereiche. Tagesklinik ist zu ergänzen: Mitte der Achse in Richtung auf „ambulante Dienste“

sich auf diese spezifische Behindertengruppe einzustellen, während Berufsförderungswerke und Berufsbildungswerke nur ausnahmsweise für psychisch Behinderte zugänglich sind.

2.3 Wohnen

Die Unterbringung auf einer geschlossenen Station sollte zugleich die Stufe intensivster Betreuung bedeuten. Die Eigenverantwortlichkeit nimmt zu mit den weiteren Stufen: offene Station (im Krankenhaus), (Übergangs-)Wohnheim, Wohngruppe oder Familienpflege, Untermieter, Mieter.

Je dezentraler die Wohnformen, um so leichter ist das Normalisierungsprinzip zu verwirklichen. Bei fester Zuordnung von Personal und Wohneinheiten erfordert ein Wechsel der Betreuungsart und Intensität meist eine Verlegung des Behinderten, d.h. der Behinderte kommt zur erforderlichen Hilfe. Bei dezentralisierten Wohneinheiten, die durch ein mobiles Team versorgt werden, ist in viel größerem Maße eine

Umkehrung möglich, nämlich die erforderliche Hilfe kommt zum Behinderten entsprechend den wechselnden Bedürfnissen.

Kleinere dezentralisierte Wohneinheiten erlauben auch eine spezifischere Gruppenkultur, die auf die Besonderheiten der Behinderung abgestimmt ist. Z.B. Süchtigen kann man so besser gerecht werden (Otto u. Orford), die viele Übergangsheime von der Aufnahme ausschließen, obwohl ein großer Bedarf besteht.

2.4 Freizeit

Die Eigenverantwortlichkeit nimmt zu von der Freizeitgestaltung auf der geschlossenen Station über Besuch des Sozialzentrums von der offenen Station aus, Wahrnehmung von Freizeitangeboten außerhalb der Institution in der Patienten- bzw. Behindertengruppe, dann schließlich eigenständiges Handeln.

Die starke Isolationstendenz von psychisch Behinderten sowohl in Einrichtungen wie auch zu Hause erfordert gezielte nachgehende Freizeithilfen (z.B. Clubs, Ferienprogramme). Auch hier sollte das Angebot eher regional sein, d.h. Behinderte verschiedener Betreuungsformen zusammenbringen und nach Möglichkeit in der Gemeinde vorhandene Angebote nutzen.

3. Dosierte Unterstützung statt pauschaler Vollversorgung

Trennung der Hilfebereiche, räumliche Dezentralisierung und trägerübergreifende Verbundsysteme sind wichtige strukturelle Bedingungen zur Vermeidung neuer Formen totaler Institutionen — ein Ziel, für das größere administrative Komplexität in Kauf zu nehmen sich lohnen sollte.

In diesem Sinne konzipierte komplementäre Dienste setzen ein Strukturprinzip fort, das ein rehabilitativ orientiertes psychiatrisches Krankenhaus auch kennzeichnet. Alle genannten Bereiche, medizinische und soziale Dienste, Arbeit und Beschäftigung, Wohnen und Freizeit, kommen zur Deckung, wenn ein psychisch Kranker sich auf einer geschlossenen Station befindet (vgl. Goffmans Begriff der totalen Institution). Zwischen dem einen Pol der weitestgehenden Unselbständigkeit und Betreuung auf der geschlossenen Station und dem anderen Pol des eigenverantwortlichen Lebens spannt sich ein Kontinuum aus mit zunehmender Differenzierung der Lebensbereiche: ein sozialtherapeutisches *Übungs-* und *Unterstützungs*feld, dessen Anforderungen in den *verschiedenen* Bereichen entsprechend den Fähigkeiten und Behinderungen des Patienten unabhängig voneinander „dosiert" werden können (Abb. 1).

Rehabilitation in diesem Sinne ist zu verstehen als ein Prozeß der stufenweisen Verselbständigung in einem — oder mehreren — Hilfebereichen bis zum jeweils erreichbaren persönlichen Optimum, das als differenziertes Profil in bezug auf die genannten Achsen zu definieren ist. Dieses Optimum ist bei psychisch Kranken und Behinderten nicht einfach als statisch fixierbarer Zustand aufzufassen, sondern muß ggf. bei wechselhaftem Verlauf der Krankheit oder Rückfällen jeweils neu bestimmt werden. Das Optimum kann bedeuten: Wiedergewinnung der Selbständigkeit auf allen Achsen, oder nur einzelnen Achsen, oder auch nur unterschiedliche *Teil*selbständigkeiten in verschiedenen Lebensbereichen. Für Behinderte wie Therapeuten ist es wichtig, jede erreichte Stufe als Teilerfolg und nicht als Mißerfolg (noch nicht erreichtes Endziel) zu definieren und zu erleben.

Mit diesem Bausteinkonzept soll nicht gesagt werden, daß man ohne Einrichtungen auskommt, die alle Hilfearten unter einem Dach vereinen. Je schwerer die Behinderungen, um so leichter werden Behinderte durch solche Komplexität von Hilfeangeboten überfordert. Doch werden bisher wohl mehr Behinderte unterfordert.

Die englischen Erfahrungen haben gezeigt, daß auch bei verbesserter Krankenhausbehandlung sogenannte „neue" chronische Patienten akkumulieren, wenn auch nicht in dem Maße wie zu früheren Zeiten. Ein bemerkenswert hoher Anteil (rund ⅓) der „neuen" Chronischen im Krankenhaus (an einem Stichtag) benötigt fortgesetzte Krankenhausbehandlung. Nur der geringste Teil erscheint für zeitlich befristete Übergangseinrichtungen geeignet, die auch in England und hier bei uns unverhältnismäßig im Vordergrund stehen; der größte Teil benötigt ein differenziertes Angebot von verschiedenen, zum Teil kombinierbaren Langzeitprogrammen (Wing u. Olsen).

Bei mehr psychisch Behinderten als die meisten Therapeuten sich einzugestehen bereit sind, ist (vollständige) Wiedereingliederung ein nicht absehbares Ziel. Um diesen Behinderten eine realistische (Teil-)Rehabilitation zu ermöglichen, ist allerdings eine veränderte Gewichtung von Rehabilitationsstrategien erforderlich: je weniger die Behinderungen des Individuums sich bessern lassen, um so mehr Gewicht sollten Strategien zur Verbesserung der Tragfähigkeit des sozialen Umfeldes des Behinderten erhalten. Um dies zu verdeutlichen, muß etwas weiter ausgeholt werden.

Nach Wing (1976) kann man prämorbide, primäre und sekundäre Behinderungen unterscheiden. Primäre Behinderungen sind krankheitsbedingte Störungen, die mit somatischen oder psychotherapeutischen Behandlungsmethoden gebessert werden können. Sekundäre Behinderungen sind vor allem negative Folgen der Patientenrolle, insbesondere bei längerem Krankenhausaufenthalt (Institutionalismus): zunehmende Abhängigkeit von der beschützenden Umgebung, „Atrophie" sozialer Fertigkeiten, Verkümmerung von Bedürfnissen, insbesondere des Wunsches nach eigenständigem Leben und negative Einstellungen von Bezugspersonen. Als prämorbide Behinderungen werden Sozialisationsdefizite vor der Erkrankung, z. B. unzureichende Schul- und Ausbildung bezeichnet. Sekundäre wie prämorbide Behinderungen können vor allem durch soziales Lernen angegangen werden, sei es zur direkten Besserung der Behinderung, sei es zum Aufbau kompensatorischer Fertigkeiten oder mit dem Ziel einer Einstellungsänderung (Häfner 1976).

Insoweit die Besserung von Behinderungen in diesem Sinne das Ziel ist, stellt die Aufnahme eines Behinderten in eine Rehabilitationseinrichtung (nur) ein Mittel zum Zwecke der Veränderung des Individuums dar. Wenn es aber darum geht, die sozialen Folgen verbleibender seelischer Behinderungen möglichst spezifisch zu kompensieren, so kommt es primär auf die Tragfähigkeit des sozialen Umfeldes an, und in diesem Zusammenhang wird die Integration des Behinderten in eine Rehabilitationseinrichtung oft unmittelbarer Zweck. Denn die sozialen Folgen seelischer Behinderung („soziale Behinderung") sind nicht einfach die Resultante der obengenannten drei Behinderungsarten, sondern hängen vor allem ab von der Tragfähigkeit des natürlichen sozialen Umfeldes. Ob z. B. ein lediger chronisch Schizophrener dauerhospitalisiert oder entlassen wird, hängt weitgehend davon ab, ob er Eltern hat, die in der Lage und willens sind, ihn zu Hause zu versorgen. Zahlreiche Untersuchungen von chronischen Patienten in psychiatrischen Anstalten, aber auch die hier vorgelegten

Zahlen zeigen, daß der ausschlaggebende Grund für die Anstalts- oder Heimunterbringung von seelisch Behinderten ihre soziale Isolierung ist (80–90% Alleinstehende).

Für die Akkumulation psychisch Behinderter in Anstalten galt wie für die jetzige Akkumulation derselben Gruppe in Heimen: wer nicht allein zurecht kommt — und dazu reicht schon eine geringfügige, unter Umständen nur prämorbide Behinderung in Verbindung mit der Stigmatisierung „geisteskrank" (gewesen) — muß sich der Vollversorgung unterwerfen. Zwischenstufen gibt es nicht.

Die pauschale Vollversorgung bedeutet für die meisten Behinderten eine je individuell verschiedene Mischung von Unter- und Überversorgung: Denn die vorhandenen — wenn auch insgesamt unzureichenden — Möglichkeiten des natürlichen Umfeldes des einzelnen werden nicht einbezogen und nicht gezielt nur um die fehlenden Hilfen ergänzt. Daraus leitet sich der (zu dem beim Individuum ansetzenden) komplementäre, nicht konkurrierende Ansatzpunkt für Rehabilitation her: Defizite an natürlich gegebener Unterstützung (Arbeitsplatz, Wohnung, Freizeitangebote) durch systematisch geplante Unterstützung aufzufüllen.

Jeder Behinderte ist entsprechend seinen spezifischen Behinderungen und Defiziten in der Tragfähigkeit seines sozialen Umfeldes individuell zu unterstützen durch ambulante Dienste und institutionelle Hilfen nach dem Prinzip: so wenig wie möglich, aber so viel wie nötig. Vollversorgung ist nicht mehr die nächste Hilfeform, weil ambulante und teilstationäre Hilfen fehlen, sondern nur die Ultima ratio, wenn alle nach Baukastenprinzip denkbaren Zwischenformen unzureichend sind.

4. Regionalisierte und wohnortnahe Rehabilitationshilfen

Wenn Rehabilitationsdienste für psychisch Behinderte sich am *regionalen Bedarf* orientieren — also nicht nur voll rehabilitierbare Behinderte berücksichtigen, sondern auch für alle anderen realistische und individualisierte Teilrehabilitationsziele anstreben —, so stellen sich einige grundsätzliche strukturelle Probleme, die flexible Kompromisse erforderlich machen.

Rehabilitation im oben beschriebenen Sinne setzt Wohnortnähe der Rehabilitationshilfen voraus. Nur dann kann verhindert werden, daß Eingliederungsmaßnahmen zur weiteren Ausgliederung führen: weil die notwendige Hilfeart nur wohnortfern verfügbar ist, können die natürlich vorhandenen Unterstützungen nicht einbezogen werden, weshalb zusätzliche Hilfen erforderlich werden.

Die übliche Strategie, Differenzierungsspielraum durch Größe zu erkaufen, ist nur sehr beschränkt anwendbar. Wenn man mit dem Anspruch ernst macht, für jeden Behinderten ein individuelles Profil der Therapie- und Unterstützungsbedürftigkeit entsprechend den vier Hilfebereichen festzulegen, so ergibt sich eine erhebliche Vielfalt von Kombinationsmöglichkeiten, die das Zusammenfassen von *Personen* mit gleichartigen Bedarfsprofilen zu Einheiten (z. B. Stationen) nur bei einer Gesamtgröße möglich macht, die Wohnortnähe weitgehend ausschließt. Das Zusammenfassen gleichartiger Therapie- und Unterstützungs*bedürfnisse* verschiedener Personen erlaubt eine wesentlich stärkere Differenzierung bei kleinerem Gesamtumfang.

Rehabilitationshilfen sind primär behinderten-spezifisch und nicht maßnahmen-spezifisch (d.h. gemäß kostentechnischen Zuständigkeiten) zu konzipieren. Kostenträger und Einrichtungsträger sollten nicht identisch sein (vgl. aber z.B. einige

Rentenversicherungen oder Sozialhilfeträger). Von den Rehabilitationshilfen aus gesehen bedeutet dies: Eine Werkstatt nimmt sowohl Behinderte auf, die zu Hause wohnen, wie solche, die auch Wohnhilfen in Anspruch nehmen; solche für die Arbeitstherapie eine befristete und solche für die sie eine unbefristete Rehabilitationsmaßnahme darstellt usw. Analoges gilt für die Wohnhilfen, und sinngemäße Überlegungen können für die Freizeithilfen sowie die medizinischen und sozialen Dienste angestellt werden. Aus der Sicht des einzelnen Behinderten bedeutet dies, daß die Rehabilitationshilfen entsprechend dem persönlichen Bedarfsprofil nach dem *Baukastenprinzip* (auch kostentechnisch) kombinierbar sein müssen.

Der Kontinuität sozialer Beziehungen kommt bei der Rehabilitation seelisch Behinderter große Bedeutung zu und erfordert um so mehr planmäßge Förderung, je komplexer und differenzierter das Netz von Rehabilitationseinrichtungen wird. Gerade seelisch Behinderte haben besondere Schwierigkeiten, Beziehungen aufrecht zu erhalten und neue aufzubauen. Deshalb kommt es darauf an, Rehabilitationsfort- (wie auch Rück-)schritte so wenig wie möglich mit einem Wechsel von wichtigen Bezugspersonen zu belasten.

Die Kontinuität der therapeutischen Beziehungen bei starker institutioneller Differenzierung kann erreicht werden durch ein mobiles Team, dem die verschiedenen Rehabilitationshilfen (u.U. sogar verschiedener Träger) zur Verfügung stehen.

Für isolierte seelisch Behinderte hat die Konstanz sozialer Bezüge im Wohnbereich ganz besondere Bedeutung. Dezentralisierte Wohnheime bieten in dieser Hinsicht große Vorteile (z.B. DPWV-Therapeutikum Heilbronn: ca. 100 Wohnplätze in ca. 20 Wohnungen und Häusern im Stadtbus-Bereich). Kleinere Gruppen von ca. 5–6 Bewohnern fördern den internen Zusammenhalt, aber auch die Aufnahme von Beziehungen zu Nachbarn. Unter solchen Bedingungen ist das Normalisierungsprinzip (Wolfensberger) leichter realisierbar, die Gefahr des Ghettos geringer. Die Behinderungen der einzelnen Wohngruppenmitglieder können durchaus verschieden nach Art und Schwere sein. Durch die Entwicklung gruppeninterner gegenseitiger Unterstützung kann die Selbständigkeit der Gruppe als Ganzes größer sein als die ihrer einzelnen Mitglieder. Die verschiedenen Wohngruppen können je nach erreichter Selbständigkeit Versorgungsaufgaben übernehmen — nach entsprechender Vorbereitung durch Kochkurs, Waschkurs und dergl. (entsprechende Anteile des Pflegesatzes werden dann zur Eigenbewirtschaftung ausgezahlt). Ein Wechsel der Wohngruppen darf nicht aus solch äußerlichen Gründen, wie Wechsel des Kostenträgers, erforderlich werden. Das bedeutet, daß ein Rehabilitand ohne Wechsel der Wohngruppe vom Rehabilitand zum Untermieter oder vom Eingliederungs- zum Pflegefall umgemeldet werden können sollte. Hier wird ein weiterer Vorteil des dezentralisierten Wohnbereichs deutlich. Die Übergabe von Wohnplätzen an kostentechnisch Entlassene, d.h. Untermieter kann durch Anmietung neuer Wohnungen ausgeglichen werden. Diese Flexibilität ermöglicht außerdem einen bedarfsbezogenen stufenweisen Aufbau des Wohnbereichs.

Der Übergangscharakter im Sinne einer zeitlichen Befristung von Rehabilitationshilfen, insbesondere im Wohnbereich, wird m.E. häufig überbetont. Bei unserem gegliederten System der sozialen Sicherung sind Wechsel in der Zuständigkeit von Kostenträgern unvermeidlich. Aber auch von Therapeutenseite wird das Strukturprinzip der Trennung zeitlich befristeter und unbefristeter Rehabilitationshilfen gerechtfertigt, z.B. mit der Begründung, dies fördere die Motivation zur Verselbständigung.

Dagegen sind zwei Einwände geltend zu machen: Wenn man aus rehabilitativen Gründen die prognostisch „günstigen" Behinderten vor den schlechten Beispielen der Versager bewahren will, so um den Preis, den prognostisch „ungünstigen" die positiven Beispiele vorzuenthalten. Der wichtigste Einwand scheint mir jedoch zu sein, daß es für psychisch Behinderte (und Süchtige) zwar statistische Prognoseverteilungen gibt, für den einzelnen Behinderten oft aber nicht von vornherein die langfristige prognostische Entscheidung — Übergangs- oder Dauermaßnahmen — mit ausreichender Zuverlässigkeit gestellt werden kann. Im konkreten Einzelfall kann die Prognose in der Regel nur schrittweise fortgeschrieben und der jeweils nächste Rehabilitationsschritt gemäß den Erfahrungen der vorausgegangenen geplant werden. Die dargestellten eigenen Ergebnisse für die in Übergangseinrichtungen und Heime verlegten Patienten scheinen dem zu widersprechen. Doch sehe ich darin nicht nur die Bestätigung von vorab gestellten Prognosen, sondern auch sich selbst erfüllende Prophezeiungen.

Planung und Aufbau komplementärer Dienste, die sich auf einen differenzierten regionalen Bedarf beziehen, stecken noch ganz in den Anfängen. Differenzierungen nach Behinderungsarten (z. B. psychisch Behinderte, Süchtige, geistig Behinderte, Mehrfachbehinderte) und nach Rehabilitationshilfebereichen (wie medizinische und soziale Dienste, Arbeiten, Wohnen, Freizeit) sollten Vorrang vor administrativen Gesichtspunkten wie Kostenträgerschaft, teil- vs. vollstationär und anderem haben. Bedarf für definierte Regionen wäre nicht primär nach Schlüsselzahlen von behinderten Personen, sondern nach Art und Anzahl der benötigten Rehabilitationshilfen anzugeben. Angesichts des Mangels an Erfahrungen auf diesem Gebiet kann die Planungsstrategie nur heißen: flexible Annäherung in kleinen Schritten.

Die empfohlene Offenheit und Flexibilität darf aber nicht zur Beliebigheit werden, sondern ist nur dann sinnvoll zu nutzen, wenn eine kontinuierliche *Evaluation* die Orientierung für die Entwicklung einer bedarfsgerechten Versorgung ermöglicht (Wing u. Hailey 1972; Wing u. Häfner 1973; Kunze 1979). Die sich abzeichnende Komplexität erscheint nicht unangemessen im Vergleich zu der der somatischen Medizin und ihren Behandlungsmethoden, wenn man der individualisierten und bedarfsgerechten Rehabilitation von psychisch Behinderten ähnliches Gewicht zubilligt wie der Behandlung von Kranken.

Literatur

Bennett D (1975) Einige Bemerkungen zur Rehabilitation psychisch und geistig Behinderter in Großbritannien. In: Bundesminister für Jugend, Familie und Gesundheit: *Anhang* zum Bericht über die Lage der Psychiatrie in der Bundesrepublik Deutschland. Bonn: Nov. 1975, S. 797–827

Bleuler M, Huber G, Gross G, Schüttler R (1976) Der langfristige Verlauf schizophrener Psychosen — Gemeinsame Ergebnisse zweier Untersuchungen. Nervenarzt 47: 477–481

Ciompi L (1979) Ein Forschungsprogramm über die Rehabilitation psychisch Kranker. 3 Teile: Nervenarzt 48: 12, 1977; 49: 332, 1978; 50: 366, 1979

Deutsche Gesellschaft für soziale Psychiatrie (1978) Empfehlungen der DGSP zur Humanisierung der Heime — Eine Stellungnahme gegen die Vernachlässigung psychisch Kranker und Behinderter in Heimen. Wunstorf 1978

Grob GN (1973) Mental institutions in America: Social policy to 1875. Free Press, New York

Häfner H (1976) Rehabilitation Schizophrener. In: Huber G (Hrsg), Therapie, Rehabilitation und Prävention schizophrener Erkrankungen. Schattauer, Stuttgart, New York

Hartmann W (1980) Schizophrene Dauerpatienten — Untersuchungen an langjährig hospitalisierten Schizophrenen. Enke, Stuttgart
Jones K (1972) A history of mental health services. Routledge, London
Killian EC (1970) Effect of geriatric transfer on mortality rates. Social Work 15: 19–26
Kitzig P (1980) Betreuungsformen chronisch psychisch Kranker außerhalb des psychiatrischen Krankenhauses. Psychiatr Praxis 7: 212–222
Kunze H (1977) Psychiatrie-Reform zu Lasten der chronischen Patienten? Nervenarzt 48: 83–88
Kunze H (1979) Die Reform der Psychiatrie und die Rehabilitation chronisch psychisch Kranker. Archiv für Wissenschaft und Praxis der sozialen Arbeit, 10. Jahrg., S. 188–202
Kunze H (1979) Evaluation. In: Frießem DH (Hrsg) Kritische Stichwörter zur Sozialpsychiatrie. Fink, München (abgedruckt als Anhang in der hier zusammengefaßten Monographie)
Kunze H (1981) Werden die psychiatrischen Krankenhäuser in England und den USA abgeschafft? In: Reimer F (Hrsg) Vergangenheit, Gegenwart und Zukunft des psychiatrischen Krankenhauses — Weinsberger Kolloquium 1978. Thieme, Stuttgart
Kunze H (1983) Rehabilitation chronisch psychisch Kranker als sekundäre Prävention. Öff Gesundheitswes 45: 333–336
Marlowe RA (1976) When they closed the doors at Modesto. In: Ahmed PI, Plog SC (eds) State Mental Hospitals—What happens when they close? Plenum, New York London
Ministerium für Arbeit, Gesundheit und Sozialordnung, Baden-Württemberg (1974) Heime für alte Menschen in Baden-Württemberg — Erhebung 1974
Otto S, Orford J (1978) Not quite like home: Small hostels for alcoholics and others. Wiley, Chichester
Panse, F (1964) Das psychiatrische Krankenhauswesen. Thieme, Stuttgart
Parry-Jones WL (1972) The trade in lunacy. Routledge, London
Reimer F (1977) Die Psychiatrie-Reform am psychiatrischen Krankenhaus. Nervenarzt 48: 306–309
Stiftung Rehabilitation, Heidelberg (1982) Funktion und Bedeutung von Übergangseinrichtungen (März 1979). In: Modellverbund „Ambulante psychiatrische und psychotherapeutisch-psychosomatische Versorgung: Übergangswohnheim für psychisch Kranke — Projekt Elisabeth-Lutz-Haus, Mannheim". Schriftenreihe des Bundesministers für Jugend, Familie und Gesundheit, Bd 160. Stuttgart 1982
Stotsky BA (1966) Nursing homes: A review. Am J Psychiatry 123: 249–258
Wing JK (1961) A simple and reliable subclassification of chronic schizophrenia. J Ment Sci 107: 862–875
Wing JK (1975) Institutional influences on mental disorders. In: Kisker KP, Meyer J-E, Müller C, Strömgren E (Hrsg) Psychiatrie der Gegenwart, Bd III, 2. Aufl. Springer, Berlin Heidelberg New York
Wing JK (1976) Eine praktische Grundlage für die Soziotherapie bei Schizophrenie. In: Huber G (Hrsg) Therapie, Rehabilitation und Prävention schizophrener Erkrankungen. Schattauer, Stuttgart New York
Wing JK, Brown GW (1970) Institutionalism and schizophrenia. University Press, Cambridge
Wing JK, Hailey AM (eds) (1972) Evaluating a community psychiatric service: The Camberwell Register 1964–1971. Oxford University Press, London
Wing JK, Häfner H (eds) (1973) Roots of evaluation: The epidemiological basis for planning psychiatric services. Oxford University Press, London
Wing JK, Olsen R. (eds) (1979) Community care for the mentally disabled. Oxford University Press, London
Zeller G (1981) Von der Heilanstalt zur Heil- und Pflegeanstalt. Fortschr Neurol Psychiat 49: 121–127

Familie — Psychose — Institution. Zur Entwicklung von Annahmen und Theorien über das Verhältnis von Psychose und Familie

C. Rogge

Dieser Vortrag nimmt seinen Platz zwischen dem über die psychoanalytische Theorie der Psychose ausgeführten und dem Thema vom 11. 11., wo es im Speziellen um Familientherapie bei psychotisch erkrankten Angehörigen gehen soll, ein. Es gilt also ein weites Feld zu überspannen, Gegensätze und Widersprüche in Bezug zu setzen, die sich beim Wechsel von einer individuenzentrierten zu einer Familien- bzw. systemzentrierten Psychosentherapie zwangsläufig zeigen.

Es ging über lange Zeit, z.B. zu Anfang dieses Jahrhunderts in der Psychiatrie darum, das kranke Individuum dahingehend zu erziehen, daß es sich in seiner Familie wieder zurechtfand, daß es sich anpassen und einordnen konnte. Die Gesellschaft, die soziale Ordnung wurde als das Gegebene (das Positive des Positivismus) genommen und nicht reflektiert. Eingliederung und Anpassung an die gegebenen familiären Verhältnisse war eine Selbstverständlichkeit, Kriterium und Ziel des Psychiaters.

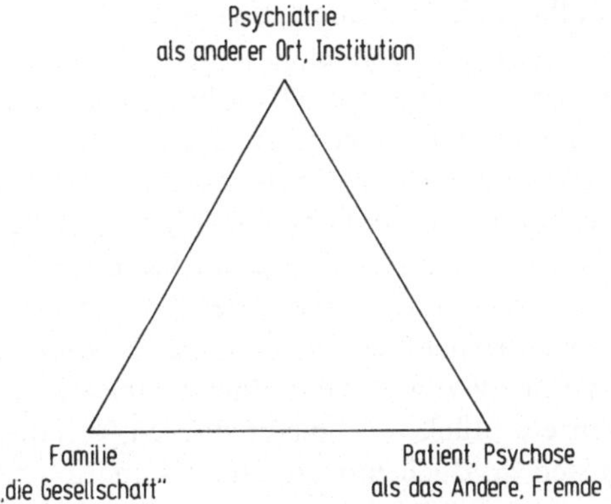

Abb. 1. In der Triangel Familie - Psychose - Psychiatrie liegt die Chance der Triangulierung (im Sinne der Dynamisierung und Therapie), aber auch und primär die Gefahr eines Ausgeschlossenen (Dritten) oder der Verwerfung

Eine Grundlegung erfuhr diese Haltung in der Annahme einer wenn auch noch unerkannten, im Prinzip organisch bedingten Erkrankung. Dieser Endogenitätsbegriff wurde zentral für die psychiatrische und psychopathologische Ordnung. Dieser positive Fortschrittsglaube ist Kernstück der Begründung der Psychiatrie als medizinische Disziplin zu Anfang des 19. Jahrhunderts, findet sich so auch bei Kraepelin (1885) und wurde in den 50er Jahren durch das bekannte Lehrbuch von Kurt Schneider neu fundiert.

1. Eine erste große Thematisierung des Familienzusammenhangs wurde als Erb- und Zwillingsforschung in den 30er und 40er Jahren unternommen. Vor allem die Untersuchungen von Kallmann, in denen ein Vergleich zwischen getrennt und gemeinsam aufwachsenden Geschwistern einerseits und eineiigen Zwillingen andererseits unternommen wurde, zeigten eine eindeutige Häufung der Koinzidenz schizophrener Erkrankungen auch bei getrennt aufwachsenden eineiigen Zwillingen. Die daraus folgende These von der Erbkrankheit hatte für die psychiatrische und gesundheitspolitische Praxis der nächsten Jahre und Jahrzehnte intensive und teilweise erschreckende Folgen: Isolierung, Sterilisierung und Liquidierung auf der einen Seite, Angst, Scham und Verstecken, Verheimlichen auf der anderen Seite.

Dieser wissenschaftliche Umgang mit dem Thema ist durch Einfachheit, formale Objektivierung und Ausgrenzung gekennzeichnet. Dieser Ansatz in der Herangehensweise an das Problem ist auch heute noch von großer praktischer psychiatrischer Bedeutung.

So kommt es immer wieder auch im Detail und im Alltag zu heftigen theoretischen und praktischen Auseinandersetzungen, die in der wissenschaftstheoretischen Diskussion um Erklären (i.S. der empirischen Wissenschaften) und Verstehen (i.S. zum Beispiel der Verstehenspsychologie, Dilthey etc.) nur unzureichend ihren Ausdruck gefunden haben.

2. Unbefangene Neulinge psychiatrischer Erfahrung — selbst wenn sie von Berufs wegen von naturwissenschaftlichen Grundannahmen ausgehen oder mit einer formalen Rolle, wie der des Arztes oder Pflegers ausgestattet sind, sind in der Begegnung mit dem Verrückten, dem Fremden und Uneinfühlbaren in Verhalten und Äußerungen der Patienten meist sehr bald dann dennoch geneigt, Verstehbarkeiten zu sehen, Zusammenhänge zu finden und weiter zu suchen. Vom sporadisch aufblitzenden Sinn im Wahnsinn berührt und fasziniert, sind sie versucht, Zusammenhänge zu suchen, Ereignisabfolgen oder Assoziationszusammenhänge weiter zu verfolgen. Dann jedoch — von den psychiatrischen Alltagsanforderungen und Notwendigkeiten der Institution gefordert —, wie am Ende eines Weges Halt machend, wechseln sie das Paradigma, verlassen sich auf Erklärungen erfahrener oder vorgesetzter Kollegen und sehen bald ein, daß sie da einem Trugbild, einem Irrlicht gefolgt sind. Das Bemühen, die Verständniskette weiterzuverfolgen, Zusammenhänge, eine Ordnung, eine andere Logik darin zu suchen, führt dann meist nur ein Stück weit, bleibt stecken, verläuft sich, und es liegt der Schluß nahe, daß es sich da doch nur um eine Chimäre, das oberflächliche Trugbild einer zugrunde liegenden Störung einer biochemischen Funktion oder eines „tief" zugrundeliegenden unabhängigen Prozesses handelte, dem sie aufgesessen sind.

Was auch sollte einen Psychiatriemitarbeiter vom unbefangenen Gesunden draußen unterscheiden? Mitscherlich (1957): „Wer jemals einem Geisteskranken unvermutet begegnet ist, kann in sich das Erschrecken, die Angst, ja, den Widerwillen nachfühlen, den er damals verspürte. Er ist einem Menschen begegnet, der sichtlich aus der Ordnung, in der wir alle leben, herausgetreten ist. In seinem Wahn ist er in seinen eigenen Kosmos verrückt ... und darum liefern wir ihn als unerträglichen Störenfried in eine Anstalt ein. Haben sich deren Tore hinter ihm geschlossen, so atmen wir erleichtert auf. Wir wissen ihn versorgt, wir können dieses zehrende, uns selbst so tief beunruhigende Erlebnis vergessen. Man kann die eigentümliche Erregung dieses Gefühls ... das einen befällt, wenn plötzlich in unserer Mitte ein Wahnsinniger auftaucht, schwer beschreiben ... Was uns das Gefühl im Geheimen aber auch noch sagt — sehr dunkel — ist, daß wir irgendwie Schuld tragen mögen an dieser verzweifelten Einsamkeit."

Und in bezug auf die Fachleute, Mitarbeiter: „Die Ärzte, Schwestern, Pfleger, die ihn dort versorgen, sind aber auch Menschen dieser Ordnung draußen, dieser ‚normalen Welt'. Sie haben sich an den Umgang mit den dem Wahn Verfallenen gewöhnt, wie man sich an vieles gewöhnt. Aber es trennt sie die unsichtbare Schranke des Normalseins von ihren Kranken tiefer, als sein Gesundsein den Arzt sonst... Auch er spürt hinter seiner Haltung der Routine das Entsetzen und die Ohnmacht dem Krankheitsgeschehen gegenüber ... Daß diese Anstrengung, die es kostet, mit Geisteskranken täglich umzugehen, nicht an der Oberfläche haltmacht, sondern daß sie tief in Gefühlsregungen der Helfer eindringt, sie zu gewaltsamer Beherrschung ihrer Haltung zwingt, das kann man nicht so beobachten ... sondern vor allem an den Praktiken erkennen, die durch die Jahrhunderte erfunden wurden, um den Irren zu heilen." In diesen „Praktiken" ist der „Inhalt" der Beziehungen zwischen Behandelndem und Behandelten nicht nur „angedeutet", sondern zum formalen Ausdruck geworden, institutionalisiert (Stenton u. Schwarz 1954).

Um es noch einmal zu reduzieren: Was immer der Psychiater auch tut, in dem Moment, wo die Familie die Schwelle überschritten, das Problem zur Behandlung gebracht hat — er ist schon mitten drin.

3. Seit Bleuler 1911 und Jaspers 1913 gab es also eine Auseinandersetzung, nämlich insbesondere mit der Psychoanalyse, um die Verstehbarkeit des Wahnhaften. Nicht nur der Charakter von Wunscherfüllungen, den manische Erscheinungsformen annehmen, auch Verbindungen und Verknüpfungen der Lebensgeschichte Schizophrener, haben erheblich hierzu beigetragen. Jaspers' Definition einer Schwelle der Verstehbarkeit bzw. Unverstehbarkeit über die der Psychopathologe (!) sich vernünftigerweise nicht hinausbegeben sollte, hat viel zur Klärung, Ordnung und Handlungsfähigkeit in der Psychiatrie der kommenden Jahrzehnte beigetragen.

Der Fall der Anna O. wäre auch auf der heutigen Akutstation nichts besonderes. Es würde diagnostiziert und entsprechend dem vorherrschenden neuroleptikazentrierten Polypragmatismus verfahren. Freuds Umgang mit dem Fall — und Breuers „Scheitern" — zeigt in den zentralen Schritten und Wendungen einen anderen Weg auf. Wenn auch in Theorie und im symbolischen Erproben befangen, hat Freud am Fall Schreber das Prinzip einer anderen Möglichkeit des Herangehens an das Psychotische aufgezeigt. Im übrigen hat sich Freud und mit ihm über lange Zeit die Psychoanalyse auf das Gebiet der Neurose, d.h. einem bestimmten Begriff der Übertragungsfähigkeit, beschränkt. Bis Federn, Rosen und später Mahler und Kernberg sowohl die Praxis als auch die Theorie erweiterten.

In beiden Fällen individuenzentriert am Patienten ausgerichtet, hat sich also der Psychoanalytiker gewissermaßen angesichts der Frage der Schuld und Unverstehbarkeitszuschreibung auf die Seite des Individuums gestellt, szenisch Partei ergriffen, wogegen Jaspers — bildlich gesprochen — in der Anstalt blieb oder in der psychopathologischen Ordnung (vergl. Abb. 2).

4. Dem ersten Schritt im Sinne der Erblichkeitsforschung stellte sich nur wenig später und jenseits des Ozeans ein anderer erster Schritt in bezug auf den Zusammenhang von Familie und Psychose gegenüber. Die damals vor allem in den USA sich häufenden Versuche und Erfahrungen analytischer Einzelarbeit mit psychotischen

Störungen und in psychiatrischen Institutionen führten oft und notwendig über das traditionelle Setting der Psychoanalyse hinaus (vgl. Ferenci, Menninger oder Bion). Diese Bemühungen wiesen die Tendenz auf, das Setting auszuweiten oder die Grundhaltung zu überschreiten, führten zu „stützender Therapie", zu sozialpsychiatrischem Engagement und Interventionen in der Institution. In dieser Situation und auf dem Boden einschlägiger Erfahrungen formulierte Fromm-Reichmann (1948) typische Charaktermerkmale von Müttern schizophren erkrankter Patienten. Der Typ der „schizophrenogenen Mutter" machte Psychiatriegeschichte und stellte eine bestimmte Charakterstruktur eines Elternteils in Beziehung zum Psychotischen.

Ähnliche Untersuchungen in den folgenden Jahren, wobei u. a. konsequenterweise auch der schizophrenie-typische Vater (Reichert u. Tillmann 1950) beschrieben wurde, charakterisierten die Vorgehensweise und bestimmten den psychiatrischen Umgang mit den Angehörigen für lange Zeit: Angermeyer, Dörner, Koening und viele andere kritisieren heute die immense Schuld- und Verantwortungszuweisung, die darin von seiten der Institution gegenüber den Angehörigen liegt. Das Bemühen bestand im wesentlichen darin, den pathogenen Einfluß des nahen Verwandten, des Vaters oder der Mutter des Patienten nachzuweisen und zu analysieren. In einer gewissen Weise lag es in der Konsequenz von Ich-Psychologie und einzeltherapeutischem Umgang mit Schizophrenen, daß über das „Bündnis mit den gesunden Anteilen" die Mutter und die anderen als das Böse und Krankmachende abgespalten wurden.

Dieser Phase der Bestimmung von Persönlichkeitsdeterminanten von Bezugspersonen folgte konsequenterweise — nicht zuletzt, da sich Ursache und Wirkung als austauschbar bzw. nicht unterscheidbar erwiesen („Wer macht wen verrückt?") — die Erkenntnis, daß nicht so sehr die einzelnen Charakterzüge es waren, die überhäufig von der Norm abweichen, sondern daß es vor allem die Interaktionsweisen, die Beziehungsstrukturen insbesondere zwischen Eltern sind. Lidz und andere beschrieben das Schisma, die Spaltung der Familie und die Strukturverschiebung als typische

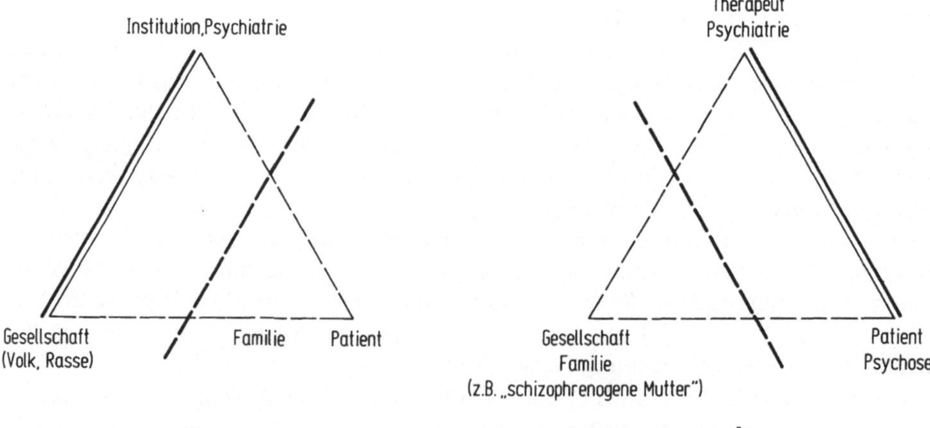

Abb. 2 a und b. (Kallmann und die Folgen)

Konfliktkonfiguration in Familien mit schizophrenen Angehörigen. Margret Maler beschrieb die Dynamik von Ablösung und Wiederannäherung von Symbiose und Erkenntnisprozeß zwischen Mutter und Kind, wobei die Rolle des Vaters, z. B. gerade in der Wiederannäherungsphase, erst später thematisiert wurde. Um der präzisen Analyse der Wechselwirkung des Mutter-Kind-Verhaltens gerecht zu werden, blieb dieses andere draußen, blieb manches schemenhaft und unpräzise und späteren Überlegungen vorbehalten (Rotmann 1978; Lacan 1978). Von der Beschreibung typischer Charakter(de-)formationen von Bezugspersonen, zur Entwicklung und Störung der Beziehung in der Dyade gingen die Forschungen und Untersuchungen hin zu komplexeren Gruppengebilden (ganze Familie), und Beziehung und Beziehungsgefüge traten in den Vordergrund gegenüber der Bedeutung einzelner Elemente und deren innere Verfassung oder Struktur.

Schon das Schisma, aber auch die Sündenbocktheorie oder die Entdeckung von Mythen und Tabus innerhalb der Familien bis hin zur Formulierung des Double-Bind heben einzelne interaktionelle Gruppenmechanismen, spezielle Kommunikationsformen oder -störungen hervor, die in ihrer Bedeutsamkeit für den Zusammenhang „Schizophrenie“ oder schizophrenes Symptom in der Familie erforscht wurden. (Einen Überblick üder die Entwicklung geben Zuk u. Rubinstein 1975). Die Bedeutung von Symbolen und Symbolisierungen trat dabei nur teilweise und vorübergehend ins Blickfeld.

5. Der Logik dieser Forschung folgend traten mit zunehmender Abwendung der Blickrichtung vom Einzelindividuum systematisches und dialektisches Denken (Stierlin: Das Tun des Einen ist das Tun des Anderen) in den Vordergrund. Durch die Verarbeitung neuerer Theorien aus dem Bereich der Kybernetik, der Systemtheorie und der Kommunikationstheorie ergab sich für eine Forschergruppe in Palo Alto das „neue Paradigma“ der systemzentrierten und kommunikationsanalytischen Sichtweise: Das Symptom ist nicht mehr das Problem des einzelnen, sondern Ausdruck eines systematischen Zusammenhanges einer Kommunikationsordnung: „Nicht der einzelne ist krank, sondern die Familie.“ In Wirklichkeit also die logische und/oder ökonomische Ordnung des Denkens, die „dahinter“ steht.

In einer Analogiebildung zur Gruppentherapie nahm Midelford bereits 1957 die Behandlung von Familien — auch solchen mit schizophrenen Mitgliedern — auf. Er fand dabei einen ersten Hinweis für etwas, das später im Rahmen der Systemtheorie in einem anderen Bedeutungszusammenhang Bestätigung finden sollte und was vor allem aber auch mit damaligen strukturalistischen Theorien über Psychosen im Einklang steht, nämlich, daß das erkrankte Familienmitglied im Bedingungsgefüge der Familie gewissermaßen eine Lücke schließt, die sich einem Überdruck aussetzt, um das Subsystem, die Ordnung, aufrecht zu erhalten (Stöpselfunktion). Im Sinne eines überlasteten Systems ist die Krankheit hier geeignet, den Aufrechterhalt der Ordnung, das Weiterfunktionieren zu gewährleisten: Krankheit als Gegenstück zur Gesundheit in der Gesellschaft. Es handelt sich, so führte Midelford aus, häufig um Familienmitglieder, die in ihrer Zugehörigkeit zur Familie bedroht waren, und deren gegenwärtige pathologische Reaktion also geeignet ist, eine Lücke zu schließen bzw. die Krankheit an die Stelle eines Verlustes oder eines Zusammenbruchs (Änderung) treten zu lassen.

In der Folge der kommunikationsanalytischen Theorien Watzlawiks und Batesons hat Selvini Palazzoli die Anschauung vom Machtkampf „um die Definition der Beziehung“ in den Familien mit psychotischen Angehörigen entwickelt. Die eigene

Beziehung zu definieren, sich selbst zu jemanden in Bezug zu setzen, ist das, was woanders mit Identitätsfindung umschrieben wird: als Problematisierung, die Anpassung an die Realität des Stärkeren. Die Definition der Beziehung fängt zu allererst bei der Subjekt-Objekt-Relation an (hier siedelt bekanntlich die Psychoanalyse den Grundmechanismus narzißtischen Erlebens und die Differenzierung Subjekt und Objekt an). Sie — die Definition — verliert sich in der Dyade und findet ihren (archimedischen) Fixpunkt erst im Hinzutreten eines Dritten, in der Triangulierung. In deren Verhältnis erst wird die Beziehung eines Punktes a zu einem Punkt b — Relationsbildung, Ordnung und Gesetz — bestimmbar und bedeutsam.

Es ist leicht zu sehen, daß die Entdeckungen so gesehen einer gewissen Systematik unterliegen und daß z. B. ein ganz neuer Ansatz wie der von „expressed emotions" auf einer älteren Stufe zu verordnen ist, gewissermaßen einen Rückschritt bedeutet („die Familie oder besser deren expressive Art ist Schuld"), und daß hier — in Bezug gesetzt zum dialektischen oder systemischen Verständnis — ein Rückschritt vorliegt.

6. Die Anwendung der in Schritten gewonnenen Erkenntnisse über Familieninteraktion brachte einen erheblichen Aufschwung, zeitweilig gar eine Euphorie in Sachen Familientherapie. Aber schon der Aufwand, der z. B. für die Mailänder Arbeitsweise

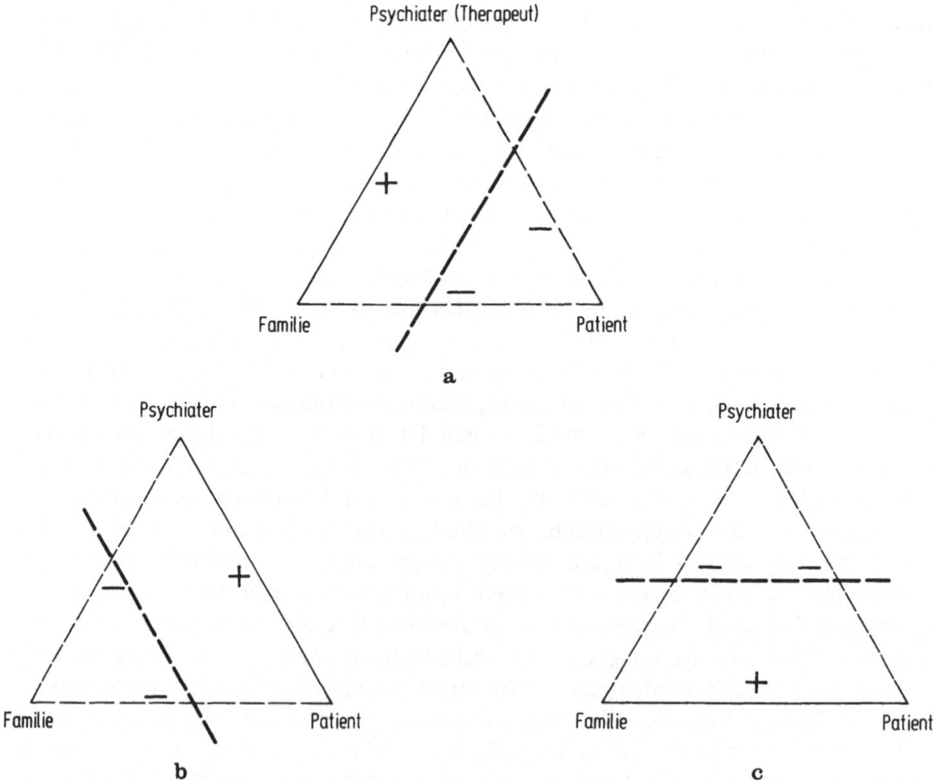

Abb. 3 a–c. Die Schuldzuweisung rund um die Psychose - das Böse, Dritte ist ausgeklammert ...

— zwei Therapeuten in der Sitzung und zwei Therapeuten hinter dem Einwegspiegel, die sich vor, während und nach der Therapiestunde über die Analyse des Systems und die zweckmäßigen Interventionen verständigen — notwendig ist, zeigt, daß eine solche Familientherapie im engeren Sinne die Ausnahme — mit experimentellem Charakter — bleiben muß. Familientherapie im engeren Sinne wird daher heute nur noch selten und in wenigen privilegierten Institutionen durchgeführt. Über die Effizienz, mit der ja der erhöhte Aufwand gerechtfertigt wird, sind mir keine vergleichenden katamnestischen Untersuchungen bekannt.

Dennoch ist dieses therapeutische Setting durch die daraus gewonnenen Erfahrungen und theoretischen Erkenntnisse von erheblicher Bedeutung für alle Anwendungsgebiete.

Die neue Sichtweise, Grundkenntnisse und Techniken der Familientherapie haben in ganz anderen Bereichen einen erheblichen Druchbruch erreicht: in der Analyse von Institutionen, in der praktischen Arbeit von Beratungsstellen und vor allem eben auch in der Psychiatrie. Und zwar hier als soziotherapeutische Denk- und Handlungsweise, aber auch in Form von konkreten (z. B. Stations-)Konzepten. Die Personalsituation in der Psychiatrie schließt Familientherapie im engeren Sinne i. allg. aus (eine Ausnahme: in Lausanne bei Luc Kaufmann). Im Hinblick auf die stationäre psychiatrische Arbeitsweise scheint mir die Anwendung von Theorie und Technik der Familientherapie in bezug auf das Stationsgefüge von besonderer Bedeutung. Dies hat bei uns zulande allenfalls als allgemeines und unklares Gedankengut, jedoch nicht als stringentes Konzept Eingang gefunden. Bereits 1957 haben Fleck, Litz u.a. die „Wechselwirkung zwischen dem Klinikpersonal und den Familien“ beschrieben. In Arbeiten von H. Gastager (1976), Fritz Simon (1978) und A. Uchtenhagen (1976) sind auch im deutschsprachigen Raum Anwendungsbeispiele familientheoretisch orientierter Stationskonzepte beschrieben worden. Hier liegen m. E. — ich habe im vorigen Jahr ausführlicher darüber berichtet — im wesentlichen Chancen und Notwendigkeiten einer zukünftigen stationären Psychosenbehandlung:

Der in der Station und durch die Station aus seiner Familie herausgelöste Patient strukturiert sich die Beziehungen auf der Station recht bald so, wie er sie „braucht“, als Wiederholung eines Musters aus der Familientradition. So z.B. im Sinne einer habituellen Erwartung zum Versorgtwerden oder in einer Verwöhnungs- Entmündigungs-Provokation (schizophrene Grundstörung). Hier geht diese pathologische Reaktionsweise der Patienten im Sinne der Grundstörung (Rückzug, Antriebs- und Affektverlust) eine fatale Allianz mit der Neigung der Psychiatriemitarbeiter, der Helfer und vor allem der Institution zur Entmündigung und zum Schaffen von Abhängigkeit ein. So — familiendynamisch — gesehen sind Psychiatriemitarbeiter Schachfiguren eines Spiels, dessen Regeln sie nicht kennen, dessen Spielcharakter ihnen nicht einmal bewußt ist. Zumindest so lange nicht, wie sie nicht institutionell und systematisch — durch eine familientherapeutische Arbeitsweise, Reflexion und Supervision — in die Lage versetzt werden, diesen Aspekt zu reflektieren.

Kommunikationsanalytisch beschrieben, kommt es darauf an, daß die Regeln dieses „Spiels“ klarer bewußt werden, daß dem Wahnsinn, dem Widersinn der Sinn entzogen wird, die psychotische (unerwünschte) Verhaltensweise nicht mehr als notwendiger Ausfluß einer festgefahrenen familiären Konfliktstrategie, deren Wesen allen unbekannt ist, erscheint. Entflechtung oder gezielte (z.B. paradoxe) Interventionen zum Strukturwandel sind das Mittel der klassischen Familientherapie. Solche Spontanlösungen sind im stationären Setting sicher nicht das Mittel der Wahl. In dem sich vielmehr alle Mitarbeiter der Station durch intensives und regelmäßiges klärendes Gespräch des Erlebens und Interagierens auf der Station ihres eigenen Standpunkts vergewissern — sich ihrer eigenen Rolle im Leben und Handeln der Patienten klar werden — und sich gleichzeitig in ihrem therapeutischen Handeln absprechen und aufeinander abstimmen, kann dem therapiewidrigen Agieren bzw. Mitagieren ein Bewußtsein als Grundlage eines therapeutischen Handelns entgegengestellt werden.

Eine klar abgegrenzte und zugleich offene Haltung — was eine Identität bzw. Identifizierung mit der eigenen Rolle und Macht in der Institution voraussetzt —, verbunden mit einer gefühlsmäßigen Offenheit und Eindeutigkeit im (z. B. Helfer-) Anspruch bieten in bezug auf das Verhältnis von Übertragung und Gegenübertragung eine andere Situation: der Patient findet eine strukturierte und strukturierende, zugleich Sicherheit und Affektivität fördernde Situation vor. Dem Agieren werden Grenzen gesetzt, Konflikte werden bearbeitbar, bewußtseinsfähig, d. h. auf den verschiedenen Ebenen der Institution besprechbar. Das „Milieu" kippt um, wird — anstatt hospitalisierend — therapeutisch. So gehandhabte stationär gemeinschaftliche Psychotherapie von Psychosen ist gewissermaßen eine umgedrehte Familientherapie, bei der (hier vergleichbar mit der Psychoanalyse) die Probleme und Konflikte in der Wiederholung und Übertragung bearbeitbar gemacht werden — ein klares Setting, was Hierarchie, Zuständigkeit und Konzept betrifft, vorausgesetzt.

Im Gegensatz zu einem zentralen Anliegen der klassischen Familientherapie wird die Herkunftsfamilie hier bei dieser stationszentrierten Vorgehensweise wieder ausgeschlossen. Bei der Zentrierung auf die reale Familie ist die Psychiatrie die Station, das Draußen, das Ausgeschlossene (vgl. Abb. 3). Bei dem oben beschriebenen Ansatz steht — zumindest zunächst — die Familie vor der Tür — mitunter verständlicherweise recht roh und bedrohlich. Dieses Dilemma ist durch verschiedenste Formen eine Art Doppelstrategie immer wieder zu lösen versucht worden. Bereits in den 50er Jahren arbeitete Raoul Schindler „bifokal", indem er einerseits die Angehörigen in einer Gruppe zusammenfaßte und andererseits die stationär untergebrachten Patienten in einer anderen parallelen Gruppe. Viele Formen der gerade in den letzten Jahren auflebenden Angehörigenarbeit nehmen ähnliche Versuche eines beidseitigen Handelns wieder auf.

Hier erscheint in bezug auf das von mir am Anfang des Beitrages angesprochene Dilemma der Familientherapie — den Umgang mit den Widersprüchen — der von Dörner und Könning in „Freispruch der Familie" dargelegte Ansatz besonders erwähnenswert. Er hat die Probleme der Angehörigen und der Angehörigenarbeit in der Psychiatrie unter einem neuen Blickwinkel in den Mittelpunkt gerückt. Dabei ist der Ansatz bzw. die Grundhaltung zunächst zutiefst familientherapeutisch systemisch paradox. Als wesentliches Moment gehört dazu, daß man nicht mit einem therapeutischen Ansatz, dem Willen zu heilen oder zu behandeln, an die Angehörigen herantritt, sondern als „Moderator", indem die Therapeuten/Moderatoren den Konflikt, der dem oben angesprochenen Dilemma zugrunde liegt, gewissermaßen in sich hineinnehmen und sich bzw. ihren Arbeitsauftrag verleugnen: Indem sie sich nicht dem Patienten, sondern den Angehörigen zuwenden, haben sie den ersten wesentlichen familientherapeutischen Schritt bereits hinter sich. Der zweite inhaltliche Schritt beruht im wesentlichen darauf, den Angehörigen eine Entlastung vor allem ihrer massiven Schuldgefühle zukommen zu lassen. Sie aus der professionellen Position heraus ihrer Isolierung und Angst zu entreißen, sie zu entlasten und freizusprechen — zu einem sicherlich nicht unwesentlichen Teil aber auch zu informieren. Indem so die professionellen Therapeuten den Widerspruch in sich hineinlegen, begeben sie sich selbst — als die Stärkeren in der Triade Familie-Patient-Psychiatrie — in Gefahr und in eine widersprüchliche Situation. Die Stärke liegt darin, das Ursache-Wirkung-Denken (die Grundlage z. B. der Schuldgefühle) aufzuheben, indem man es im eigenen Ansatz zu negieren sucht. Dies ermöglicht in Dörners Ansatz den für die Theorie zentralen Punkt zu gewährleisten, daß die Aufhebung des kausalistischen Denkens in eine Praxis umgesetzt werde und zugunsten eines analogen oder zirkulären Denkens bzw. Umgangs aufgegeben wird. In der Beschränkung auf die Kernstücke der Erkenntnis über Familie und insbesondere der Familie mit psychotischen Angehörigen — die Schuldzuweisung — hat die Angehörigenarbeit eine besondere Effizienz, da sie in einer größeren Anzahl von Familien gleichzeitig die Bewältigung dieser beiden spezifischen Schritte — Entstigmatisierung und Freispruch — bewirken kann. Was allerdings bleibt, ist das Dilemma der „neuen Einfachheit": ein guter Mensch und/oder ein klarer Therapeut zu sein. Dieser Widerspruch — die systemverändernde Wirkungsweise — ist es, was Jay Haley (1979) veranlaßte, und zwar mit umgekehrter Blickrichtung und entgegengesetzten Auswirkungen, darüber nachzudenken, „warum ein psychiatrisches Krankenhaus Familientherapie meiden sollte".

Abgesehen von diesen Grundfragen und Antinomien, zu den psychologische bzw. psychotherapeutische Arbeit immer drängt, bietet sich in der ambulanten wie stationären psychiatrischen Arbeit — dies hoffe ich aufgezeigt zu haben — ein weites Feld für Innovationen durch eine familientherapeutische Sicht- und Arbeitsweise. Dabei sollte aber eben nicht vergessen werden, daß die Positionen des Psychiatriemitarbeiters im Zusammenwirken von Familie und Patient, die eines dritten Terms eines Mitspielers darstellt. Die eigene Rolle des Therapeuten, das eigene Standbein in der Institution ist mindestens ebenso wichtig — fragil oder stabil — wie das der anderen. Dennoch bietet diese „Triangulierung" — die psychosentherapeutische Erfahrung lehrt das — zugleich eine erhebliche Chance, eine Erweiterung der Handlungsmöglichkeit, in dem sie klar gesehen und positiv und aktiv genutzt wird. Dies scheint mir gerade in bezug auf den Umgang mit dem Psychotischen, bei dem es ja um die Realität geht, von besonderer Bedeutung.

Literatur

Bateson G (1981) Ökologie des Geistes. Frankfurt

Bateson G et al. (1971) Schizophrenie und Familie. Suhrkamp, Frankfurt/M.

Bleuler E (1911) Dementia praecox oder die Gruppe der Schizophrenien. Deuticke, Leipzig Wien

Boszormengi-Nagy A, Framo JL (1975) Familientherapie, Theorie und Praxis. Rowohlt, Reinbek bei Hamburg

Doerner K, Egetmeyer A, Koenning K (1982) Freispruch der Familie. Psychiatrie-Verlag, Wunstorf

Freud S, Breuer J (1970) Studien über Hysterie. Fischer, Frankfurt/M.

Fromm-Reichmann F (1948) Notes on the development of schizophrenia by psychoanalytic psychotherapy. Psychiatry 11

Gastager H (1976) Versuch einer familientherapeutisch orientierten stationären Psychiatrie. In: Richter HE et al. (Hrsg) Familie und seelische Krankheit. Rowohlt, Reinbek bei Hamburg

Haley J (1979) Warum ein psychiatrisches Krankenhaus Familientherapie meiden sollte; Kontext. Organ der DAF Nr. 2

Jaspers K (1913) Allgemeine Psychopathologie. Berlin
Kallmann FJ (1953) Heredity in health and mental disorder. New York
Kaufmann L (1976) Spezifische Probleme in der Familientherapie von Schizophrenen. In: Richter HE et al. (Hrsg) Familie und seelische Krankheit. Rowohlt, Reinbek bei Hamburg
Lacan J (1978) Seminar I, Freuds Technische Schriften. Freiburg
Litz T, Fleck S (1979) Die Familienumwelt der Schizophrenen. Klett-Cotta, Stuttgart
Mahler MS, Pine F, Bergmann A (1978) Die psychische Geburt des Menschen. Fischer, Frankfurt/M.
Mitscherlich A (1957) Über die Vielschichtigkeit sozialer Einflüsse auf Entstehung und Behandlung von Psychosen und Neurosen. In: Medizinische Klinik, 52. Jg. München Berlin Wien
Midelfort CF (1957) The family in psychotherapy. Blakiston Division, New York
Rogge Ch (1985) Institution u. Gemeinde als „äußere Wirklichkeit“ des Therapieprozesses in der psychiatr. Station. fragmente 16, Kassel
Rotmann, M (1978) Über die Bedeutung des Vaters in der Wiederannäherungsphase. Psyche 12: 77
Schneider K (1966) Klinische Psychopathologie, 6. Aufl. Thieme, Stuttgart
Schindler (1976) Bifokale Familientherapie. In: Richter HE et al. (Hrsg) Familie und seelische Krankheit. Rowohlt, Reinbek bei Hamburg
Simon FB, Albert B, Klein C (1977) Gefahren paradoxer Kommunikation im Rahmen der therapeutischen Gemeinschaft. Psychiatr Praxis 4: 38–43
Stenton AH, Schwarz MS (1954) The mental hospital. Basic Books, New York
Stierlin H (1971) Das Tun des Einen ist das Tun des Anderen, Suhrkamp, Frankfurt/M.
Uchtenhagen A (1976) Familiendynamische Aspekte in der Rehabilitation psychisch Kranker. In: Richter HE et al. (Hrsg) Familie und seelische Krankheit. Rowohlt, Reinbek bei Hamburg
Zuk GH, Rubinstein D (1975) Überblick über Konzepte für die Untersuchung und Behandlung von Familien Schizophrener. In: Boszormengi-Nagy J (Hrsg) Familientherapie. Rowohlt, Reinbek bei Hamburg

Soziale Desintegration und Reintegration Drogenabhängiger — Bezugsrahmen und Ergebnisse einer prospektiven Verlaufsstudie in der Schweiz

A. Uchtenhagen

Ausgangspunkt für die vieljährige Studie, über deren vorläufige Ergebnisse hier berichtet werden soll, war eine denkwürdige Neuerung im Bereich der schweizerischen Forschungsförderung. Die Bundesregierung entschloß sich, 10% der dem Schweizerischen Nationalfonds zur Förderung der wissenschaftlichen Forschung überwiesenen finanziellen Mittel für bestimmte Themen zu reservieren, deren Bearbeitung nationale Bedeutung zukam. Einer dieser Themenschwerpunkte bildete die soziale Integration junger und älterer Menschen. Eine Expertengruppe legte nach umfangreichen Vorarbeiten einen Forschungsplan mit einer Reihe prioritärer Fragestellungen vor, zu welchen Forschungsprojekte eingegeben werden konnten. Ein Teilgebiet bildete dabei die Erforschung sozialer Devianz Jugendlicher und junger Erwachsener; gesamtgesellschaftlicher Kontext, Risikofaktoren, Spontanverlauf und Auswertung intervenierender Maßnahmen sollten im Rahmen dieses Forschungsprogrammes zur Geltung kommen.

Die hier besprochene Studie zur Karriere jugendlicher Fixer sowie Studien zum Verlauf und zur Maßnahmenevaluierung bei Suizidversuchen Jugendlicher hat der Sozialpsychiatrische Dienst der Psychiatrischen Universitätsklinik Zürich im Rahmen des genannten nationalen Forschungsprogrammes durchgeführt. Ein Überblick über Verlauf und Ergebnisse des Gesamtprogrammes wurde durch die Programmleitung publiziert (Tuggener u. Morf-Rohr 1984). Aus den Studien des Sozialpsychiatrischen Dienstes sind eine Reihe von Publikationen entstanden, auf die hier nur z.T. Bezug genommen werden kann (u.a. Joller-Kälin et al. 1981; Zimmer-Höfler u. Widmer 1981; Behren et al. 1983; Meyer-Fehr u. Zimmer-Höfler 1983; Weber 1983; Zimmer-Höfler u. Meyer-Fehr 1984; Uchtenhagen u. Zimmer-Höfler 1985; Helbling 1986; Meyer-Fehr 1984; Zimmer-Höfler u. Tschopp 1986).

Theoretischer Bezugsrahmen und Methodik

Aus den vielen Aspekten, die hier zu berücksichtigen waren, seien nur die folgenden herausgegriffen: theoretische Orientierung am Modell des psychosozialen Gleichgewichts, Devianz Jugendlicher als Entwicklungsphänomen, sozialwissenschaftliche Orientierung der Verlaufsforschung bei Süchtigen, Verzicht auf normative Umschreibung von Integration, parallelisierte prospektive Untersuchung von Fixern einerseits, einer repräsentativen Bevölkerungsstichprobe aus der gleichen Altersgruppe andererseits.

Das *Modell des psychosozialen Gleichgewichts* (Uchtenhagen 1979; Uchtenhagen u. Zimmer-Höfler 1985) wurde zum Ausgangspunkt der Karrierestudien an Opiatabhängigen und jugendlichen Suizidanten gemacht und hatte folgenden Anforderungen zu genügen: Es sollte das Zusammenwirken unterschiedlichster Risikofaktoren für die

Entstehung von Devianz in einem einheitlichen Kontext beschreibbar machen, es sollte auf alle möglichen Formen abweichenden Verhaltens im Rahmen der Laufbahnforschung Anwendung finden können, es sollte den Stellenwert sowohl stabilisierender als auch destabilisierender Faktoren bezeichnen lassen und insbesondere den Stellenwert und die Wirkungsweise therapeutischer und strafender Interventionen, aber auch die Gefährdung durch ein protektives Milieu erkennen lassen. Zu diesem Zwecke wurde in Anlehnung an die strukturelle Familientherapie (Minuchin 1976) ein systemtheoretischer Ansatz gewählt und, in Analogie zu Toynbees (1946) Modell der Interpretation geschichtlicher Prozesse, das Begriffspaar von „challenge and response" — Herausforderung und Bewältigungsversuch — zur Grundlage der die individuelle Biographie dominierenden Dynamik gemacht. Das Bestehenkönnen von Überlebens- und Entwicklungsanforderungen wird damit zum Grundmuster von Integrations- und Desintegrationsvorgängen; Veränderungen im Gleichgewicht von Anforderungen, zur Bewältigung der Anforderungen zur Verfügung stehender Ressourcen sowie der Autonomie zur sachgerechten Handhabung der Ressourcen lösen Krisen aus, deren mangelhafte Stabilisierung innerhalb des Bezugssystems zu deviantem Verhalten (als Versuch einer Pseudostabilisierung) führt; der Wert therapeutischer Maßnahmen bemißt sich danach, wie weit sie in der Lage sind, das Stabilisierungsvermögen eines Systems und des Individuums innerhalb des Systems erfolgreich zu fördern (Abb. 1).

Krisen sind in der Entwicklung lebender Systeme unvermeidlich und physiologisch; Autonomiezuwachs und -reife ereignen sich in erster Linie in der erfolgreichen Bewältigung von Entwicklungskrisen. Dies gilt für Jugendliche in besonderem Maße. Deviantes Verhalten hat häufig innovativen Charakter im Sinne des Experimentierens, kann aber sehr rasch auch die Funktion einer Pseudostabilisierung übernehmen, indem zur „Aussöhnung" zwischen Anforderungen und Bewältigungsvermögen eine Art Kurzschluß durch Normverletzung aufrechterhalten wird. Es ist deshalb naheliegend, Verlaufs- und Karriereforschung bei jugendlichen Drogenabhängigen an *entwicklungspsychologischen und sozialwissenschaftlichen Vorstellungen* zu orientieren. In diesem Sinne postulieren wir, daß sich Suchtforschung bei Jugendlichen der allgemeinen Devianzforschung, diese der Adoleszenzforschung einzufügen habe. Das Krankheitsmodell der Drogenabhängigkeit Jugendlicher wird zu vielen Aspekten dieser spezifischen Gefährdungsphase nicht gerecht.

Angesichts der raschen Veränderungen im Bereich der Jugendkultur, ihrer Lebensstile und Zielsetzungen schien es geboten, nicht von einem normativ geprägten, d. h. an fixierten Denk- und Verhaltensnormen orientierten Begriff sozialer Integration auszugehen. Vielmehr wurde eine repräsentative Stichprobe Jugendlicher und junger Erwachsener — mit demselben Instrumentarium wie die Drogenabhängigen interviewt — zum Ausgangspunkt des Vergleichs; aus dieser Normguppe wurde eine nach Alter, Geschlecht und Wohnortgröße parallelisierte *Kontrollgruppe* gewonnen, deren Mittelwerte als Maßstab für die soziale Integration bzw. Desintegration der Probanden benützt wurden. Besonders hervorzuheben ist, daß diese Kontrollgruppe nicht nur einmal, sondern gleichzeitig mit der Probandengruppe in einer prospektiven Untersuchung zweimal im Abstand von 2 Jahren befragt wurde, so daß die Entwicklung über diesen Zeitraum hinweg mit all ihren Veränderungen erfaßt werden konnte. Integration ließ sich damit nicht nur statisch im Querschnitt, sondern auch als Prozeß im Längsschnitt definieren.

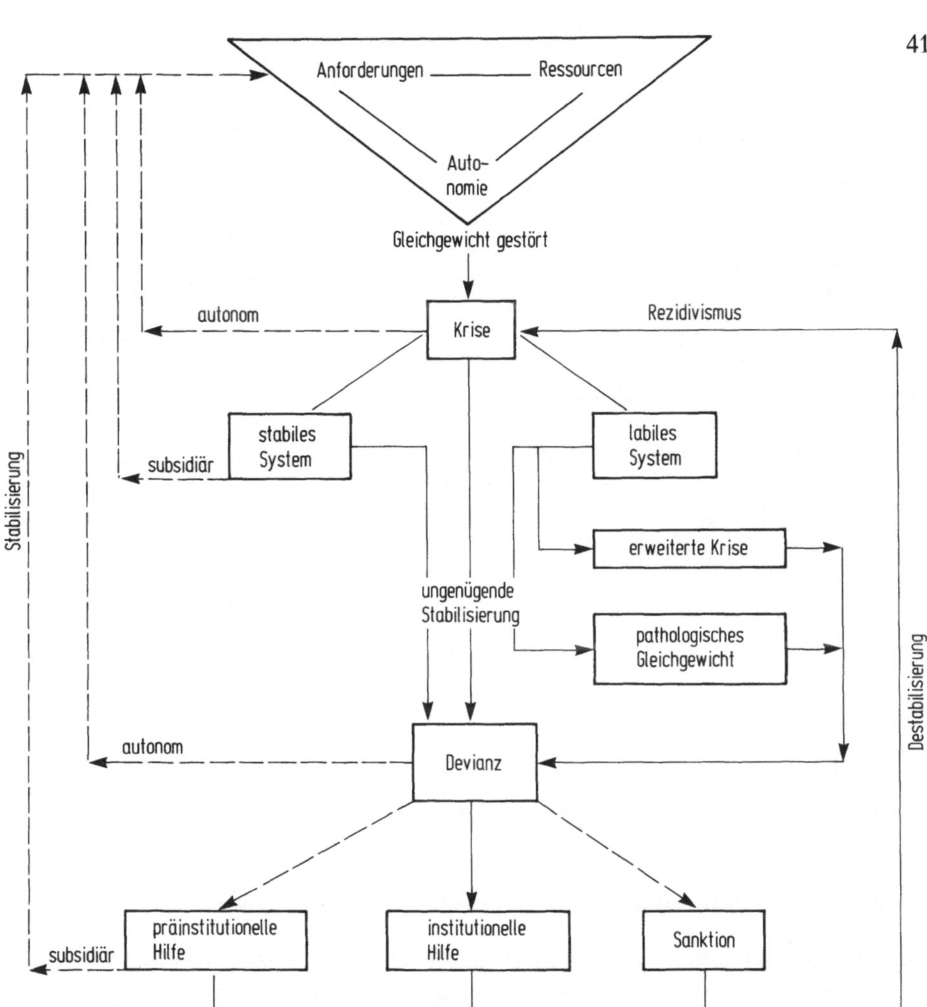

Abb. 1. Psychosoziales Gleichgewicht. (Nach Uechtenhagen u. Zimmer-Höfler 1985)

Die Teiluntersuchung, welche hier beschrieben werden soll, arbeitete prospektiv mit Heroinabhängigen, die in repräsentativen Einrichtungen zur stationären Langzeittherapie, in Methadonbehandlungen sowie in Strafanstalten im Sinne von vollständigen Stichzeiterhebungen kontaktiert wurden. Die Befragung erfolgte mit standardisierten Interviews von mehrstündiger Dauer. Auf die Art der Interviewführung wurde besonderer Wert gelegt (Zimmer-Höfler 1981); während des 2jährigen Intervalls wurde der Kontakt wenn möglich aufrechterhalten. Eine retrospektive Befragung einer weiteren Stichprobe von Klienten derselben Institutionen sollte es möglich machen, den Einfluß dieser Kontaktnahme beim prospektiven Vorgehen als isolierten Einflußfaktor zu erfassen; die mittlerweile eingetretenen Veränderungen bei der Behandlung erwiesen sich aber als zu erheblich, um den Einflußfaktor noch bestimmen zu können. Eine Übersicht über die hier besprochenen *Stichproben* findet sich in Abb. 2.

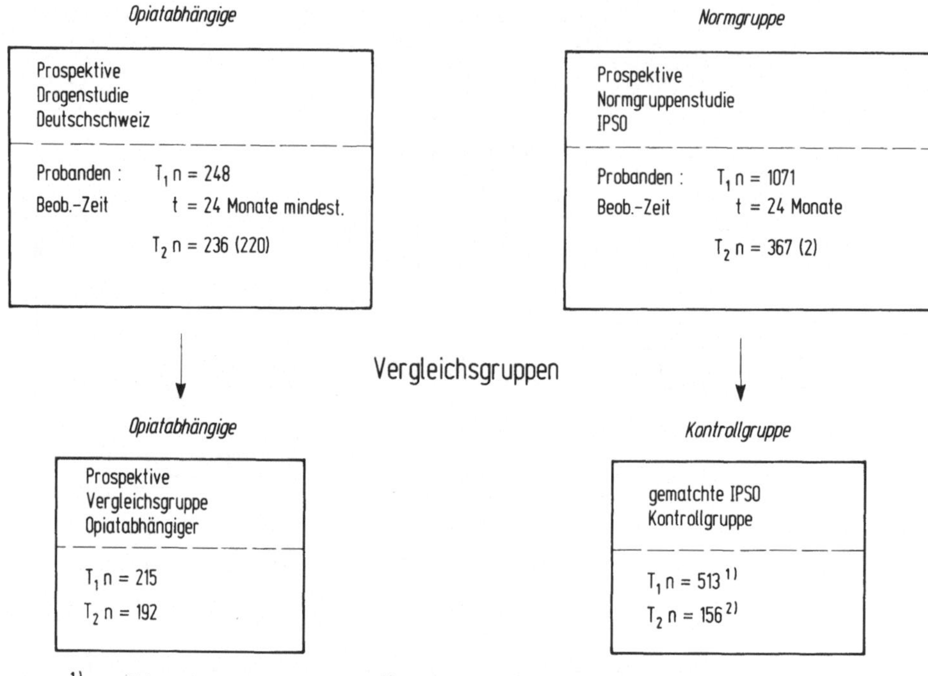

Abb. 2. Originalstichproben und Vergleichsgruppen. (Nach Zimmer-Höfler 1985)

Integrationserschwernisse in der Herkunft Opiatabhängiger

Der Gruppenvergleich im Zeitpunkt T_1, bezüglich Herkunftsfamilien und Lebensgeschichte, läßt deutliche Unterschiede zwischen den Probanden und dem Gros ihrer „normalen" Altersgenossen erkennen. Vor allem die Defizite im Bereich der familiären, der sozialen und bildungsmäßigen Ressourcen springen ins Auge. Opiatabhängige stammen wesentlich häufiger aus unvollständigen Familien, haben häufiger Ersatzeltern gehabt und das Elternhaus im Durchschnitt 4½ Jahre früher verlassen (Tabelle 1).

Gegenüber der Kontrollgruppe weisen die Opiatabhängigen eine extrem hohe familiäre Vorbelastung mit Suchtproblemen auf, wobei der Vater an erster Stelle steht (Tabelle 2).

Sowohl im Umfeld der Opiatabhängigen wie auch bei ihnen selbst ist Suizidalität etwas erschreckend Häufiges. Bereits im Vorfeld ihrer Abhängigkeit gilt dies für Opiatabhängige in hochsignifikantem Maße, wenn man das Vorkommen von Suizidversuchen mit der Kontrollgruppe vergleicht. Nach Opiatbeginn steigt es sprunghaft weiter an (Tabelle 3).

Die Opiatabhängigen zeichnen sich außerdem aus durch eine schlechtere Schulbildung sowie durch eine sehr viel öfter abgebrochene oder ausgebliebene berufliche Ausbildung. Dabei dürften die bereits aufgetretenen Suchtgewohnheiten eine zusätzliche Erschwerung bedeuten. Auffällig ist aber, wie viele unserer Opiatabhängigen eine Zweitausbildung begonnen, sehr oft aber auch diese wieder abgebrochen haben (Tabelle 4).

Tabelle 1. (Nach Zimmer-Höfler et al. 1985 b)

Aufgewachsen bei Eltern

	Opiatabhängige (n = 215)		Kontrollgruppe (n = 513)	
beide Eltern vorhanden	97	45,1 %	478	93,2 %
ein Elternteil fehlt	63	29,3 %	19	3,7 %
beide Eltern fehlen	55	25,6 %	16	3,1 %

Cramer's V = 0,54, ***

Ersatzeltern

	Opiatabhängige (n = 202)		Kontrollgruppe (n = 505)	
Ersatzeltern	55	27,2 %	18	3,6 %
eigene Eltern	147	72,8 %	487	96,4 %

PHI = 0,35, ***, fehlende Angaben: 13 (Opiatabhängige) und
8 (Kontrollgruppe)

Heimerfahrung

	Opiatabhängige (n = 212)		Kontrollgruppe (n = 505)	
Heimerfahrung, ja	68	32,1 %	4	0,8 %
Heimerfahrung, nein	144	67,9 %	501	99,2 %

PHI = 0,47, ***, fehlende Angaben: 3 (Opiatabhängige) und
8 (Kontrollgruppe)

Mittelwerte des Alters bei Trennung von Eltern und Varianzanalyse

	Opiatabhängige (n = 141)	Kontrollgruppe (n = 287)
Mittelwerte (Jahre)	15,71	19,25

ETA: 0,42, multiples R = 0,42, multiples R^2 = 0,17
Signifikanz von F = ***
Fehlende Angaben: 12 (Opiatabhängige) und 5 (Kontrollgruppe)

Tabelle 2. (Nach Zimmer-Höfler et al. 1985 b)

Alkohol-, Medikamente-, Drogenprobleme in der Familie

	Opiatabhängige (n = 193)		Kontrollgruppe (n = 508)	
ja	109	56,5 %	37	7,3 %
nein	84	43,5 %	471	92,7 %

PHI = 0,54, ***, fehlende Angaben: 27 (Opiatabhängige) und 15 (Kontrollgruppe)

Einfach- oder Mehrfachbelastung mit Suchtproblemen in der Familie

Alkohol, Medikamente, Drogen in der Familie	Opiatabhängige (n = 193)		Kontrollgruppe (n = 508)	
ja, jemand	66	34,2 %	32	6,3 %
ja, mehrere	43	22,3 %	5	1,0 %
nein, niemand	84	43,5 %	471	92,7 %

Cramer's V = 0,55, ***, fehlende Angeben: 27 (Opiatabhängige) und 15 (Kontrollgruppe)

Wer nimmt Alkohol, Medikamente, Drogen? (Nur belastete Probanden)

	Opiatabhängige (n = 106)		Kontrollgruppe (n = 35)	
Vater	40	37,7 %	13	37,1 %
Mutter	13	12,3 %	7	20,0 %
Geschwister[1])	27	25,5 %	9	25,7 %
andere	23	21,7 %	5	14,3 %

[1]) n. s. Bruder in beiden Gruppen häufiger als Schwester

Seltener als die Kontrollgruppe haben die Opiatabhängigen einen festen Partner; häufiger sind sie geschieden, was ebenfalls mit der Suchtentwicklung zusammenhängen mag.

Die Opiatabhängigen weisen in ihrer Vorgeschichte sowohl häufigere Polizeikontakte als auch häufigere Delikte auf als die Kontrollgruppe. Dies gilt für die gesamte Delinquenz, aber auch für den Zeitabschnitt vor Beginn der Opiatsucht. 75% der Opiatabhängigen, aber nur 6% der Kontrollgruppe wurden bis zum Zeitpunkt T_1 gerichtlich verurteilt. Knapp 35% der Opiatabhängigen wurden bereits vor Beginn der Opiatabhängigkeit verurteilt.

Tabelle 3. (Nach Zimmer-Höfler et al. 1985 b)

Suizidalität bis zum Interviewzeitpunkt

	Opiatabhängige (n = 215)		Kontrollgruppe (n = 512)	
nie Gedanken	43	20,0 %	420	82,0 %
Gedanken	62	28,0 %	81	15,8 %
Versuch(e)	110	51,2 %	11	2,1 %

Cramer's V = 0,67, ***, fehlende Angaben: 1 (Kontrollgruppe)

Suizidalität der Opiatabhängigen vor Suchtbeginn im Vergleich zur Kontrollgruppe bis zum Interviewzeitpunkt

	Opiatabhängige (n = 194)		Kontrollgruppe (n = 512)	
nie Gedanken	137	70,6 %	420	82,0 %
Gedanken	28	14,4 %	81	15,8 %
Versuch	29	14,9 %	11	2,1 %

Cramer's V = 0,24, ***, fehlende Angaben: 21 (Opiatabhängige) und 1 (Kontrollgruppe)

Diese wenigen Daten mögen verdeutlichen, in welchem Ausmaß für die Probanden Defizite festzustellen waren, aus welchen vielfache Spannungen resultierten, die sich in beruflicher, ökomomischer und sozialer Instabilität niederschlagen. Ungeeignetes Konfliktlösungsverhalten und vermehrte Delinquenz weisen ebenso wie der Drogenmißbrauch darauf hin, daß ein Defizit an tauglichen Lebenstechniken mit diesen Herkunftsmerkmalen verbunden ist und daß dieses Defizit ein Ausweichen auf kompensatorische Wege der Bedürfnisbefriedigung und Selbstregulation begünstigt. Der geringe Rückhalt im Elternhaus läßt sich u. a. am frühen Wegzug, aber auch an der persistierenden Unzufriedenheit mit den Beziehungen zu den Eltern ablesen. Bestätigt wird die Vermutung, es liege ein Defizit an tauglichen Lebenstechniken bereits in der Herkunftsfamilie vor, angesichts der Häufung von Drogenkonsum und speziell Opiatkonsum bei den Geschwistern unserer Probanden. Zudem wurde in einer gesonderten Untersuchung bei 64 Eltern von Probanden unserer Studie nachgewiesen, daß unsere Probanden Überforderungsreaktionen sowohl bei den Eltern als auch bei den Geschwistern auslösen konnten, welche mit geringeren Belastungen eher zu Rande gekommen wären. Gemäß dieser Studie wächst die subjektiv empfundene Belastung bei den Angehörigen ganz erheblich an, wenn der opiatabhängige Jugendliche unbehandelt oder inhaftiert ist, während in Abstinenzphasen oder während einer Behandlungsphase diese Belastung deutlich geringer wird, auch wenn nach wie vor viele innere und äußere Probleme bestehen. Die Belastung äußert sich einerseits in

Tabelle 4. (Nach Zimmer-Höfler et al. 1985 b)

Schulabschluß[1])

Schultyp	Opiatabhängige (n = 215)		Kontrollgruppe (n = 458)	
Sonder-, Primar- und Realschule	120	55,8 %	177	38,6 %
Sekundar	84	39,1 %	241	52,6 %
Gymnasium	11	5,1 %	40	8,7 %

Cramer's V = 0,16, ***, fehlende Angaben: 55 (Kontrollgruppe)

[1]) Als Schulabschluß wurde hier die Schule bezeichnet, in der der Proband das letzte Schuljahr verbracht hat, auch wenn einige der Opiatabhängigen die Schule vor der obligatorischen Schulzeit abgebrochen und somit keinen eigentlichen Schulabschluß haben

Ausbildung oder Tätigkeit nach der Schulzeit

	Opiatabhängige (n = 207)		Kontrollgruppe (n = 513)	
Vollzeitschule	38	18,4 %	146	28,5 %
Lehre	139	67,1 %	312	60,8 %
Teilzeitschule	7	3,4 %	17	3,3 %
ungelernte Arbeit	23	11,1 %	38	7,4 %

Cramer's V = 0,11, *, fehlende Angaben: 8 (Opiatabhängige)

Abschluß der ersten Ausbildung

	Opiatabhängige (n = 173)		Kontrollgruppe (n = 475)	
noch in Ausbildung	0	0,0 %	51	10,7 %
abgeschlossen	58	33,5 %	403	84,8 %
abgebrochen	115	66,5 %	21	4,4 %

Cramer's V = 0,68, ***, fehlende Angaben: 42 (Opiatabhängige) und 38 (Kontrollgruppe)

gestörten Umweltbeziehungen, mit verstärkter sozialer Isolierung, Gefühlen des Gemiedenwerdens, Entbehrung angemessener Aussprachemöglichkeiten und echter Anteilnahme, Hilflosigkeit gegenüber Vorwürfen und Selbstvorwürfen. Zum andern zeigen sich aber auch Störungen der Beziehungen zum Ehepartner, Störungen der Leistungsfähigkeit und der körperlichen Gesundheit. Insbesondere wird aber die

Beziehung zum süchtigen Kind schwer belastet, was häufig in Ausstoßung oder besonders enge emotionelle Verstrickung mündet (Joller-Kälin et al. 1981).

Die hauptsächlichen Nachholbedürfnisse und Nachholprozesse

Die Nachholbedürfnisse betreffen zunächst die Schulungs- und Ausbildungsdefizite sowie die daraus resultierende, subjektiv wenig befriedigende aktuelle Arbeitssituation im Zeitpunkt der Erstbefragung der Opiatabhängigen. Im Zweijahresverlauf zeigen sich eine deutliche Zunahme der Arbeitstätigkeit insgesamt, eine im Vergleich zur Kontrollgruppe überdurchschnittliche Quote von neubegonnenen Zweit- und Drittausbildungen, eine deutlich verbesserte Arbeitsstabilität und Arbeitsqualität. Trotzdem sind im Vergleich zur Kontrollgruppe die Defizite noch lange nicht aufgeholt. Zwar wird gleichviel Arbeitszeit geleistet, doch handelt es sich häufiger um ungelernte Arbeit in untergeordneter Stellung. Die subjektive Arbeitszufriedenheit läßt entsprechend noch zu wünschen übrig. Im Vergleich zur Kontrollgruppe fühlen sich die Probanden häufiger unter- oder überfordert.

Ein zweites Nachholbedürfnis betrifft die sozialen Beziehungen. Bei der Erstbefragung hatten die Probanden seltener stabile Partnerschaften, ihre Beziehung zu den eigenen Eltern und ihre Beziehung zu Freizeitkontakten waren deutlich schlechter. Nach Ablauf von 2 Jahren haben ebensoviele Probanden wie Kontrollpersonen einen festen Partner, doch sind sie aus äußeren oder inneren Gründen weniger in der Lage, mit ihrem Partner in einem gemeinsamen Haushalt zu leben, selbst wenn Kinder vorhanden sind. Die Beziehung zu den Eltern hat sich deutlich verbessert und auch die emotionelle Verstrickung etwas gelockert. Ein Defizit in der Beziehung zu gleichaltrigen Kollegen und Freunden besteht auch im Zeitpunkt der Zweitbefragung noch. Insgesamt sind die sozialen Kontakte immer noch spärlicher als bei der Kontrollgruppe, und eine erhebliche Zahl ist mit den erreichten sozialen Beziehungen unzufrieden. Kontakt zu Drogenkonsumenten ist nach wie vor deutlich häufiger. Die Kontaktdefizite sind einer der Gründe für eine schlechtere Zufriedenheit mit der eigenen Freizeitgestaltung. Deutliche Fortschritte sind hingegen bezüglich der selbständigen Finanzierung des eigenen Lebensunterhalts zu verzeichnen, was mehr Unabhängigkeit gegenüber dem Elternhaus bedeutet.

Insgesamt hat sich die Kontrollgruppe im Verlauf der Beobachtungszeit deutlich weniger verändert als die Probanden. Die Kontrollgruppe läßt eine abnehmende Abhängigkeit von den Eltern erkennen, gleichzeitig eine eher intensivierte Abhängigkeit vom Partner. Suizidneigungen haben abgenommen, der Zukunftsoptimismus steigt. Aus der Reihe suchtgefährdender Stoffe wird Alkohol bevorzugt. Sofern man diese Entwicklung zum Maßstab nimmt, erweisen sich die Probanden als in hohem Ausmaße bestrebt, den in der Kontrollgruppe verkörperten Werten näherzukommen. Eine Ausnahme von dieser Regel bildet der eher intensivierte Haschischkonsum, bei anderseits eindrücklicher Reduzierung des Opiatkonsums, sowie eine gewisse Zunahme der Suizidalität, die sich wohl am ehesten verstehen läßt von den erheblichen Schwierigkeiten der beruflichen und sozialen Integration her.

Die wichtigsten Veränderungen bei den (ehemals) Opiatabhängigen sind in Tabelle 5 zusammengefaßt.

Tabelle 5. (Nach Zimmer-Höfler et al. 1985 b)

(Ehemalige) Opiatabhängige, Veränderungen T_1 / T_2 in %, statistisch signifikante Unterschiede

Variable	(n =)	$T_1 + T_2$ = ja	T_1 = nein T_2 = ja	T_1 = ja T_2 = nein	$T_1 + T_2$ = nein	Kreuztabellen Koeff.	Sign.	Wilcoxon Z	Sign.
Integrationsbereiche									
Leben von Arbeit	(170)	48,2	24,7	10,6	16,5	PHI 0,24	**	2,7	**
Leben von Eltern	(170)	8,2	8,8	25,3	57,6	PHI 0,14	n. s.	3,2	***
andere Quellen	(170)	11,2	4,1	48,2	36,5	PHI 0,12	n. s.	6,9	***
angewiesen auf Eltern:									
– Finanzen	(166)	16,3	12,7	26,5	44,6	PHI 0,17	*	2,5	*
Wichtigkeit eigenes Tun für Eltern	(148)	42,6	10,9	38,6	8,2	TAU 0,34	***	3,6	***
Kontakt, Mutter	(139)	79,9	12,9	2,9	4,3	PHI 0,31	***	2,6	**
angewiesen auf Partner:									
– wohnen	(79)	1,3	22,8	8,9	67,1	PHI 0,09	n. s.	1,9	**
– praktische Dinge	(79)	6,3	22,8	7,6	63,3	PHI 0,14	n. s.	2,1	*
– nicht angewiesen	(79)	8,9	7,6	38,8	45,6	PHI 0,06	n. s.	3,5	***
Tageszeitungen	(168)	35,7	23,2	12,5	28,6	PHI 0,30	***	2,0	*
Religion wichtig	(164)	9,3	11,5	43,8	34,1	TAU 0,34	***	4,3	***
Gelingen Dinge, die wichtig sind?	(143)	56,6	25,9	11,2	6,3	TAU 0,15	*	2,1	*
Leben in Wohngemeinschaft	(118)	23,7	16,1	38,0	22,0		[1])	4,9	***
Größe, Wohnort	(186)	44,1	19,4	32,4	4,3		[1])	3,4	***
juristische Selbständigkeit	(191)	49,2	12,0	22,5	16,2	PHI 0,24	**		
Überforderung durch Arbeit	(133)	weniger unterfordert, mehr adäquate Ford.				TAU 0,10	n. s.	2,5	*

[1]) Zellenbesetzung zu gering für Signifikanzberechnung

(Ehemalige) Opiatabhängige, Veränderungen T_1 / T_2 in %, statistisch signifikante Unterschiede

Variable	(n =)	$T_1 + T_2$ = ja	T_1 = nein T_2 = ja	T_1 = ja T_2 = nein	$T_1 + T_2$ = nein	Kreuztabellen Koeff.	Sign.	Wilcoxon Z	Sign.
Desintegrationsbereiche									
Opiatkonsum, aktuell	(189)	5,8	13,8	10,6	69,8	PHI 0,18	*	4,6	***
Haschisch, aktuell	(179)	13,5	38,5	16,2	31,8	TAU 0,22	***	4,5	***
Drogen über 2 Jahre	(192)	87,0	--,-	13,0	--,-		[1])	4,4	***
Alkohol, aktuell	(188)	22,9	56,4	8,0	12,8	TAU 0,16	**	2,9	***
Rauchen, aktuell	(188)	91,0	1,6	5,3	2,1	PHI 0,37	***	1,7	(*)
Anzahl Zigaretten/Tag	(168)	(22,0)[2])	18,5	42,2	(17,3)[3])	TAU 0,33	***	3,9	***
Kontakt, therapeutische Inst.	(188)	45,2	6,9	39,4	8,5	PHI 0,06	n. s.	5,7	***
Verurteilungen	(192)	47,9	3,1	42,2	6,8	PHI 0,13	(*)	7,0	***
Suizidversuche, -gedanken	(168)	10,1 10,7	2,4 2,4	39,3 16,7	18,5	CrV 0,24	***	7,8	***
Suizid bei nahestehenden Personen	(143)	1,4	1,4	32,2	65,0		[1])	5,5	***

[1]) = Zellenbesetzung zu gering für Signifikanzberechnung
[2]) = > 20 Zigaretten pro Tag
[3]) = < 20 Zigaretten pro Tag

Stellenwert der Suchttherapie für das Gelingen der Nachholprozesse

Wie weit ist der geschilderte Nachholprozeß bei fortbestehender Drogenabhängigkeit möglich? Welche Rolle kommt der Abstinenzerziehung und der Suchtbehandlung zu? Was verändert sich in der Folge einer Freiheitsstrafe?

Zunächst fällt auf, daß der Nachholprozeß bei jenen Opiatabhängigen am besten gelingt, die seit dem Erstinterview nicht mehr rückfällig wurden in ihren früheren Heroinkonsum. Dieser Zusammenhang ist nachweisbar für die Normalisierung der Lebensführung in allen von uns untersuchten Aspekten. Probanden mit Opiatrückfällen weisen in den meisten Bereichen einen geringeren Nachholeffekt auf. Interessanterweise gibt es keine solche Korrelation in bezug auf den Konsum anderer Suchtmittel als Heroin; insbesondere zeigt sich kein Zusammenhang zwischen weiterbestehendem oder sogar intensiviertem Haschischkonsum und Beeinträchtigung der Integration im beobachteten Zeitraum. Ob dies auf die Dauer so bleibt, werden erst weitere Nachuntersuchungen unserer Probanden zeigen können.

Vergleicht man nun die Probandengruppen aus stationären Langzeitprogrammen, aus ambulanten Methadonbehandlungen, aus Strafanstalten, so ergibt sich ein ziemlich eindeutiges Resultat. Die Abstinenzbehandlung hat den stärksten, der Gefängnisaufenthalt den schwächsten Effekt auf das Suchtverhalten, gemessen am zentralen Merkmal der Opiatrückfälligkeit; die methadon-behandelten Probanden zeigen eine Mittelstellung. Die Absolventen therapeutischer Gemeinschaften sind am besten sozial integriert, wenn man ihre Veränderungen mißt an den Werten der Kontrollgruppe (vor allem bezüglich Berufsschicht, Einkommenshöhe, finanzieller Unabhängigkeit von den Eltern, Zukunftsoptimismus, innerer Selbständigkeit dem Partner gegenüber, Suchtmittelkonsum, Delinquenzrate). Die ehemalige Gefängnispopulation hat recht gute Ergebnisse aufzuweisen bezüglich Arbeitszufriedenheit und finanziellen Ersparnissen sowie interessanterweise bezüglich der Beziehung zu den Vätern. Insgesamt läßt diese Gruppe aber den geringsten Integrationseffekt erkennen. Zwischen diesen beiden Gruppen steht die Gruppe der Methadonbehandelten. Sie stehen bei der Zweitbefragung der Kontrollgruppe am nächsten bezüglich finanzieller Selbständigkeit, Teilnahme am Tagesgeschehen, Distanzierung von drogenkonsumierenden Freunden und Distanzierung von Suizidgedanken, auch bezüglich der Beziehungen zur Mutter und zu den Geschwistern.

Diese Befunde können natürlich nicht im Sinne eines einfachen Ursache-Wirkungs-Verhältnisses verstanden werden. Zweifellos sind auch Selektionsprozesse dafür verantwortlich: Eintritt in ein stationäres Langzeitprogramm, in eine therapeutische Gemeinschaft setzt einen stärkeren Willen zur Distanzierung von der bisherigen Lebensführung voraus als Einstieg in eine Methadonbehandlung. Bei der Gefängnispopulation dürfte es sich mit einiger Wahrscheinlichkeit um die Gruppe mit ohnehin schlechteren prognostischen Voraussetzungen handeln. Diese Aspekte bleiben aber noch näher zu analysieren. Insbesondere ist daran zu erinnern, daß die Indikation zur Methadonbehandlung häufig erst in zweiter Linie gestellt wird, wenn Abstinenzbehandlungen gescheitert sind.

Zusammenfassend: Ein sozialer Lernprozeß im Sinne des Erlernens tauglicher Bewältigungsstrategien ist am ehesten bei denjenigen Probanden zu beobachten, die ein stationäres Abstinenzprogramm gewählt und mitgemacht haben. Die geringsten Lernschritte in dieser Hinsicht und, damit übereinstimmend, die größten Risiken für

Rückfälligkeit in das frühere Sucht- und Delinquenzverhalten zeigen jene Probanden, die im Rahmen eines Strafverfahrens ohne gleichzeitige Therapie kontaktiert wurden. Diese Ergebnisse sind für die allgemeine Prognostik sowie für die Therapieplanung bei Drogenabhängigen von erheblicher Bedeutung. Sie bestätigen, daß auch Opiatabhängigkeit sich als ein Risiko und als eine Entwicklungskrise vor allem jener Jugendlichen dokumentieren läßt, die ihren Lebensweg mit erheblichen Defiziten und Hypotheken antreten. Ihre Bemühungen um ein Aufholen und um eine Angleichung an Lebensstil und Lebensziele der gleichaltrigen „Normalbevölkerung" sind eindrücklich. Opiatabhängigkeit erweist sich als eine jener Verhaltensweisen, in die sich der Jugendliche verirren kann, die er in wenig geeigneter Weise zur Ausbalancierung eines gestörten psychosozialen Gleichgewichtes benutzt, die er aber häufig und vor allem in der Folge geeigneter Behandlung später wieder verläßt.

Flankierende Untersuchungen

Die hier geschilderte prospektive Untersuchung Heoinabhängiger in der deutschen Schweiz wurde mit geringer zeitlicher Verschiebung auch in der französischen und italienischen Schweiz durchgeführt, mit identischem Instrumentarium und Auswertungskonzept. Davon ausgewertet sind derzeit die Daten aus der italienischen Schweiz, welche insofern von Interesse sind, als die Probanden insgesamt eine geringere soziale Desintegration erkennen lassen und daß, bei damals weitgehendem Fehlen stationärer Langzeitprogramme, die Methadonbehandlungen die günstigsten Resultate aufzuweisen haben (Zogg 1987).

Die retrospektive Untersuchung einer aus denselben Institutionen stammenden Stichprobe von 141 Heroinabhängigen erreichte zwar wegen der im Unterschied zur Hauptstudie, die sich durch eine hohe Ausschöpfungsrate auszeichnete, geringeren Erfassung keine Repräsentativität. Trotzdem ist es von Interesse festzuhalten, daß auch ⅔ dieser Probanden, die nicht prospektiv begleitet und gelegentlich auch beraten wurden, bei der Nachuntersuchung einen befriedigenden Integrationsgrad aufweisen. Heroinrückfälle und unbefriedigende Integration sind auch hier korreliert. Von Interesse ist die Arbeit auch deshalb, weil sie die Kohlbergschen Stufen der Entwicklung eines „moralischen Bewußtseins" bei den Probanden untersucht (Behren et al. 1983).

Eine weitere Ergänzung bildet die Institutionsanalyse der stationären Langzeitprogramme (therapeutischen Gemeinschaften), deren Probanden in unsere Untersuchung einbezogen wurden. Die eingehende Beschreibung nach strukturellen Gesichtspunkten wird ergänzt durch eine empirische Untersuchung der Wertorientierung nach Rokeach bei den Mitarbeitern und bei den Klienten. Die entsprechenden Werte werden verglichen mit den Werten der oben geschilderten Normgruppe. Verglichen mit diesen Normwerten besteht in den therapeutischen Gemeinschaften ein relativ homogenes subkulturelles Wertsystem, das demjenigen der „Hochintegrierten" näher steht als demjenigen der „Normalen" und der Drogenkonsumenten. Am homogensten ist die Werthierarchie in den demokratischen und in den religiösen therapeutischen Gemeinschaften. Die Unterschiede zwischen Mitarbeitern und Klienten sind insgesamt eher gering. Allerdings zeigt sich vor allem in den hierarchisch strukturierten Gemeinschaften gegen Ende des Therapieprozesses hin eine zunehmende Abgrenzung und Eigenständigkeit in der Wertorientierung der Klienten (Meyer-Fehr 1984).

Eine eingehende Untersuchung des therapeutischen Klimas in therapeutischen Gemeinschaften für Drogenabhängige wurde von Meyer-Fehr und Zimmer-Höfler ausgearbeitet. Dieselben Autoren publizierten eine Studie zur Compliance und institutionellen Sozialisation, ausgehend von Daten der besprochenen Hauptstudie. Sie kamen dabei zum Ergebnis, daß ehemalige Drogenabhängige in therapeutischen Gemeinschaften eine starke und positive Entwicklung durchmachen, die unabhängig davon ist, ob sie freiwillig oder im Rahmen einer gerichtlich angeordneten Maßnahme in die Behandlung eingetreten sind. Die in den Strafanstalten kontaktierten Probanden hingegen zeigten die geringste Rehabilitationsmotivation, und während des Gefängnisaufenthaltes änderte sich auch nichts daran (Meyer-Fehr u. Zimmer-Höfler 1983).

Einen besonderen Aspekt beleuchtet die Arbeit von Zimmer-Höfler u. Tschopp (1986), welche die rückblickende Beurteilung der stationären Langzeitprogramme, der Methadonbehandlung und des Gefängnisaufenthaltes durch die Probanden zum Gegenstand hat. Die Ergebnisse überraschen durch ihre Differenziertheit. In den positiven Wertungen führen mit Abstand die therapeutischen Gemeinschaften vor den Methadonprogrammen, in großem Abstand gefolgt von den Gefängnissen. Ebenfalls überraschend ist die hohe Beurteilungskonstanz über 2 Jahre hinweg sowie das Ausmaß der positiven Compliance bei der Zweitbefragung. Am ehesten erfahren die Gefängnisaufenthalte nachträglich eine Abwertung.

Am Rande seien noch einige zusätzliche Auswertungen an Methadonpatienten erwähnt, im Interesse einer besseren Transparenz darüber, wie derartige Behandlungen in staatlichen Programmen und bei Hausärzten tatsächlich verlaufen und zu welchen Integrationsergebnissen sie führen; im ganzen bestätigen sie das bereits geschilderte gemäßigt positive Ergebnis (Weber 1983; Hermann 1986; Helbling 1986).

Abschließend sei erwähnt, daß die ursprünglichen Stichproben aus allen drei Landesteilen der Schweiz in einer Drittbefragung auf den weiteren Verlauf ihrer Biographie untersucht wurden. Die eingehende Bearbeitung dieser Karriere-Aspekte steht noch aus.

Literatur

Behren T, Flury R, Müller S (1983) Moralische Kompetenz und Urteilsperformanz ehemals Heroinabhängiger. Liz phil I, Zürich

Helbling S (1986) Therapeutische Aspekte der Methadon-Substitutionsbehandlung. Liz. phil. I, Zürich

Hermann E (1986) Verlaufsuntersuchung Opiatabhängiger in staatlichen Methadonbehandlungen im Kanton Zürich. Diss. phil. I, Zürich

Joller-Kälin W, Kugler E, Widmer M (1981) Die Situation der Eltern von opiatabhängigen Jugendlichen. Liz. phil. I, Zürich

Meyer-Fehr P (1987) Drogentherapie und Wertwandel. Orientierungsmuster in Therapeutischen Gemeinschaften. Deutscher Studien Verlag, Weinheim

Meyer-Fehr P, Zimmer-Höfler D (1983) Compliance und institutionelle Sozialisation in der Behandlung von delinquenten Drogenabhängigen. Kriminol Bull 9

Minuchin S (1976) Families and family therapy. Cambridge University Press

Toynbee A (1946) A study of history. Oxford University Press

Tuggener H, Morf-Rohr U (1984) Dabei oder nicht dabei? Jungsein und Altsein in der Schweiz. Ergebnisse aus dem Nationalen Forschungsprogramm 3: „Probleme der sozialen Integration in der Schweiz". Haupt, Bern

Uchtenhagen, A (1979) Modello teorico per l'interpretazione delle carriere devianti (Riassunto). In: Rivista di diritto amministrativo ticinese

Uchtenhagen A, Zimmer-Höfler D, Widmer A (1981) Familiale Hintergründe drogenabhängiger Jugendlicher. In: Häfner, Welz (Hrsg) Drogenabhängigkeit und Alkoholismus. Rheinland, Köln

Uchtenhagen A, Zimmer-Höfler D (1985a) Heroinabhängige und ihre „normalen" Altersgenossen. Haupt, Bern

Uchtenhagen A, Zimmer-Höfler D (1985b) Drogenabhängigkeit und psychosoziales Gleichgewicht. In: Uchtenhagen A, Zimmer-Höfler D (Hrsg) Heroinabhängige und ihre „normalen" Altersgenossen. Haupt, Bern

Weber R (1983) Empirische Katamnese der Methadonbehandlung Opiatabhängiger bei Hausärzten im Kanton Zürich. Diss. med., Zürich

Zimmer-Höfler D (1981) Therapeutische Aspekte einer prospektiven Verlaufsstudie mit Opiatabhängigen. 11th Int. Inst. on Prevention and Treatment of Drug Dependence Wien. ICAA-Publication, Lausanne

Zimmer-Höfler D (1985) Vergleichsstudie zwischen Opiatabhängigen und einer Kontrollgruppe. In: Uchtenhagen A, Zimmer-Höfler D (Hrsg) Heroinabhängige und ihre „normalen" Altersgenossen. Haupt, Bern

Zimmer-Höfler D, Meyer-Fehr P (1984) Forschung in der therapeutischen Praxis mit Opiatabhängigen. In: Ladewig D (Hrsg) Drogen und Alkohol, Bd. 3. Karger, Basel

Zimmer-Höfler D, Christen S, Uchtenhagen A, Meyer-Fehr P (1985a) „Normal" oder opiatabhängig im Zweijahresverlauf. In: Uchtenhagen A, Zimmer-Höfler D (Hrsg) Heroinabhängige und ihre „normalen" Altersgenossen. Haupt, Bern

Zimmer-Höfler D, Uchtenhagen A, Christen S, Meyer-Fehr P (1985b) „Normal" oder opiatabhängig? In: Uchtenhagen A, Zimmer-Höfler D (Hrsg) Heroinabhängige und ihre „normalen" Altersgenossen. Haupt, Bern

Zimmer-Höfler D, Tschopp A (1986) Institutionen für Heroinabhängige aus der Sicht der Klienten. Ergebnisse einer empirischen Verlaufsuntersuchung. In: Ladewig D (Hrsg) Drogen und Alkohol. ISPA-Press, Lausanne

Zogg, W (1987) Zur Situation Drogenabhängiger im Kanton Tessin. Diss. med., Zürich

Probleme der Gruppenpsychotherapie in der Akutpsychiatrie

W. Greve

Die Gruppentherapie ist fast schon selbstverständlich ein Kernstück aller therapeutischen Bemühungen der Psychiatrie geworden, und zwar mit Schwergewicht in klinischen Einrichtungen, zunehmend aber auch im extramuralen Bereich. Dies ergab sich auch aus einer Umfrage, die ich 1983 durchgeführt hatte und deren Ergebnisse ich veröffentlicht habe (Greve 1983).

Dabei wurde auch die Vielfalt der Möglichkeiten von Gruppentherapie deutlich. Es zeigte sich, daß die Art der psychiatrischen Gruppenarbeit qualitativ und quantitativ vor allem von zwei Faktoren wesentlich geprägt wird:

1. Von der jeweiligen Klientel der Einrichtung und damit von den Möglichkeiten, die der Patient wahrnehmen kann, d.h. also nicht so sehr von einer Methodik her.
2. Von den Kapazitäten der Institution, also ob an der Einrichtung etwa analytisch ausgebildete Ärzte oder Psychologen arbeiten, die über spezielle Gruppenerfahrungen verfügen, oder ob sich im Rahmen der übrigen Mitarbeiter Beschäftigungstherapeuten, Sozialtherapeuten oder Schwestern, angeregt durch Fortbildungsveranstaltungen, an neue Therapieformen heranwagen und heranführen lassen.

Methodische Grundlage aller Gruppenarbeit waren und sind an gesunden oder auch neurotischen Menschen gewonnene Erfahrungen der Gruppendynamik oder der Psychoanalyse. Es besteht nun ein erheblicher Hiatus zwischen den in vielen Jahren Erfahrung und Forschung gewonnenen Ergebnissen über Gruppenpsychotherapie und ihren Möglichkeiten einerseits und der Wirklichkeit des therapeutischen Alltages in der Psychiatrie andererseits.

Die Vielfalt psychiatrischer Krankheitsbilder und deren Schwere, wie wir sie in der Klinik beobachten können, zwingt zweifellos erheblich zu Modifizierungen der Methodik. Das heißt, die vorgegebenen Gruppenmodelle, die aus der Sicht des Klinikers einen sehr hohen Anspruch an Patienten und Therapeut setzen, sind zu modifizieren und dem gemischten Krankengut einer akut-psychiatrischen Klinik (Psychotiker, Suchtpatienten, akute oder chronische schwer dekompensierte Neurosen etc.) und deren besonderen Gegebenheiten zu assimilieren. Die damit verknüpfte Verunsicherung erklärt vielleicht die relativ geringe Anzahl von Veröffentlichungen praktischer Erfahrungsberichte von pragmatisch Gruppentherapie Betreibenden, bei gleichzeitig sehr hohem Bedürfnis nach Erfahrungsaustausch.

Die Entwicklung der letzten Jahre verlief so, daß ein Teil der Patienten und auch der Therapeuten sich häufiger gegen eine Psychopharmakabehandlung wehrte, die ja ursprünglich ein Vordringen der Psychotherapie einerseits ermöglicht, aber eben auch notwendig gemacht hat. Es werden also vermehrt psychotherapeutische Methoden verlangt. Diese werden aber gleichzeitig mit sehr großen Ängsten besetzt. Man steht nicht selten vor dem Problem, daß derjenige, der aus therapeutischer Sicht eine Behandlung in einer Gruppe benötigt, diese abwehrt, oder aber auch umgekehrt, gelegentlich jemand in eine Gruppenbehandlung drängt, die die Therapeuten für nicht indiziert halten.

Hier eine Vielzahl von Therapievarianten anbieten zu können, ist ein Vorteil. Dabei sollte man aber nicht übersehen, daß die Vielfalt als rein quantitative Steigerung auch ihre Gefahren in sich birgt, d.h. die Methoden selbst sollten über einen breiten und tiefen Fundus sowohl vom Konzept wie von der Erfahrung her verfügen. Auch sollten die entsprechenden Gruppenleiter klar qualifiziert sein und Supervisionsmöglichkeiten haben.

Die Tatsache, daß immer mehr averbale Therapieformen an Bedeutung gewinnen, mag Ausdruck dafür sein, daß wir im Bereich vor allem der nichtpsychotischen seelischen Störungen einen Wandel der Krankheitsbilder beobachten können, d.h. die klassischen Neurosen treten in ihrer „reinen" Form seltener in Erscheinung oder mehr als Deckform einer dahinterliegenden früheren, d.h. praeödipalen Störung.

Die Theoretiker und Praktiker der verbalen Gruppenpsychotherapie suchen hier nach Wandlungen der Methodik. Die averbalen Gruppenmethoden erleichtern aber offensichtlich den therapeutischen Zugang zu diesen besonders schwierigen Patienten.

Ich möchte mich in diesem Rahmen darauf beschränken, schwerpunktmäßig über die Gruppenarbeit an unserer Klinik zu berichten, wobei ich z.T. auf frühere Veröffentlichungen verweisen kann (Greve 1976, 1982, 1983).

Es handelt sich um eine akut-psychiatrische Abteilung von 100 Betten an einem Allgemeinkrankenhaus mit 400 Betten in Berlin-Charlottenburg. Unsere Patienten werden von insgesamt acht Ärzten oder Psychologen, weiterhin von einer Sozialarbeiterin, zwei Beschäftigungstherapeutinnen, einer Krankengymnastin und ca. 30 Schwestern betreut.

Neben der üblichen Beschäftigungstherapie, Krankengymnastik, Außenaktivitätsgruppe, Kochgruppe und dem autogenen Training werden einige als Gruppenarbeit definierte Behandlungen durchgeführt. Dabei haben wir von vornherein die Gruppenarbeit nach nosologischen Gesichtspunkten gegliedert, und zwar bei den verbalen wie bei den averbalen Therapieformen. Wir glauben, damit den spezifischen Problemen und dem unterschiedlichen Maß an Ich-Stärke am ehesten gerecht zu werden.

Zunächst zu den verbalen Gruppen, die für Neurotiker, für schizophrene Patienten, für Suchtkranke und für Patienten in der Involution gegliedert sind:

Alle Gruppen sind offen. Den Luxus geschlossener Gruppen haben wir uns nur vorübergehend leisten können. Therapeut bzw. Co-Therapeut sind erfahrene Ärzte oder Psychologen, Beschäftigungstherapeuten oder Schwestern.

Soweit überhaupt abgrenzbar setzt vor allem die Neurotikergruppe vornehmlich an den psychopathologischen Anteilen der Persönlichkeit an, während die anderen Gruppen den Hauptakzent der Arbeit auf die gesunden Persönlichkeitsanteile legen und diese zu erweitern sucht, wobei jene Vorgehensweise eine Änderung auch der intrapsychischen Struktur anstrebt, diese mehr auf eine Änderung der Verhaltensstruktur ausgerichtet sein wird (Heigl-Evers 1974; Veltin 1978). Es wird in jedem Fall angestrebt, die Ichfunktion zu stärken.

Unsere Neurosen-Gruppen unterscheiden sich von den üblichen therapeutischen Gruppen bei diesen Erkrankungsformen schon durch den Schweregrad der Störung unserer Patienten, die ja schon in der Notwendigkeit der akuten stationären Aufnahme zum Ausdruck kommt. Diagnostisch sind es schwerst Depressive nach Suizidversuchen und weiter vorliegender Suizidalität, Chronifizierungen von Störungen mit jahrelanger Arbeitsunfähigkeit oder vorzeitiger Berentung, auch besteht meist ein hoher Passivitätsgrad oder eine somatische Fixierung.

Zunehmend müssen wir in den letzten Jahren beobachten, daß schwere narzißtische Neurosen und Borderline-Patienten bei uns aufgenommen und auch in der Gruppentherapie mit „verkraftet“ werden müssen. Man kann sagen, daß die überwiegende Anzahl unserer Patienten, zumindest zum Zeitpunkt der Aufnahme, für eine analytische Gruppenpsychotherapie als nicht geeignet anzusehen ist.

Da im Rahmen einer akut-psychiatrischen Abteilung auch diese Gruppe offen geführt werden muß und nur eine relativ kurze Zeit genutzt werden kann, wird man sich in der Zielsetzung sehr bescheiden müssen. Bei dieser Arbeit mit Neurotikern wird im Sinne Kutters (1983) die „korrigierende emotionale Erfahrung“ sehr viel mehr Gewicht haben als die Vermittlung von Einsicht.

Wir können vielleicht Vorbereitungsarbeit leisten, die eine Vorstufe darstellt für eine spätere ambulante, längerfristige Therapie. Dementsprechend liegt die Einwirkungsmöglichkeit zunächst im scheinbar vordergründigen, aber dennoch in die Tiefe hinein wirksamen Erfahren der Gemeinsamkeit des Erlebens, dem Erkennen am anderen, daß somatische Beschwerden auch psychische Ursachen haben können, was man dann für sich selbst schließlich auch akzeptieren kann. Man lernt überhaupt, von sich selber, auch von seinen Gefühlen zu sprechen, erkennt, daß die eigenen Probleme nicht einmalig sind, daß man damit nicht alleine steht. Man kann feststellen, daß man für andere wichtig ist, was für das Selbstwertgefühl Depressiver von besonderer Bedeutung ist. Man bemerkt, daß man von anderen gemocht wird, auch weil man „krank“ (wie auch immer) ist und spürt, daß man zeitweise anderen Stütze sein oder sogar helfen kann. Man läßt ein eigenes Problembewußtsein zu und auch, daß schmerzende Emotion sich reaktiviert, ja daß man vor dem stärkeren Hintergrund der Gruppe auch aggressiv sein darf.

Nach Eichinger (1982) macht das vielfältige Widerspiegeln in den Gruppenmitgliedern eigenes Fehlverhalten früher sichtbar und auch facettenreicher. Die Gruppe übt auf die Gefühle eine stärkere Wirkung aus und kann so eigene, bisher latente Gefühle hervorlocken. Auch trägt die Gruppe dazu bei, die Realitätsprüfung zu verstärken (Yalom 1974). Vielleicht erwirbt der Patient seine vorher verlorene Handlungsfähigkeit zurück und kann jetzt aus eigener Kraft und ohne das Schonklima der Klinik aktiv eine Therapie suchen.

Vor einigen Jahren haben wir als freie Mitarbeiterin eine frühere Kollegin — also mit psychiatrischer Erfahrung — gewinnen können, die ebenfalls mit neurotischen Patienten eine Psychodramagruppe gemeinsam mit einem unserer festangestellten Ärzte leitet.

Dies ist die einzige geschlossene Gruppe an der Klinik, die zweimal wöchentlich für 6–8 Wochen arbeitet. Gemeinsam werden die jeweils ca. 8 Patienten vorgeschlagen und nach einem Vorgespräch mit der Leiterin in die Gruppe aufgenommen. Wir wählten Patienten, deren Verbalisierungsvermögen begrenzt erschien und wo wir hofften, ihnen über die psychodramatische Gruppenarbeit einen besseren Zugang zu ihrem Konflikt eröffnen zu können. Hier war es ein längerer Weg zu einer klaren Indikationsstellung (z. B. Ausklammerung von Suchtpatienten), da wir anfangs — wie ja oft bei noch ungewohnten Methoden — solche Patienten auswählten, an denen wir zu scheitern schienen oder die uns scheitern ließen.

Wir glauben, ohne hier näher darauf eingehen zu können, eine sehr wichtige, ergänzende Methode gewonnen zu haben, den Patienten, die aus vielfältigen Gründen in ihrer Äußerungsfähigkeit eingeengt sind, Konfliktbewußtsein zu vermitteln.

Über Psychodramaarbeit mit psychotischen Patienten verfügen wir lediglich über die Erfahrung einer Sitzung, die G. Leutz mit unseren Psychosegruppen-Patienten und deren ständigen Therapeuten leitete, über die auch als Videofilm an anderem Ort berichtet wurde (Leutz 1980).

Aus dieser Sitzung, die außerordentlich dramatisch und eindrucksvoll verlief und deren deutliche Auswirkung auf die Hauptprotagonistin sich gut verfolgen ließ, allgemein gültige Schlüsse zu ziehen, scheint uns nicht möglich. Es gehört m. E. zu einer solchen Arbeit eine intensive Kommunikation des Teams untereinander, um eventuelle Labilisierungen abfangen zu können, weiterhin beim Leiter ein hohes Maß an Erfahrung sowohl im Umgang mit der Methode als auch mit psychotischen Patienten, nicht zuletzt an Souveränität; Bender (1985) hat über seine breiten Erfahrungen dezidiert berichtet.

Während lange Zeit die familientherapeutischen Konzepte bei der Behandlung psychotischer Patienten tonangebend schienen, bestätigt der schon genannte Aufsatz Benders und der von Hartwich u. Schumacher (1985) meine Auffassung, daß die Gruppenpsychotherapie auch und gerade hier ihren besonderen Stellenwert hat. Auf Gefährdungen, etwa in den Encounter-Gruppen hat von Held (1984) noch einmal ausdrücklich hingewiesen, gleichzeitig aber den positiven Stellenwert in seinem Konzept der „tragenden Gruppe" hervorgehoben (von Held 1985), das er auch in der ambulanten Praxis ohne „institutionellen Schutz" überwiegend dem interaktionellen Prinzip (Heigl-Evers u. Heigl 1983) folgend anwenden konnte, wobei er im Sinne Winnicotts (1974) ein „holding environment" mit „holding function" verknüpfte.

In diesem Sinne leistet im Gesamttherapieplan der Akutpsychiatrie die Gruppenarbeit mit Psychotikern durchaus Spezifisches. Ihr kommt zunächst eine wichtige Übergangsfunktion zu, die sie besser als andere Therapieformen leisten kann. Schon während oder direkt nach Abklingen der Akutsymptomatik erleichtert sie am ehesten die vorsichtigen Schritte auf andere Menschen zu. Ihre Wirksamkeit liegt vor allem in folgenden Faktoren:

1. Die Übertragungsverdünnung in der Gruppe erleichtert dem Psychotiker eine höhere Toleranz gegenüber seiner so hohen Ambivalenz zu Nähe und Distanz, die er in der Gruppe am ehesten optimal regulieren kann. Auch erlaubt die Gruppe eher eine vorsichtige Aufhebung eines trügerischen Autonomiegefühls und so ein Wegführen vom Autismus.
2. Die Gemeinsamkeit psychotischen Erlebens, das Erkennen von Parallelen, läßt eher eine Korrektur wahnhafter Inhalte zu und erleichtert die Realitätsfindung. Auch lassen sich gemeinsam leichter Erklärungen für die Aus- und Auflösung eines Symptoms erhellen, zumal in der Gruppe die narzißtische Kränkung, die in der Aufhebung eines Symptoms liegen kann, weniger intensiv empfunden wird. Dabei ist
3. für die Gruppenarbeit die Empathie des Psychotikers, der die akute Angst verloren hat, von großer Hilfe. Er erkennt bei den anderen, was des Kaisers neue Kleider wirklich sind. Weiterhin läßt sich vorwiegend in der Gruppe zum rechten Zeitpunkt auch an familiären Konflikten arbeiten, ebenso an psychosozialen Problemen. Leichter wird es auch sein, die Patienten zu einem realitätsgerechteren Handeln zu bringen und ihr Anspruchsniveau zu reduzieren, d.h. auch mit der Beeinträchtigung leben zu lernen.

Es ist eine viel unbedingtere Echtheit und Offenheit des Gruppenleiters nötig, der jede Anmutung einer Doublebind-Situation vermeiden muß. Er darf, kann oder muß auch seine Gegenübertragung, sein Mitschwingen offener erkennen lassen, die die Empathie des Psychotikers sowieso spüren würde. Hier ist das, was Vogel (1983) als „kongruente Kommunikation" bezeichnet hat und als Voraussetzung für eine Begegnung verlangt, zwingend.

Das schließt ein, daß der Gruppenleiter auch die Realität vertreten kann, und zwar sowohl innerhalb der Gruppe wie auch als derjenige, der auf der Station Kompetenz hat. Die vielleicht insgesamt häufigeren Interventionen des Gruppenleiters sollten möglichst konkret und weniger abstrakt sein. Der Leiter wird sich weiterhin an ein generell reduziertes Tempo anzupassen haben, und er wird die Abwehr des Psychotikers auch als dessen Schutz akzeptieren.

Gefährdungen im Verlauf einer Gruppenarbeit mit Psychotikern können dadurch entstehen, daß der Druck der Gruppe Assimilation erzwingt, was der Ich-Schwäche eher förderlich wäre, weiterhin dadurch, daß der Leiter die kognitiven Störungen nicht beachtet (Hartwich 1985) oder aber sich u. U. durch das Verstehen der Psychodynamik vom notwendigen ärztlichen Handeln abhalten läßt.

Die Gruppenpsychotherapie ist wie alle Therapie mit Psychotikern eine Gratwanderung zwischen Unter- und Überstimulation und der damit verbundenen Möglichkeit einer erneuten psychotischen Exzerbation und der Gefahr der Unterstimulation, die die Passivität, die Minussymptomatik, den Autismus des Psychotikers festschreibt (Bender 1985).

Die großen Schwierigkeiten mit der Gegenübertragung in bezug auf die Eltern jugendlicher Schizophrener ließe uns quasi in der Flucht nach vorne eine Gruppe für die Eltern solcher Patienten aufbauen (Greve u. Schröder 1982; Schröder 1984).

Von unserem Vorurteil her waren wir überrascht von der Fülle nicht doppelbödiger, sondern eindeutiger, spürbarer Hilfsbereitschaft, Besorgnis und Verpflichtungsgefühl für die „Kinder". Nur wenige der Teilnehmer kamen unseren ursprünglichen Feindbilderwartungen nahe, andere waren selbst psychiatrisch krank. Es gelang durchweg, eine Zusammenarbeit zu erreichen. Grenzen zeigten sich darin, daß die Eltern ausdrücklich wegen ihres „kranken Kindes" kamen. Sie wollten Erfahrungen austauschen, Informationen gewinnen und sich eben nicht als Patienten fühlen. Versuche, Konflikte untereinander oder mit dem Gruppenleiter zu thematisieren, mißlangen häufig. Die Eltern, um die es selbst nie gehen durfte, konnten eigene Probleme unabhängig vom Indexpatienten schwer thematisieren. Auch ist es sicher sehr schwierig, Ursachen der Krankheit oder pathologieförderndes Verhalten anzusprechen. Im Bewußtsein dieser Gruppen glauben wir doch in einem Miteinander in der Arbeit für den manifest Kranken vorangekommen zu sein. Eine über 4 Jahre offen geführte Elterngruppe wurde inzwischen in eine Selbsthilfegruppe übergeführt, die noch gelegentlich die Gruppenleiter als Mentoren befragt. Zur Zeit beginnen die gleichen Gruppenleiterinnen mit einer als geschlossen gedachten Angehörigengruppe auch von Kranken mit Zyklothymien oder Borderline-Cases.

Die Bedeutung der Gruppentherapie in der Behandlung suchtkranker Patienten ist unbestritten (Feuerlein 1979; Kryspin-Exner 1979). Dabei ist aber eindeutig (Antons 1976; Schwenck 1976), daß strengere analytische Vorgehensweisen zum Scheitern verurteilt sind. In der Gruppe spiegelt sich ständig die Kernproblematik jedes Patienten wider, nämlich sein Schwanken zwischen zwei Ebenen: einerseits der stets aktuellen Versuchung, in das Suchtverhalten auszuweichen, oder die dahinterliegende

Grundstörung auszuhalten oder gar anzugehen. Wir glauben, daß dieser Hiatus auch dadurch etwas leichter zu überbrücken ist, indem wir Patienten nach der Entlassung ambulant weiter teilnehmen lassen.

Hierdurch bildet sich einmal ein Kader, der vielleicht manchmal durch penetrant-belehrende Art stören kann oder auch stationäre Patienten durch einen Rückfall belastet. Als Vorteil überwiegt aber, daß die ständig wiederholte Warnung vor dem Rückfall sowohl für die betroffenen Ambulanten selbst Stützfunktion hat, bei den übrigen Mitgliedern aber das Zentrale der Alkoholproblematik im Bewußtsein hält. Auch können die stationären Patienten die vielfältigen individuellen Stadien der Alkoholkrankheit, die Unterschiede im Verlauf und auch die Hintergründe miterleben: sie sehen die Realität draußen deutlicher und vermeiden so vielleicht die Entlassungseuphorie. Eine weitere Besonderheit liegt darin, nicht nur Alkoholiker, sondern auch Patienten mit Tablettenabhängigkeit, Spielsucht, Bulimie etc. an der Gruppe teilnehmen zu lassen. Gerade an der Vielfältigkeit der Suchtformen in ihrer jeweiligen Ausprägung wird sowohl die Austauschbarkeit, das gemeinsame Grundmuster sehr viel deutlicher.

Themen der Gruppe sind vor allem folgende Fragen:

1. *Was ist Sucht:* Umklammerung durch ein „Ungeheuer". „Rausch is wat Scheenes". Unersättlichkeit, alles sofort haben wollen, weg von der Realität, vom Mißbehagen.
2. *Warum brauchen wir das Suchtmittel:* Flucht vor Einsamkeit, Leere, Appell?, Provokation, Regression in kindliche Hilflosigkeit, Abwehr von Depressivität, Stolz („ick schaff det alleene"), Ausweichen vor der Unerträglichkeit von Gefühlsambivalenz („man braucht Eindeutigkeit"), Selbstbestrafung, für „sich freuen", Angst vor eigener Aggressivität.
3. Schuld- oder Schamgefühl, vor allem weil man etwas tut, was man eigentlich nicht will.
4. Wunsch nach konkreter Information über ein Leben ohne den Suchtstoff, ohne das Suchtverhalten.
5. Seufzen über den Verzicht mit der Enttäuschung, daß die Ängste mit der Abstinenz wachsen, oder daß man „grantiger" geworden ist.

Die Funktionen der Gruppe sind:

1. daß es dem Patienten leichter fällt, das Problem des süchtigen Verhaltens für sich selbst zu erkennen und das Bewußtsein dafür auch wachzuhalten;
2. sie vermindert durch die Solidarisierung die für den Alkoholiker besonders gefährdende Isolation, da man sich a priori verstanden fühlen und ohne Scham von sich sprechen kann;
3. es gelingt in der beschützenden Gruppenatmosphäre, die ja eine *legalisierte* Regressionsmöglichkeit bietet, leichter Vertrauen auch zu sich selber aufzubauen. Man lernt beim anderen, daß man nicht immer perfekt sein muß, sich Hilfe holen kann, sich mit kleinen Schritten zufrieden gibt, Schwächen eingestehen kann, sogar Mittelmäßigkeit ertragen lernt, gewissermaßen einen „siegreichen Rückzug" anzutreten, indem man seine Anforderungen an sich selber zurückschrauben kann und lernt, daß es nicht um „zufrieden sein müssen", sondern um „sich zufrieden geben können" geht.

Schließlich sollte

4. die Gruppe die Möglichkeit eröffnen, auch die eigene persönliche Problematik einzubringen und so in vielfältig abgestufter Form eine Verknüpfung des Problems der Suchtbewältigung mit der dahinterliegenden Grundstörung zu ermöglichen. Die von einem Therapeuten geleitete Gruppe wird es eher ermöglichen, auch aggressives oder depressives Fühlen und Erleben bis hin zum Eingestehen selbstzerstörerischer Tendenzen zuzulassen.

Die Gruppenleiter werden vor allem bei drohendem Zerfließen der Gespräche versuchen, die Thematik zu sortieren und Gemeinsamkeiten aufzuspüren, weiterhin bei „Regimentstreffen-Atmosphäre" eingreifen, Siegesgewißheit in Frage stellen, auch als schwach erlebte Patienten stützen.

Auch wenn man sich oft wie ein Sisyphus erlebt, glauben wir doch, daß diese Form der Gruppenarbeit sowohl für die noch stationären wie auch für die schon ambulanten Suchtpatienten eine wesentliche Unterstützung darstellt und eine — wie wir meinen — unentbehrliche therapeutische Ergänzung der Selbsthilfegruppen sein kann.

Eine noch nicht veröffentlichte katamnestische Untersuchung hat uns Mut gemacht, da auch nur sporadisch teilnehmende ambulante Patienten wesentlich seltener Rückfälle hatten als Vergleichsgruppen und vor allem von ihnen selbst eine viel positiver erlebte Lebensqualität berichtet wurde (Engelhardt 1986).

Trotz des relativ hohen Anteils älterer Patienten in psychiatrischen Einrichtungen blieb die psychotherapeutische Behandlung dieser Patientengruppe fast eine vernachlässigte Klientel. Dies lag — darauf hat Radebold (1985) hingewiesen — auch an einem auf *Freud* zurückgeführten Vorurteil, daß hier ein analytischer Zugang kaum möglich sei. Daß dies keineswegs so sein muß, beweisen die Erfahrungen aller, die sich auf derartige Behandlungen überhaupt eingelassen haben. Die allgemeine Abstinenz hängt (Radebold a.a.O.) auch mit der komplizierteren Übertragungs-Gegenübertragungs-Situation des Therapeuten zusammen. Ein weiteres wichtiges Moment ist sicher auch die Tatsache, daß es sich bei den meisten stationären Involutionspatienten um Depressionen handelt, deren Massierung in einer Gruppe dem Leiter sicher ebenfalls erhebliche Ängste machen kann (Torhorst u. Möller 1983). So hatten auch wir uns, und zwar fast auf Drängen der älteren Patienten, die sich von den übrigen Gruppentherapien fast ausgeschlossen fühlten, relativ spät zu einem solchen Vorgehen entschlossen. Immerhin besteht eine solche einmal wöchentlich stattfindende Gruppe aber jetzt seit ca. 12 Jahren. Sie hatte anfänglich über längere Strecken mehr etwas den Charakter einer Gruppenvisite (Menzel 1976), und dies einmal natürlich wegen des Bedürfnisses der Patienten, ihre Klagen und Beschwerden vorzubringen, Informationen und Erklärungen zu erhalten. Es lag aber sicher auch an der Angst der Leiter, die Depressivität und damit natürlich auch die Suizidalität zu thematisieren und vielleicht in den Patienten zu aktualisieren. Daß sich das änderte, lag einmal natürlich an unserer größer werdenden Erfahrung und der damit einhergehenden Verringerung der Ängste, vor allem aber auch an einer in dieser Therapieform als wertvoll einzuschätzenden Kaderbildung durch entlassene Patienten, die ambulant weiterhin an der Gruppe teilnahmen. Sie konnten ein gewisses Gegengewicht in der Massivität akut-depressiven Verhaltens bilden, indem sie ein lebendiges Beispiel der Möglichkeit darstellten, daß auch eine solche Krankheit zu bewältigen ist. Thematisch entstehen so fast lebhafte Dispute z.B. darüber, ob Depression als eine Krankheit akzeptiert werden kann, wie man mit den Vorurteilen anderer, vor allem der ganz engen Umgebung umgehen kann, daß Schuldgefühle nicht identisch mit Schuldseinmüssen sind etc.

Ein sehr breites Themenfeld ist die Frage, wie man sich nach Abklingen der Erkrankung „ändern“ kann, um einen erneuten Rückfall in die Depression zu vermeiden, indem man etwa auf die eigenen Wünsche mehr achtet, vielleicht sogar versucht, sie durchzusetzen; daß man lernen kann, Aggressionen bei anderen und sogar bei sich zu akzeptieren. All dies wird abgehandelt an den speziellen Themen dieser Generation: chronifizierte und unabänderlich erscheinende Partnerschwierigkeiten, Konflikte mit den erwachsenen Kindern, Enkeln, der Einsamkeit Alleinstehender und Kontaktschwierigkeiten. Auch wird das Thema des Sterbens, des Todes und des Suizids keinesfalls tabuisiert, sondern kann offen angesprochen werden. Für die zunehmende Offenheit in der Gruppe spricht auch, daß religiöse Fragen nicht ausgeklammert bleiben. Trotz der relativen Größe der Gruppe (bis zu 20 Teilnehmer) kamen gruppendynamische Prozesse auch über mehrere Sitzungen in Gang. Eine Besonderheit liegt darin, daß Frauen weit überwiegen. Es gibt Sitzungen, an denen keine Männer teilnehmen. Dies ist sicher ein wesentlicher Grund dafür, daß das Thema Sexualität nur dann angesprochen wird, wenn der Gruppenleiter abwesend ist und die Oberschwester der Abteilung die Gruppe alleine leitet.

Im Laufe der Jahre ist ein sehr lebhafter telefonischer und privater Kontakt unter den Patienten entstanden, die sich z. T. schon zu einer Selbsthilfegruppe verselbständigt haben.

Wir sind sicher, daß bei den ambulanten Teilnehmern Wiederaufnahmen verhindert, depressive Phasen und Verläufe gemildert und echte Verhaltensveränderungen zu beobachten sind — im Sinne einer verbesserten Auseinandersetzungsmöglichkeit mit anderen oder einen angemesseneren Umgang mit der Einsamkeit.

Die averbalen Gruppentherapieformen spielen bei uns auch aus den eingangs erwähnten Gründen eine wesentliche Rolle. Auch diese Gruppen werden offen geführt. Die Musikgruppe (sowie die Mal- bzw. Gestaltungstherapiegruppen) sind nosologisch gegliedert nach neurotischen oder psychotischen Patienten. Die Seniorengruppe (Klinikjargon: „Rentnerband“) erfreut sich daneben zunehmender Beliebtheit. Die fachliche Leitung der jeweiligen Gruppe liegt bei einer freien Mitarbeiterin, der Co-Therapeut ist ein zum festen Team Gehöriger.

Wir hoffen von diesen Therapieformen, einschließlich der Tanz- und Bewegungstherapie, einen ersten oder zusätzlichen Zugang zu spezifischen Konfliktebenen der Patienten, vor allem denjenigen, denen verbale Äußerungen zu große Schwierigkeiten oder Ängste machen. Generell wird es bei diesen Therapieformen leichter zu der schon zitierten „korrigierenden emotionalen Erfahrung“ (Kutter 1983) kommen können. Der Psychotiker wird einem „doublebind“ weniger ausgesetzt sein und auch hier Nähe und Distanz selbst steuern lernen. Alle diese Gruppen finden zweimal in der Woche je eine Dreiviertelstunde statt, wobei jeweils alle Teilnehmer das Gemalte, Gespielte oder Getanzte gemeinsam nachbesprechen. Diese Therapieformen, für die es in Deutschland nur teilweise anerkannte Studiengänge gibt, bedürfen sicher noch einer vertieften, auch kritischen Forschung, schon um klare Indikationsstellungen zu gewinnen und um intra- und interpersonale Abläufe in den Gruppen besser beurteilen zu können.

Die anfangs angedeutete Vielfältigkeit mit ihren Gefahren und Möglichkeiten sollte für uns Anregung sein, auch einmal Mut zu haben, etwas Neues zu versuchen. Dazu sollten aber bestimmte Bedingungen erfüllt sein:

1. Ein hoher Grad von gegenseitiger Information, d.h. es muß die Möglichkeit bestehen, daß vor und nach einer Gruppensitzung mit den betreuenden Schwestern und Ärzten ein evtl. auftretendes Problem mit einem Patienten durchgesprochen werden kann, dies besonders bei Gruppenterminen an späten Nachmittagen oder aber besonders vor dem Wochenende.
2. Die Indikation sollte intensiv besprochen und so sorgfältig wie möglich gestellt sein.
3. Neben den fachlich versierten Gruppenleitern (z.B. für Musiktherapie, Mal- und Gestaltungstherapie, Tanztherapie etc.), die ja oftmals als Teilzeitkräfte beschäftigt sind, sollte ein konstantes Teammitglied mit psychiatrischer Erfahrung als Co-Therapeut teilnehmen. Diese Person (Arzt, Schwester, Beschäftigungstherapeut, Sozialarbeiter) kennen die Patienten kontinuierlich, und sie ist Bindeglied zur Station.

Dies und die regelmäßige, mindestens einmal wöchentliche Teilnahme an Team- und Fallbesprechung auch der Teilzeitkräfte fördert die Eingliederung des „Spezialisten" ins Team und bringt im übrigen die Spezifität, die Möglichkeiten und auch die Probleme der jeweiligen Therapieform allen anderen näher und erweitert die Facettierung des Patientenbildes ganz erheblich.

4. Der Ablauf des Gruppengeschehens und die Besonderheiten bei einzelnen Patienten sollten Gegenstand der jeweiligen intensiven Nachbesprechungen sein und auch wenigstens kurz protokolliert werden.
5. Die Möglichkeiten einer Supervision, intern oder extern, sollten bestehen und auch von den Trägern der Institution getragen werden, d.h. auch mit in die Verhandlungen um den Pflegesatz mit einbezogen werden können.

Beachtet man diese Kautelen, und ist ein engagiertes Team mit einem verantwortungsfreudigen Leiter zu einem offenen, freien Gedanken- und Meinungsaustausch bereit und fähig, erschließen sich damit vielleicht Behandlungsansätze, die gerade schwer zugänglichen Patienten schneller helfen, in denen Nähe, Distanzängste und Übertragungs- sowie Gegenübertragungsprobleme offener angehbar sind.

Ich habe hier nur versucht, aus dem klinischen Alltag den Aspekt der Gruppenarbeit herauszuheben. Diese ist eingebettet in das Gesamt der Abteilungs- und Klinikatmosphäre, die Visiten, die Einzelgespräche etc. Sie stellt aber einen entscheidenden Kritallisierungskern mit vielfältigen Wirkungen auch über die jeweiligen Gruppen hinaus dar und hat uns dem Ziel der therapeutischen Gemeinschaft deutlich nähergebracht.

Eine Psychiatrie ohne Anwendung psychoanalytischer-psychodynamischer Erkenntnisse kann ich mir nicht mehr vorstellen. Gruppenarbeit mit schwer psychisch Kranken ist dabei ein ganz wesentliches Instrument.

Literatur

Antons K (1976) Möglichkeiten und Grenzen ambulanter Gruppentherapie mit Alkoholkranken. Gr. Ther Gr. Dyn 11: 100–104

Bender W (1985) Psychotherapie bei psychotischen Patienten. Nervenarzt 56: 465–471

Eichinger H-J (1982) Die Bedeutung der Gruppenarbeit im Bereich der Sozialtherapie. Berl Ärztebl 2: 113–116

Engelhardt B (1986) Katamnesen von Alkoholkranken nach Behandlung in der akut-psychiatrischen Abteilung eines Allgemeinkrankenhauses. Dissertationsarbeit, Berlin

Feuerlein W (1979) Stand der Alkoholismusforschung. Nervenarzt 50: 267–276
Greve W (1976) Gruppenarbeit mit Schizophrenen. Gr. Ther Gr Dyn 11: 130–149
Greve W, Schröder S (1982) Erfahrungen bei der Gruppenarbeit mit schizophrenen Patienten und deren Eltern, Psychotherapie in der Psychiatrie. Springer, Berlin Heidelberg New York, S 137–140
Greve W (1983) Gruppenarbeit im Rahmen der Psychiatrie. Gr. Ther Gr. Dyn 19: 190–201
Hartwich P, Schumacher E (1985) Zum Stellenwert der Gruppenpsychotherapie in der Nachsorge Schizophrener. Nervenarzt 56: 365–372
Heigl-Evers A (1974) Gruppenpsychotherapie. Dtsch Ärztebl 7: 461–463
Heigl-Evers A, Heigl F (1983) Das interaktionelle Prinzip. Psychosom Med 29: 1–14
Held H-R von (1984) Umgang mit Psychosen in Encounter- und Therapiegruppen. Gr. Ther Gr Dyn 19: 231–242
Held H-R von (1985) Das Konzept der tragenden Gruppe. Gr Th Gr Dyn 20: 240–255
Kryspin-Exner K (1979) Behandlung des Alkoholismus. Nervenarzt 50: 277–285
Kutter P (1983) Vortrag beim Symposium „Wie wirkt Gruppentherapie". Ev. Akademie Hofgeismar
Leutz G (1980) Eine Psychodrama-Sitzung mit Psychotikern. VII. International Congress of Group-Psychotherapy, Kopenhagen
Menzel G (1976) Die Gruppenvisite. Gr Ther Gr Dyn 10: 233–248
Radebold H (1985) Psychotherapie im Alter. Psycho 11: 676–677
Schröder S (1984) Erfahrungen aus der Gruppenarbeit mit Eltern psychotischer Patienten. In: Angermeyer MC, Finzen A (Hrsg) Die Angehörigen-Gruppe. Enke, Stuttgart, S 110–116
Schwenck E (1976) Ein Beitrag zur Problematik der ambulanten Gruppentherapie von Alkoholkranken. Gr. Ther Gr Dyn 11: 89–99
Torhorst A, Möller H-J (1983) Gruppenpsychotherapie mit Suicidalen: Zusammenfassung der in der Literatur mitgeteilten Erfahrungen. Psychother Med Psychol 33: 31–41
Veltin A (1978) Kritische Stichworte zur Sozialpsychiatrie. Finck, München, S 311–321
Vogel A (1983) Vortrag beim Symposium „Wie wirkt Gruppentherapie". Ev. Akademie Hofgeismar
Winnicott D (1974) Reifungsprozesse und fördernde Umwelt, Kindler, München
Yalom JD (1974) Gruppentherapie. Kindler, München

Psychoanalytisch orientierte Suchtkrankentherapie

W.-V. Lindner

Die meisten Psychoanalytiker werden auf die Frage, ob die Psychoanalyse bei der Therapie von Suchtkranken hilfreich sein kann oder nicht, vermutlich skeptisch reagieren, wenn sie diese Frage nicht ganz und gar verneinen. Sofern sie eigene therapeutische Erfahrungen mit Suchtkranken haben, sind diese oft ähnlich dramatisch wie im folgenden Fallbeispiel.

Es handelt sich dabei um ein Gespräch mit einer suchtkranken Frau in einer ambulanten Beratungsstelle. Die Therapeutin (Th) erwartet Frau W. zum 15. Gespräch. Besonders anstrengend war die Beratung bisher deswegen, weil Frau W. oft zwischen überschwenglicher Freundlichkeit und Feindseligkeit der Therapeutin gegenüber hin- und herschwankte.

W1: Guten Tag (böses Gesicht, setzt sich, sagt zunächst gar nichts). So, das war's wohl, ich kann mit Ihnen nicht mehr zusammenarbeiten. Daß Sie mein Vertrauen so mißbrauchen, das hätte ich mir denken können! Ich bin mal wieder reingefallen.

Th1: (nachdem sie sich alles angehört hat): Möchten Sie mir erklären, worum es geht? Mich interessiert, was sie mir vorwerfen.

W2: Das können Sie haben. Die Frau M. hat in einem Gespräch mit mir die gleichen Worte gebraucht, wie sie hier einmal zwischen uns gefallen sind. Das zeigt mir, wie Sie hintenherum alles weitergeben, was wir hier reden. (Es geht um die Worte „schlechtes Gewissen den Kindern gegenüber".)

Th2: Ich hatte bisher immer den Eindruck, daß wir eine recht vertrauensvolle Beziehung zueinander haben. Sie sagten das selbst auch. Ich bin überrascht, daß Sie das alles über Bord geworfen haben.

W3: Ja, ich weißt jetzt, daß das nicht geht. Daß ich ganz auf mich allein gestellt bin. Ich habe mir alles ganz genau überlegt.

Th3: Nun gut, ich mache einen Vermerk, daß Sie ab heute nicht mehr mit mir arbeiten wollen. Ich muß allerdings sagen, daß ich gern mit Ihnen weiterarbeiten möchte, auch wenn Sie mir momentan eine ganze Menge Wut entgegenbringen.

W4: Ich habe keine Lust mehr, hintergangen zu werden.

Th4: Ich möchte den Sachverhalt gern aufklären.

W5: Da gibt es nichts zu klären!

Th5: Haben Sie schon einmal überlegt, daß Frau M. unabhängig von mir eine ähnliche Meinung entwickelt haben kann? Sie haben ihr gegenüber vielleicht ein ähnliches Verhalten gezeigt wie bei mir, wenn es um die Kinder ging.

W6: Und wie kommt sie dann ausgerechnet auf das „schlechte Gewissen"?

Th6: Sie hat sich wohl auch Gedanken über Sie gemacht.

W7: (Wird still, überlegt; fängt dann an zu erzählen, wie schrecklich es für sie ist, zu erleben, wie sie sich immer wieder etwas vornimmt, was dann nicht klappt, z. B. Abstinenz ...)

Ich spüre einen Wunsch und will ihn in die Tat umsetzen. Dann tue ich doch nicht, was ich wollte. Ich muß viel härter werden, eine klare Linie bekommen. Bei mir geht immer alles im Zickzack. Ich fühle mich innerlich oft so hin- und hergerissen.

Th7: Diese klare Linie haben Sie schon oft erwähnt und als Lösung Ihrer Probleme dargestellt. Gerade heute merke ich, wie sehr Sie unter Ihrem ständigen Auf und Ab leiden.

W9: Das stimmt. Sie wissen ja, wie mein Leben bisher war. Von einer Höhe in die Tiefe. Und in der Tiefe trinke ich immer. Das ist, als könne ich es nicht beeinflussen, als sei es jemand anderes.

Ich habe keine Kraft, das zu verhindern. Es ist, als staue sich wochenlang alles an. Und dann brechen die Schleusen. Dann muß ich trinken.

Th8: Aber es ist ja so, daß Sie selbst es sind, die zur Flasche greift.

W9: Dann weiß ich nicht, warum ich in dem Moment die Entscheidung treffe zu trinken. Mir ist dann alles egal. (Pause) Meist habe ich vorher sehr viel getan, war aktiv. Dann denke ich, es geht alles gut. Dann kommt ein Punkt, wo mir alles egal ist. Ich kann dann nicht mehr.

Th9: Ich weiß, Sie können sehr aktiv sein und haben viel Kraft. Aber irgendwie verbrauchen Sie viel Kraft, um zu kämpfen, wo Sie gar nicht kämpfen müssen. Als Sie eben zu mir kamen, waren Sie auch so auf Kampf eingestellt. Und nun sind Sie ganz ausgelaugt.

W10: Das kann sein. Aber ich muß doch beweisen, daß nicht jeder mit mir machen kann, was er will.

Th10: Wem wollen Sie das denn beweisen?

W11: Mir selbst, damit ich meinen Stolz wiedergewinne. Aber solange ich immer wieder rückfällig werde ...

Th11: Darüber sollten wir weiter reden. Wie ist es denn nun mit uns?

W12: Ach, zerreißen Sie den Zettel (mit der Notiz: Pat. bricht ab). (Geht sichtlich erleichtert weg.)

Von solchen Gefühlsstürmen, Ich- und Beziehungsdefiziten, und solchen schwierig zu handhabenden therapeutischen Situationen soll jetzt die Rede sein.

Von Suchttherapeuten können wir lernen, daß nicht nur die Zahlen und Arten der Drogen, sondern auch die Anlässe, weswegen Menschen Drogen nehmen, vielfältig sind. Drogen werden genommen, um Ängste, Schuldgefühle, Aggressionen, Gefühle der Unzulänglichkeit, Depressionen, Einsamkeit, Sehnsüchte, sexuelles Verhalten, Perversionen, körperliche Schmerzen, Psychosen, Neurosen, Charakterstörungen und anderes mehr zu bewältigen. Auch bei ein und demselben Menschen können die Anlässe variieren, weswegen er Drogen nimmt. Betrachten wir die Persönlichkeitsstrukturen von Menschen, die Drogen nehmen, so finden wir auch hier eine große Variationsbreite: Borderline-Patienten, narzißtische Persönlichkeiten, Menschen mit überwiegend depressiver Persönlichkeitsstruktur[1], aber auch Menschen, die viele zwanghafte und hysterische Persönlichkeitsstrukturanteile aufweisen. Die Zuordnung von bestimmten Drogen zu bestimmten Persönlichkeitsstrukturen ist ein Problem für sich. Wir müssen auch davon ausgehen, daß die psychische Bedeutung von Alkohol und anderen Drogen je nach den konflikthaften frühen Beziehungserfahrungen variieren kann. So neigen Borderline-Patienten dazu, Alkohol und Drogen zu nehmen, um wieder ein Gefühl des Wohlbefindens und Gutseins in sich herzustellen und die bösen Erfahrungen völlig nach außen zu verlegen; narzißtische Persönlichkeiten nehmen demgegenüber Alkohol und andere Drogen eher, um das pathologische Größenselbst immer wieder aufzutanken, während depressive Persönlichkeiten mit Alkohol und anderen Drogen eher ihre tiefsitzenden Schuldgefühle zu beruhigen und im Rausch eine Versöhnung und Wiedervereinigung mit den wieder guten Objekten zu feiern versuchen[2]. Zu Verallgemeinerungen haben wir also bei der Betrachtung der Abhängigkeit wenig Anlaß, bis auf eine auffallende Ausnahme: Abhängige versuchen mit Hilfe ihrer Drogen stets ähnliche untergründige und tiefgehende Berunruhigungen zu lindern und zu beruhigen, wie sie im anfänglichen Fallbeispiel geschildert werden. „In seiner Droge hat er (der Abhängige, Verf.) etwas gefunden, von dem er weiß, daß es

[1] O.-F. Kernberg, Borderlinesyndrom und pathologischer Narzißmus, 255.
[2] O.-F. Kernberg, a.a.O., 255f.

ihn unerträglicher Spannungen und Schmerzen entheben wird. Seine eigenen Ich-Fähigkeiten, seine Ich-Organisation und seine Ich-Funktionen sind durch Schäden und Defekte beeinträchtigt, die ein heimtückisches und unentrinnbares Gefühl der Hilflosigkeit hervorrufen, ein Gefühl, nicht ohne die Droge mit Schmerzen und Spannungen fertig werden zu können."[3]

Wenden wir uns diesen diffusen Gefühlsstürmen, dieser Mischung aus Spannung, Schmerz und Angst zu, dieser „Irritation", wie mir ein Patient sagte, der meinte, das Wort „Irritation" sei der treffendste Ausdruck für das, was er normalerweise in diesen Gefühlsstürmen erlebe, und betrachten wir sie näher[4]. Ich beginne wiederum mit einem Fallbeispiel. Ein Suchttherapeut erzählt in einer Supervisionssitzung:

Im Rahmen einer 6monatigen stationären Therapie äußerte ein vorwiegend narzißtischer Patient ungefähr nach zwei Dritteln seines Klinikaufenthaltes den Wunsch, in die nahegelegene Stadt zum Arbeitsamt zur Berufsberatung fahren zu können. Er wollte sich dort über die späteren Chancen in einem bestimmten Beruf und dann auch gleich über Ausbildungsmöglichkeiten zu diesem Beruf informieren. Der Therapeut wertete diesen Wunsch als Erfolg seiner Therapie, denn bisher hatte der Patient Konfrontationen zwischen seinen Größenphantasien und der Realität immer wieder erfolgreich vermieden. Die Fahrt in die nahegelegene Stadt wurde, was die Organisation betrifft, mit der Sozialarbeiterin der Klinik durchgesprochen, mehr geschah für die Vorbereitung des Patienten auf dieses Gespräch allerdings nicht.

Der Patient fuhr also zur Berufsberatung in die nahegelegene Stadt. Und dann geschah folgendes. Mittags, kurz vor der Pause, klingelte bei dem Therapeuten das Telefon. Am Apparat war der junge Mann. Zunächst glaubte der Therapeut für einen Augenblick, zwischen den einzelnen Worten unruhiges und hastiges Atmen des Patienten zu hören, doch er schenkte diesen Eindrücken weiter keine Aufmerksamkeit. Der Patient erzählte, daß die Berufsberatung nicht so rosig gewesen sei. Vielmehr sei alles Scheiße! Der Therapeut fragte ihn, wann er wieder in der Klinik zurück sei. Und man sprach noch dies und das und verabredete sich für den nächsten Tag.

Auf dem Wege von der Berufsberatung zum Bahnhof passierte es. Von innerer Unruhe getrieben, mit eigenartigen Spannungen und Schmerzen im Oberbauch habe sich der Patient dann plötzlich an der Theke einer Kneipe vorgefunden, und mit dem ersten Glas, noch ehe der Alkohol seine Wirkung entfalten konnte, sei dann langsam wieder Ruhe in ihn eingekehrt.

Was ich hier geschildert habe, ist typisch für Suchtkranke, ihren Umgang mit Ängsten, Depressionen und anderen frühen Affekten. Um dieses Typische in Vorstellung und Gefühl möglichst plastisch nachempfinden zu können, ist es nützlich, wenn der Leser für einen Augenblick so tut, als wäre er mit seinen Erlebnis- und Steuerungsmöglichkeiten der Patient und hätte sich dieser Berufsberatung unterzogen. Vom Standpunkt unserer Ich-Entwicklung aus betrachtet, können wir annehmen, wir wären mit ängstlichen Erwartungen in dieses Beratungsgespräch gegangen, zumindest hätten wir unter den gegenwärtigen Ausbildungsbedingungen vielleicht daran gedacht, daß dieses Gespräch für uns auch so manche bittere Enttäuschung mit sich bringen könnte. Und wenn wir der Patient mit seinen Größenphantasien gewesen wären, hätten wir u.U. schon vor diesem Gespräch mit unserem Therapeuten über unsere Befürchtungen gesprochen und dabei die Gefahr einer Kränkung und Möglichkeiten des Umgangs mit solchen Kränkungen antizipiert. Der Patient tut dies alles nicht. Allerdings muß auch gleich betont werden, der Therapeut kommt auch nicht auf diese Gedanken.

---

[3] H. Krystal/H. A. Raskin, Drogensucht, 18.

[4] Vgl. W.-V. Lindner, Prinzipien einer bedarfsgerechten Suchtkrankentherapie, psychoanalytisch orientiert, 35f.

In dem „Notruf" nach dem Beratungsgespräch hätten wir unserem Therapeuten doch vermutlich auch erzählt, wie durcheinander, verzweifelt oder enttäuscht wir seien und daß wir im Augenblick nicht allein damit fertig werden könnten. Der Patient hat höchstwahrscheinlich von den genannten Gefühlen keines erlebt. Sein hastiger Atem macht lediglich deutlich, daß er von etwas Diffusem, mehr von körperlichen Affekten getrieben war, als daß er deutliche und damit abgrenzbare und aussprechbare Gefühle mit entsprechenden Vorstellungen erleben konnte. Was er am Telefon ausdrücken konnte, war vage und läßt auf Affektisolierung und Trennung der Vorstellungsanteile von ihren Ausdrucksaspekten schließen.

Aufgrund solcher Erfahrungen haben Krystal u. Raskin ihr Konzept eines spezifischen Entwicklungsdefizits bei Abhängigen entwickelt.[5] Dieses Entwicklungsdefizit läßt sich unter drei Aspekten darstellen, dem Beziehungsaspekt, dem Aspekt der Affektdifferenzierung und dem Aspekt der Affektsteuerung.

1. *Der Beziehungsaspekt.* Wer Erfahrung im Umgang mit Abhängigen hat, weiß, daß sie von einem beständigen Bedürfnis nach äußerer Zufuhr getrieben sind. „Menschen und äußere Objekte sind für sie nur Quelle und Lieferant von etwas, was sie ‚vereinnahmen' können."[6] Diese Art Beziehung inszenieren sie immer wieder. Dadurch machen sie deutlich, daß sie allein mit ihren innerseelischen Konflikten nicht fertig werden können, sondern ständig etwas oder jemanden brauchen, mit dem sie verschmelzen oder das/den sie vereinnahmen können, damit es oder er ihre inneren Spannungen beruhige. Zwei Verhaltensweisen vor allem machen auf die Art ihres innerseelischen Problems aufmerksam. Man kann immer wieder beobachten, daß Abhängige die üblichen Verzögerungen und Unannehmlichkeiten des Lebens als unerträgliche Frustrationen erleben und daß sie in dem Bewußtsein zu leben scheinen, sie hätten ein Recht darauf, daß die Umwelt sie von ihren unerträglichen Spannungen befreit. Abhängige haben also eine sehr niedrige Affekttoleranz.

In diesem Zusammenhang ist es wichtig, festzuhalten, daß sich solche Eindrücke nur auf dem Wege der Auswertung von Gegenübertragungsgefühlen und -vorstellungen erschließen, für Abhängige selbst sind diese Verhaltensweisen in hohem Maße erlebnis- und bewußtseinsfern, d.h. ichsynton (Chessick 1960). Nur unter Alkohol- oder Drogeneinwirkung bekommen sie manchmal für kurze Phasen einen Zugang zu diesen Verhaltensweisen.

2. *Der Aspekt der Affektdifferenzierung.* Mit den beiden kasuistischen Beispielen wurde schon angedeutet, daß von der Annahme ausgegangen werden muß, Abhängige seien nicht mehr in der Lage, Affekte wie Angst, Scham, Schmerz, Depression und andere differenziert zu erleben. Wo wir, etwa wie im ersten Fallbeispiel, von einem Menschen mit reiferen Ich-Funktionen erwarten, er würde seine ambivalenten Gefühle der Therapeutin gegenüber wirklich erleben und dabei Vorstellungen und Phantasien entwickeln, und das hieße, ein begrenztes und umrissenes Erleben haben, müssen wir bei einem Suchtkranken vielmehr eine Regression auf primitivere Vorformen solchen Erlebens annehmen, den sog. Ur-Affekt[7]. Solche Vorformen äußern sich nicht mehr in Gefühlen und damit verknüpften Vorstellungen, sondern in diffusen Körpersensatio-

---

[5] H. Krystal/H. A. Raskin, a.a.O., passim; vgl. F. Heigl/A. Heigl-Evers/W. Ruff, Möglichkeiten und Grenzen einer psychoanalytisch orientierten Suchtkrankentherapie, 16ff.
[6] A.a.O., 62.
[7] A.a.O., 23f.

nen oder Angstäquivalenten wie Herzklopfen, Frösteln und verschiedenen anderen Haut- und Schleimhautempfindungen.[8]

Krystal u. Raskin sprechen in diesem Zusammenhang auch von Entdifferenzierung, Primitivierung, Resomatisierung und Entverbalisierung von Affekten und denken dabei an totale Erregungszustände von Säuglingen und die dazugehörige Hilflosigkeit und vitale Bedrohung, also an traumatische Situationen.

Solche defizitäre Ich-Organisation hat schlimme Folgen. Sie reduziert z.B. die Fähigkeit, Affekte wie Angst, Depression, Trauer, Scham o.a. auszuhalten in hohem Maße, sie schränkt die Fähigkeit, Angst und andere Affekte als Signale zu benutzen, enorm, wenn nicht völlig ein (Chessick 1960) und erhöht die Anfälligkeit für künftige Traumatisierungen. Fehlen einem Menschen diese Fähigkeiten, so ist er latent andauernd gefährdet.

3. *Der Aspekt der Affektsteuerung.* Im Vorangegangenen wurde dieser Aspekt implizit schon immer miterwähnt. Es wurde darauf verwiesen, wie sehr Abhängige auf sofortige Befriedigung ihrer Wünsche durch andere Menschen und äußere Objekte angewiesen sind, um die beschriebene Gefahr von Gefühlsstürmen bewältigen zu können. Dies soll nun unter dem Aspekt der Objektrepräsentanzen und dem Aspekt der Selbstrepräsentanzen ausgeführt werden.

a) Der Aspekt der Objektrepräsentanz. Es ist wichtig, zu betonen, daß im folgenden immer wieder davon geredet wird, wie frühe Beziehungspersonen erlebt worden sind, und nicht von ihrem tatsächlichen Verhalten. Mit Konstruktionen wie „Suchtkranken-Müttern" oder ähnlichem sollten wir vorsichtig sein.

Wie Psychoanalytiker, die Erfahrungen in der Therapie mit Suchtkranken haben, immer wieder betonen, müssen wir davon ausgehen, daß Abhängige ihr frühes Liebesobjekt in ungewöhnlichem Maße ambivalent besetzt haben. Mit ihm zu verschmelzen, danach sehnt man sich, es mit tödlichem Haß zu verfolgen, davor müßte man sich fürchten, würde dies alles bewußt erlebt. Ich habe den Eindruck, daß sich diese überaus starke Ambivalenz gegenüber dem frühen Liebesobjekt nicht allein aus den Beziehungserfahrungen erklären läßt, sondern daß wir dabei wohl auch mit einem Anlagefaktor rechnen müssen, ähnlich dem Anlagefaktor Hypermotorik, den Schultz-Hencke[9] für Menschen angenommen hat, die später eine Zwangsneurose entwickelt haben (s. auch Kernberg 1978). Wir haben Anlaß zu vermuten, daß das früheste Liebesobjekt von Suchtkranken entweder frustierend oder als zu verwöhnend-verführend erlebt wurde. War es zu verwöhnend, so war seine Abwesenheit dann besonders schlimm, war es frustrierend, war die gierige Sehnsucht nach ihm und der tödliche Haß auf es ähnlich groß.

Um zu illustrieren, wie sich eine verwöhnend-verführende Mutter eines Suchtkranken aus der Erwachsenenperspektive darstellt, möchte ich aus dem Roman von E. Herhaus, „Kapitulation, Aufgang einer Krankheit", zitieren.

Ziemlich am Anfang seines Buches schildert E. Herhaus seine Mutter nach Art einer Deckerinnerung:

„Es könnte ihr einfallen, mit mir zu schmusen, daß mir anders wurde, — ‚Ruth, er ist erst drei', sagte Wilm knapp, aber Ruth sagte lächelnd: ‚Immerhin, Wilm, immerhin.'

---

[8] A.a.O., 42.

[9] H. Schultz-Hencke, Lehrbuch der analytischen Psychotherapie, 75.

Dann beruhigte sie mich gewöhnlich mit reicher Schmusesprache. ‚Ach, Ernst, ach, Du mein Liebessohn', sagte sie oft. Oder: ‚Oh, Du wirst bestimmt einmal ein tüchtiger Beischläfer oder ein Strauchschläfer dazu.' Ich verstand nichts oder viel zu viel. Ruth kümmerte es nicht. Mich, in meinem Kinderkokon aus wörterlösenden Empfindungen und phantasierender Naturringsumbetrachtung, mich riß sie mit ihren Sätzen aus meiner fürstlichen Apathie. ‚Ernst, den Wilm, den wollte ich haben, und da haben wir uns auch gekriegt.' Zum Beispiel. Das waren schwerwiegende seelische Fakten, solche Sätze von Ruth. Ich fing an, sie stürmisch zu begehren, diese ungeschminkt-sinnliche Frau."[10]

Die Beziehungen von Suchtkranken sind nun, nach allem was wir wissen, narzißtisch und oral fixiert, d.h. Suchtkranke streben entweder nach totaler Verschmelzung oder Einverleibung. Das Objekt wird gleichzeitig gierig erstrebt und einverleibend-kannibalistisch mit absolut tödlicher Aggression bedroht. Das ruft natürlich starke Schuldgefühle hervor.

Ich zitiere noch einmal E. Herhaus. In einer Phantasie über seine Existenz im Mutterleib setzt er sich mit seiner oralen Aggressivität und seinen Schuldgefühlen auseinander. Herhaus hatte einen Zwillingsbruder, der ohne Kopf geboren wurde. Er schreibt:

„Mit augenlosem Instinkt und gehörloser Witterung ... entdeckte ich diesen Bruder neben mir. In Sorge, er könne mich aus meinem Traum verdrängen, beugte ich mein winziges Maul über das Haupt meines Bruders und fraß ihm, erbarmungslos und hirnlos und zungenlos, den Kopf weg. Ich fühlte, wie ich versagte. Da stürzte ich in bodenlose Tiefe."[11]

Und zwei Seiten weiter heißt es: „Eines Tages sagte Ruth: ‚Ernst, Du hattest einen Zwillingsbruder. Er kam eine Stunde nach Dir auf die Welt. Du hast ihm, in meinem Leib, einfach den Kopf weggefressen. Clemens sollte er heißen. Wir haben den Rest dann gleichwohl Clemens getauft und haben ihn hinter Karls schöner Scheune, unter dem Komposthaufen, begraben.'

Es war Geburtstag. Wir saßen mit viel Verwandtschaft an einer mächtigen Kuchentafel. Großes Gelächter. Breites, allgemeines Gelächter, bei dem Ruth mir weich über mein Haupthaar fuhr. Da sagte Ida Kornmaul, die den Kaffee stehen ließ und den ersten Korn bereits ruckartig kippte: ‚Ja, liebe Leute, das war eine sittenstarke Geburtstagsgeschichte.' Und wieder breites Gelächter."[12]

Die enorm ambivalente Beziehung zum Liebesobjekt kann von Abhängigen nun nicht im Laufe der Entwicklung aufgelöst werden. Um nicht ständig im Inneren das versorgende, heilende Mutterbild mit tödlichem Haß verfolgen zu müssen, scheinen Suchtkranke dazu zu neigen, solche Konflikte im Inneren überhaupt auszuschalten und nach außen zu verlegen, wobei sie eine Spaltung in gute und böse Objektrepräsentanzen vornehmen. Dies führt natürlich zu innerer Leere und zur Unfähigkeit, sich selbst gegenüber fürsorglich sein zu können. Darum fühlen sich Suchtkranke permanent auf andere angewiesen, und darum können sie Trennungen nicht ertragen. Trennungen bedeuten Objektverlust und beschwören die Gefahr von enormer Wut mit

---

[10] E. Herhaus, Kapitulation, 14f.

[11] A.a.O., 13.

[12] A.a.O., 15.

dem grauenhaften Gefühl von Desorganisation und dem drohenden Absturz in den Abgrund totaler Hilflosigkeit herauf.[13]

b) Der Aspekt der Selbstrepräsentanz. Wenn wir an diese Gefährdungen denken, so wird uns einsichtig, daß das Selbst von Suchtkranken sehr schwach und hilflos sein muß. Wenn wir uns weiter daran erinnern, welche Probleme Suchtkranke mit ihrer oralen Aggressivität und ihren Enttäuschungsdestruktionen haben, können wir uns vorstellen, daß in die Selbstrepräsentanz auch Erfahrungen von Schlechtsein und Wertlossein eingehen müssen. Wenn wir uns weiter ins Gedächtnis rufen, daß Suchtkranke dazu neigen, den inneren Kriegsschauplatz durch Externalisierung loszuwerden, so wird uns deutlich, daß innerlich leer, verkümmert zu sein ein weiterer Aspekt ihres unbewußten Selbstbildes ist. Dies macht noch einmal aus anderer Sichtweise die Abhängigkeit von äußerer Zufuhr und den starken Druck zur Verschmelzung mit anderen und zur Einverleibung von anderen deutlich. Wegen ihrer narzißtischen Tendenz, Personen wie Sachen zu erleben und für sich zu verwerten, sind Suchtkranke gerade dafür prädisponiert, ihre Beziehungswünsche auf Alkohol oder andere Substanzen zu übertragen.

Nach der Entdeckung der Droge haben sie in ihr einen perfekten Ersatz für das Liebesobjekt gefunden, perfekt deswegen, weil sie die Droge unter Kontrolle haben, immer wieder neu vereinnahmen und mit ihr Angst- und Schuldgefühle ausschalten können, die mit der Zerstörung des Objektes verbunden sind. Allerdings, so zeigen die Erfahrungen, bleibt auch die psychische Bedeutung der Drogeneinnahme auf Dauer nicht unproblematisch. Die ambivalente Beziehung zu dem früheren Objekt kehrt wieder und mobilisiert erneut Schuldgefühle. Für eine lange Zeit hat der Abhängige allerdings in seiner Droge etwas gefunden, von dem er weiß, daß es ihm unerträgliche Spannungen, Angstäquivalente und Schmerzen erspart.[14]

Auf die Manipulation des Bewußtseins mit Hilfe von Alkohol und anderen Drogen sowie auf die pharmakologischen Wirkungen soll hier nicht eingegangen werden. Zum Abschluß sollen vielmehr einige therapeutische Konsequenzen aus dem bisher Dargestellten an dem eingangs zitierten Fallbeispiel illustriert werden.

Therapeutische Konsequenzen: Daß Frau W. Borderline-Züge hat, ist deutlich. Ihre Ich-Defekte in Form von mangelnder Affektsteuerung und Innen- sowie Außenwahrnehmung und ihre basale Beziehungsstörung springen ebenfalls ins Auge. Wollte die Therapeutin mit Frau W. gegenwärtig nun in der Weise arbeiten, daß sie die Übertragung anwachsen lassen wollte und die Wiederinszenierung früher unbewältigter Konflikte in der Übertragung deutete, Frau W. würde mit Sicherheit geschadet. Sie hat nämlich aufgrund der erwähnten Ich- und Beziehungsdefekte noch gar kein Normal-Ich entwickelt, das sie dazu befähigte, derartige Übertragungen tolerieren zu können.

Deswegen empfiehlt sich als therapeutische Technik der Wahl ein anderes Vorgehen. Die Therapeutin wird ihre Wahrnehmung zunächst auf die Ich- und Beziehungspathologie der Patientin ausrichten und in der Beziehung zu ihr Hilfs-Ichfunktion wahrnehmen. Damit fördert sie eine positive Übertragung, die allerdings für eine

---

[13] H. Krystal/H. A. Raskin, Drogensucht, 15f., vgl. 70.

[14] H. Krystal/H. A. Raskin, a.a.O., 15.

fruchtbare Arbeit über lange Strecken hinweg nötig ist. Diese Art Vorgehen wird natürlich die Tendenz von Frau W. zur Übertragungsspaltung verstärken. Die Therapeutin wird für lange Zeit die gute, andere Beziehungspersonen werden vermutlich die bösen sein. Solche Übertragungsspaltungen zunächst zu akzeptieren, ist therapeutisch deswegen nötig, weil Frau W. die Erfahrung von Gut und Böse in einer Person gegenwärtig wegen ihrer genannten Störungen noch nicht aushalten kann. Dazu muß sie erst innerlich stärker werden, d.h. ausreichende Ich-Funktionen entwickeln.

Sind diese defizitären Ich- und Beziehungsfunktionen „nachgereift", könnte die Therapeutin dazu übergehen, die Begünstigung einer Übertragungsspaltung langsam zurückzunehmen, d.h. in der therapeutischen Situation feinste Signale der Enttäuschung an der Therapeutin aufzunehmen und der Bearbeitung in der Beziehung zuzuführen. Dafür wird es Anlässe genug geben. Vielleicht kommt die Therapeutin zu einer Stunde zu spät, oder vielleicht hat sie etwas aus früheren Stunden vergessen, worauf die Patientin gerade jetzt anspielt. Anlässe wird es viele geben, um die Übertragungsspaltung allmählich zurückzunehmen und den Grundkonflikt der Patientin der Bearbeitung in der Beziehung zur Therapeutin zuzuführen. Damit würde die Therapeutin dann zur üblichen Technik psychoanalytischer Therapie übergehen.[15]

Zusammenfassung

Ausgehend von einem Fallbeispiel werden im Anschluß an Krystal u. Raskin theoretische Überlegungen über die Ich- und Beziehungspathologie von Abhängigen dargelegt. Aus ihnen wird eine zweiphasige Therapie abgeleitet, in der der Therapeut zunächst Hilfs-Ichfunktion übernimmt und die Ich-Defizite bearbeitet und so den Patienten dazu befähigt, sich in der therapeutischen Beziehung mit seinem Grundkonflikt auseinanderzusetzen.

Literatur

Chessick RD (1960) The pharmacogenic orgasm in drug addicts. Arch Gen Psychiatry 3: 545–556
Heigl F, Heigl-Evers A, Ruff W (1980) Möglichkeiten und Grenzen einer psychoanalytisch orientierten Suchtkrankentherapie. In: Sozialtherapie in der Praxis. Kassel, S 16–20
Herhaus E (1977) Kapitulation. Aufgang einer Krankheit. München
Kernberg O-F (1978) Borderline-Syndrom und pathologischer Narzißmus. Frankfurt/M
Krystal H, Raskin HA (1983) Drogensucht. Göttingen
Lindner W-V (1980) Prinzipien einer bedarfsgerechten Suchtkrankentherapie, psychoanalytisch orientiert. In: Sozialtherapie in der Praxis. Kassel, S 30–39
Schultz-Hencke H (1951) Lehrbuch der analytischen Psychotherapie. Stuttgart

[15] H. Krystal/H. A. Raskin, a.a.O., passim.

Indikation und Kontraindikation der analytischen und tiefenpsychologisch fundierten Gruppenbehandlung

D. Ohlmeier

Da es sicher nicht möglich ist — zumindest mir nicht möglich ist — über die Vielfalt der Methoden, die in der Gruppenpsychotherapie zur Anwendung kommen, zu sprechen, werde ich mich in meinem Referat auf die psychoanalytische und tiefenpsychologisch fundierte Gruppenpsychotherapie beschränken.

Aus der eigenen Tätigkeit und Erfahrung wird mancher vielfach mit anderen Methoden vertraut sein, nicht nur im engeren Sinne der analytischen, meist der tiefenpsychologisch fundierten oder der auch nicht analytisch orientierten Gruppentherapie. Einige Aspekte, die ich über die analytische Gruppenarbeit im engeren Sinne aufzeigen möchte, spielen aber dort ebenfalls eine Rolle.

Wenn hier von Indikation und Kontraindikation die Rede ist, gilt ganz allgemein, nicht nur für Gruppenverfahren, daß man dies nicht losgelöst von der Methodik und den Grundlagen dieser Methodik tun kann. In aller Kürze werde ich deswegen einige Aspekte der Gruppenanalyse in ihrer Theorie und Technik beschreiben. Daraus leiten sich Indikation und Kontraindikation ab.

Zur Indikationsfrage: Keine Indikationsstellung — das gilt für jedes therapeutische Handeln, nicht nur auf dem Psychosektor, sondern auch bei körperlichen Therapieverfahren — ohne Klarheit über die angewendete Methode. Hilft oder nützt die Methode dem Patienten oder Klienten, oder schadet sie ihm gar?

Zunächst einmal, was ist Gruppenanalyse? Was verstehen wir darunter und wie läßt sich ein solches Verfahren definieren? Allgemein läßt sich sagen, es ist die Anwendung der psychoanalytischen Methode auf eine Gruppe. Also nicht das klassische Setting der Psychoanalyse, das bekanntlich eine Zwei-Personen-Situation ist. Hier geht es um eine Gruppe, bestehend aus durchschnittlich 8 Teilnehmern, also eine Kleingruppe, die zusammen mit einem Analytiker arbeitet. Gleich stellt sich die Frage: Ist denn das überhaupt möglich? Psychoanalyse ist, wenn wir sie im strengen, orthodox genannten Sinne verstehen, auf ein so unorthodoxes Setting, wie das der Gruppe, nicht anwendbar. Wie lassen sich klassische Vorstellungen des psychoanalytischen Prozesses, den wir in der psychoanalytischen Einzelsituation anstreben, in einer Gruppe nachstellen, und wie kommt es dazu?

Nun, es geht. Aber, es geht auf eine andere Art als bei der klassischen analytischen Einzelbehandlung. Bleiben wir zunächst noch bei den Setting-Bedingungen: Wie ist der äußere Rahmen in einer analytischen Gruppe gestaltet? Diese Frage ist auch deswegen wichtig, weil hier ein Indikationsproblem auftaucht. Können wir eigentlich Teilnehmer in jede Art von Setting hineinschicken? Oder wird es zu belastend? Ist es vielleicht zu niederfrequent? Gruppenanalyse findet i. allg. 1- bis 2mal pro Woche mit einer Doppelsitzung von 90 min Dauer statt. Ganz unabhängig davon, ob eine Sitzung pro Woche, oder, was natürlich auch denkbar ist, mehrere Sitzungen wöchentlich stattfinden, ist hiermit das Prinzip der Konstanz angesprochen. Ich halte es für besonders wichtig — integrativ bedeutungsvoll — für den psychoanalytischen

Gruppenprozeß, daß von vornherein klar ist, Gruppensitzungen finden über einen längeren Zeitraum von mindestens 2–3 Jahren grundsätzlich zu bestimmten Zeiten regelmäßig statt. Es ist also nicht dem Zufallsprinzip überlassen, wann die Gruppe arbeitet. So ist es auch nicht möglich, in einer Situation großer Angst oder eines großen inneren Konfliktdrucks eine Gruppensitzung anzusetzen, sondern es wird ein Konstanzprinzip eingeführt, das einerseits eine gewisse Versagung und Frustration bedeutet, andererseits aber auch ein hohes Maß an Verläßlichkeit garantiert. Dieses Konstanzprinzip ist deswegen so wichtig, weil in der Regression, die im Gruppenprozeß aufkommt, aber auch bei psychisch schwierigen Konfliktlagen der Inkonstanz, der Unzuverlässigkeit der Beziehungen oft eine große Bedeutung zukommt. Damit Inkonstanz und Unzuverlässigkeit bearbeitet, d.h. zunächst überhaupt thematisiert werden können, muß der äußere Rahmen, das Setting, konstant sein.

Die Gruppe arbeitet mit einer vom Analytiker vorgegebenen Methode. Was die Gruppe sonst noch macht, ist eine andere Frage. Es werden keine anderen Formen der Ansprache oder der Betätigung angeboten als das Wort. Bei dieser Methode ist ausgeschlossen, daß es vorgegebene Themen gibt oder daß die verbale Auseinandersetzung etwa durch averbale oder nonverbale Techniken, z.B. dem Spiel, bestimmte normierte Auseinandersetzungen in Form sozialer Übungen oder durch außerhalb des konstanten Raumes und der Zeit stattfindende gemeinsame Unternehmungen, Ausflüge usw. abgelöst werden kann. Wenn die Gruppe vor oder nach der Sitzung solche Aktivitäten startet, dann wird das nicht vom Gruppentherapeuten angeboten oder gar vorgeschlagen. In der Regel beteiligt er sich daran auch nicht. Vielmehr ist es die Aufgabe des Therapeuten, diese Aktionen, falls sie vorkommen, zum Gegenstand des analytischen Gesprächs zu machen und mit der Gruppe zusammen zu fragen, zu verstehen und zu deuten, was damit eigentlich ausgedrückt werden soll. Das heißt, solches „außergruppales Material" auf die analytische Bedeutung hin zu betrachten. Jetzt möchte ich, wenn ich schon von analytischer Bedeutung rede, zum Kernpunkt dessen kommen, was analytische Gruppentherapie ist.

Es handelt sich zunächst einmal um jene Art der Gruppenarbeit, die die unbewußte Dimension ganz in den Vordergrund stellt. Die unbewußte Dimension der verschiedenen Menschen, die auf der Ebene einer Gruppe zusammen sind, die mit der Therapeutin oder dem Therapeuten zusammen etwas erleben. Erleben sie überhaupt was und wenn ja, was eigentlich? Die tun doch nichts miteinander, reden doch nur, machen also keine „action". Ja, sie erleben etwas. Gerade dadurch, daß sie keine „action" machen, daß sie nichts tun. Dadurch wird die Aufmerksamkeit der Gruppenteilnehmer ausschließlich auf innere Vorgänge, d.h. Phantasien, Einfälle, Gedanken, Gefühle, Ängste, Aggressionen usw. gelenkt. Deswegen wird in der sog. Grundregel auch als einziges dazu ermutigt und aufgefordert, auf diese freien Einfälle, Gefühle, Erlebnisse, Phantasien, Träume und anderes Material, das sehr stark mit unbewußt psychischen Vorgängen zu tun hat, zu achten und diese, wenn es irgend geht, ohne Zensur und Kontrolle auszusprechen. Was kommt dabei zustande? Dabei kommt sehr schnell und meistens sehr dicht eine Fülle von Phantasien und Gefühlen zustande, natürliche Abkömmlinge des Unbewußten und, wie sich sehr schnell zeigt, oft schon in den ersten Minuten der ersten Sitzung einer neuen Gruppe, um gemeinsame unbewußte Phantasien. Um Phantasien, die nicht vom einzelnen getrennt, sondern aufeinander bezogen sind und sich natürlich auf die Person der oder des Therapeuten beziehen. Gemeinsame, unbewußte Phantasien, die dann auch immer

Übertragungsphantasien sind, treten sehr schnell in das Zentrum des Erlebens. Kann man das so allgemein behandeln? Gewiß, solche Phantasien, Gedanken, Themen, Schwierigkeiten und Affekte, die geäußert werden, können ja auch höchst bewußt sein. Die Erfahrung lehrt, daß sich sehr schnell in einer solchen Gruppensituation durchaus nicht bekannte, bewußte, vorausgedachte, sondern aufeinander bezogene Themen einstellen, die als Gestalt einer zunächst unbewußten Szenerie zwischen einer Reihe von Menschen aufzufassen sind. Sie sind sehr stark von Gefühlen, auch unsteuerbaren Affekten geleitet und oft unlogisch, sprunghaft, mit anderen Worten, Abkömmlinge unbewußter psychischer Tätigkeit. Diese gemeinsamen unbewußten Phantasien richten und organisieren sich recht bald im Sinne einer Übertragung. Der Gruppenanalytiker tut gut daran, diese von vornherein in das Zentrum seiner Aufmerksamkeit und Wahrnehmungseinstellung zu stellen. Unbewußte Gruppenphantasien sind auf die Ebene der Bedeutung zu verstehen, die sich auf die oder den Gruppentherapeutin(en) beziehen. Alle Äußerungen, die in der Gruppe fallen, haben auch etwas mit der Therapeutenperson zu tun und sind meist unbewußt adressiert. Genauso die Übertragung. Wenn wir von Übertragung sprechen, der Übertragung von Wünschen oder auch vergangenen Schicksalen, vergangenen Konfliktsituationen der einzelnen Teilnehmer, so werden sie im Hier und Jetzt der Gruppensituation auf den Therapeuten übertragen.

Wenn wir von Übertragung sprechen, reden wir selbstverständlich gleichzeitig von Widerstand. Das heißt, es treten gleichzeitig auch Schwierigkeiten, das Setting aufrechtzuerhalten, des Sprechens, Denkens oder auch der Affekte auf. Sie können z. B. zu einem Fernbleiben, Zuspätkommen, zu einem langen Schweigen, zu einem oberflächlich erscheinenden Gerede oder zu einem chaotischen Durcheinander führen. Auch wenn eins nicht zum anderen zu passen scheint, liegt darin eine Absicht — u. U. die unbewußte Absicht der Gruppe, im Dienste des Widerstandes die Wahrnehmung des Therapeuten zu verwirren und zu beeinträchtigen, so daß er nichts mehr versteht.

Mancher wird sich fragen: Was ist denn die Ebene der unbewußten Phantasien in Form von Übertragungsphantasien, die auf die Therapeutenperson gerichtet sind? Sind die Phantasien auf den Therapeuten bezogen? Ich würde sagen, ja. Und zwar auf der Ebene der Gruppenübertragungsneurose. Gleichzeitig gibt es daneben jedoch eine andere Ebene in der Gruppe, die aber nicht in erster Linie die Arbeitsebene des gruppenanalytischen Prozesses darstellt. Gemeint ist die Identifikation der einzelnen Teilnehmer einer Gruppe miteinander. In einer Gruppe kommt es sehr schnell zu identifikatorischen Prozessen. Die Unterschiede sowie die Andersartigkeit der einzelnen Menschen sind rational zu sehen. Jeder hat zwar sein eigenes Schicksal, jeder hat seine eigenen Probleme, Frau ist nicht gleich Mann, jung nicht gleich alt, und doch lehrt uns die Erfahrung in der Gruppe — oft schon zu Anfang, daß es sehr stark zu identifikatorischen Prozessen kommt. Im Extremfall erleben alle das gleiche. Erleben wir aber verschiedenes, dann passen die unterschiedlichen Erlebnisformen als Facetten eines gemeinsamen Prozesses zusammen. Treten z. B. Wut und Angst gleichzeitig auf, so heißt das nicht, daß es sich um unterschiedliche Erlebnisformen handelt, sondern daß es Ausdruck des Hin- und Hergerissenseins zwischen Wut und Angst ist. Kommt bei einigen das Bedürfnis auf, viel zu sagen und bei anderen Gruppenteilnehmern gleichzeitig das Bedürfnis zu schweigen, so heißt das nicht, daß aktive und inaktive Teilnehmer in der Gruppe sind, sondern daß die Gruppe mit einem großen, oft geradezu dranghaftem Interesse am Sprechen, sei es zur Entlastung, sei es zur

Selbstdarstellung und gleichzeitig von Gekränktheit oder Trotz besetzt ist. Beides ist da und konstituiert die gemeinsame Phantasie. Sie ist unter dem Aspekt von Übertragung und Widerstand wahrzunehmen und zu deuten.

Solch ein Modell kann natürlich in reiner, quasi orthodoxer Form Anwendung finden. Es ist an bestimmte Rahmenbedingungen gebunden. Es empfiehlt sich natürlich eher für eine ambulante Praxis, nicht so sehr dagegen für die Tätigkeit in einer Klinik. Solch ein Modell kann selbstverständlich auch in modifizierter Form angewendet werden. Wir sprechen dann von tiefenpsychologisch fundierter Gruppenpsychotherapie. Wir haben hier zwar Modellvorstellungen, legen aber keinen Wert darauf, konsequent alles, jede Therapeutenintervention auf der Ebene der Deutung unbewußter Übertragungsphantasien zu machen, sondern geben auch ermunternde Interventionen oder Ratschläge. In der klassischen analytischen Situation käme das nicht vor. In der reinen Form dieses Modells liegt die Aktivität des Therapeuten in der Deutung unbewußter Inhalte und nirgends sonst.

Man dann dieses Modell kennen und gerade weil man es kennt, nicht anwenden. Ist die Gruppenkomposition — ich werde auf diesen Begriff später noch zurückkommen — nicht ausgewogen, so läßt es sich leicht ausmalen, was passieren wird, wenn ich meine Technik nicht modifiziere: die Gruppenteilnehmer werden regressiv ins Schweigen verfallen und möglicherweise, wenn sie dem inneren Druck nicht standhalten können, fluchtartig den Behandlungsraum verlassen. Ich meine aber, daß die Entscheidung, ein anderes gruppentherapeutisches Modell anzuwenden, voraussetzt, daß man wenigstens Grundkenntnisse dessen hat, was man nicht tut. Das heißt, daß man aus bestimmten Gründen ein strenges psychoanalytisches Modell nicht anwenden möchte oder nicht anwenden kann. (Dazu wird später noch einiges zu sagen sein.) Schließlich gibt es natürlich andersartige Gruppenformen, Gruppentherapieformen, die dieses Modell aus methodischen Gründen nicht benützen bzw. vermeiden möchten. So gibt es gruppendynamische Formen, die nicht im engeren Sinne therapeutische Anwendung finden. Dabei ist nicht beabsichtigt, unbewußtes Material zur Sprache zu bringen. Der Gruppendynamiker weiß aber sehr genau, daß die Lesart der unbewußten Prozesse möglich ist, auch wenn er sich vorher dazu entschieden hat, sie nicht aufzugreifen, z. B. weil die Zielsetzung einer gruppendynamischen Arbeit, wie es oft vertreten wird, eine verbesserte soziale Durchsetzungsfähigkeit oder ähnliches ist.

Ich habe lange genug in Klinik- und Beratungssettings gearbeitet, um zu wissen, daß dieses Modell, wie ich es hier vortrage, oft in der reinen Form nicht anwendbar ist. Ich werde es allerdings nicht missen wollen, um zu wissen, wann ich es nicht anwende, wo ich abweiche und wenn ja, warum. Man kann nur aus der Kenntnis dieses Modells heraus Variationen und Modifikationen einführen. Tut man es aus der Unkenntnis heraus, kann es schwierig, oft auch gefährlich werden.

An dieser Stelle möchte ich kurz einige typische Stadien des psychoanalytischen Gruppenprozesses benennen: Was haben die Teilnehmer einer Gruppe zu erwarten, womit rechnen wir als Therapeuten, wenn wir Menschen in eine Gruppentherapie überweisen oder selber eine Gruppentherapie machen? Zunächst kann man sagen, daß die klassischen Stadien eines psychoanalytischen Prozesses in einer Gruppenanalyse ebenfalls zu finden sind — allerdings mit Akzentverschiebungen. Wenn wir in einer klassischen Psychoanalyse mehr von den bekannten psychogenetischen Entwicklungsstufen kommen, der oralen, der analen und der ödipalen Regression mit dem jeweiligen Übertragungsaspekt sprechen, dann wird man dieses in der Gruppe nicht so regelhaft sehen können, sondern zusätzlich andere Formen der unbewußten Phantasien, der typischen Übertragungs- und Widerstandssituationen benennen müssen. Sie kommen in einer klassischen Analyse in dieser Form nicht vor. Die ödipale Auseinandersetzung, im engeren Sinne auf sexuellem Niveau, tritt in einer Gruppe eher in den Hintergrund. In den von mir bisher durchgeführten analytischen Gruppenpsychotherapien, die in der Regel über 80 Doppelsitzungen gehen, tauchen diese Themen gar nicht, oder wenn, dann nur in einer oder zwei Sitzungen verteilt über den Gruppenprozeß auf. Anale Auseinandersetzungen, wie Trotz, Genauigkeit, Beharrlichkeit, treten in einer Gruppe weniger auf, auch dann nicht, wenn solche Probleme bei einzelnen Teilnehmern vorliegen; oder aber Teilnehmer, die diese Themen einbringen, geraten in eine Randposition. Damit ist schon gesagt, was sehr viel häufiger und dramatischer in den Vordergrund des Gruppenprozesses kommt: es sind orale Regressionsstadien und die zugeordneten Übertragungsaspekte. Es sind symbiotische Probleme. Es sind im Zusammenhang mit den symbiotischen Problemen auftretende Trennungs- und Separationsprobleme, Fragen der Individuation, oder — am Ende eines Gruppenprozesses — Fragen der Reindividualisierung der einzelnen Teilnehmer, dem Sichtrennen von der Gruppe zugunsten der Wiederherstellung der einzelnen Personen. Schließlich Zerfallsphantasien, Zerfallsängste, die sowohl auf der körperlichen als auch auf der psychischen Ebene im Sinne eines Zerbröckelns, Zerbrechens, Zerfallens des eigenen Organismus im körperlichen und psychischen Sinne erlebt werden, etwa in Form des körperlich empfundenen Zusammenbrechens und Krankseins.

Solche typischen Stadien des psychoanalytischen Gruppenprozesses sind nicht, wie früher einmal angenommen wurde, in einer regelhaften Abfolge zu beobachten, etwa so, daß zu Anfang die tieferen Regressionen einsetzen und dann später so nach und nach, auch genetisch gesehen, in höhere Bereiche kommen. So einfach ist es nicht. Man wird eher sagen müssen, daß die Knotenpunkte, die dramatischen Punkte der Entwicklung in einem Gruppenprozeß immer wieder durch das erneute Aufkommen und Durcharbeiten in dieser genannten typischen Gruppensituation gekennzeichnet sind.

Wir haben damit ein weiteres Indikationskriterium: Wenn wir Patienten haben, bei denen wir aufgrund unserer Erfahrung Wert darauf legen, besonders solche Konflikt- und Übertragungsformen, wie ich sie eben genannt habe, bearbeiten zu wollen, dann ist eine psychoanalytische Gruppe der richtige Ort. Haben wir dagegen vorwiegend Zwangsprobleme oder auch bestimmte ödipale Rivalitätskonflikte, um nur diese in der strukturellen Formulierung zu nennen, dann wird die Gruppe zwar auch möglich sein, aber sich nicht in erster Linie empfehlen. Das heißt nicht, daß nicht alle Regressionen und Probleme, oder besser gesagt, die Entwicklungsschicksale in einer Gruppe besonders klar und intensiv erreicht werden können. Hier spielen aber sicherlich die Konzeption und daraus abgeleitet die Gruppentechnik eine wesentliche Rolle. Ich bin mir nicht sicher, ob Balint es war, der einmal über die psychoanalytische Gruppenbehandlung gesagt hat: „Der Gruppenanalytiker weiß oft wenig über seine Gruppenteilnehmer, aber er bewirkt ungeheuer viel durch die Dynamik, durch die Massivität der genannten eingeschränkten Formen der Wiederbelebung ..., während der Einzelanalytiker oft ungeheuer viel über seinen Einzelpatienten weiß, aber nicht so dramatisch viele Erlebnisformen erfährt oder auch vermittelt wie der Gruppenanalytiker." Man bemerkt in dem anekdotenhaften Ausspruch, daß die Gruppenanalyse ein mächtiges Instrument ist, ein mächtiges Instrument regressiver Wiederbelebung früherer Erlebnisformen und auch ein, wenn man so will, gefährliches Instrument, das bedeutsam gehandhabt sein möchte. Natürlich gibt es Einschränkungen, nämlich Verzweigungen, Verästelungen des individuellen Lebenslaufes nicht so im einzelnen kennen und bearbeiten zu können wie in einer Einzelbehandlungssituation. Ich werde jetzt auf einige Einzelprobleme der Indikation und Kontraindikation näher eingehen:

Wie ich schon sagte, muß man mindestens zwei Aspekte bei der Frage, ob wir einen Menschen in einer Gruppe behandeln wollen, beachten: Die Einzelindikation und die Indikation der Gruppe als Ganzes. Können wir vorher schon versuchen abzuschätzen, ob der Kreis der Menschen, die wir in der Gruppe sehen wollen, mit denen wir in einer Gruppe arbeiten wollen, zueinander paßt oder nicht? Geht das, wenn verschiedene Patienten mit sehr unterschiedlichen Problemen und Fragestellungen in die Gruppe kommen? Was den Aspekt des einzelnen Teilnehmers angeht, so ist das schon schwierig genug zu beantworten. Ich mache es mir daher leichter und sage: Positive Indikationen für analytische Gruppenpsychotherapie sind gleichbedeutend mit Indikationen für psychoanalytische Einzeltherapie, mit der Ausnahme, daß dadurch bestimmte Schwerpunkte gesetzt werden.

Was dagegen nicht — und da sind wir auch schon bei den Kontraindikationen — im Vordergrund der Indikationsstellung steht, ist etwa die Klage eines Patienten über Vereinsamung und Kontaktmangel. Wenn uns jemand sagt, er habe Schwierigkeiten im Umgang mit anderen und wir daraus folgern wollen, die analytische Gruppe ist gut, weil der Mensch da mal unter anderen Menschen ist, und dieses seine Kontaktfähigkeit erhöht, dann glaube ich, ist dies falsch. In der Gruppe wird ja eben gerade keine direkte Interaktion eingeübt. Direkte Interaktion, direktes miteinander Befassen findet in diesem Sinne nicht oder kaum statt. Die Ebene, die hier betreten wird und um die es hauptsächlich geht, ist nicht die der direkten Interaktion. Natürlich gibt es direkte Interaktionen, aber die sind das Eigentliche, die Basis, die den psychoanalytischen Gruppenprozeß ausmacht. Bekanntlich ist es in der Regel so, daß mit dem Eintritt des Therapeuten in das Behandlungszimmer direkte Interaktion beendet wird. Ist dies nicht der Fall, liegt meistens ein Widerstandsphänomen vor.

Was sind die Kontraindikationen? Wen würden wir nicht in eine Gruppe schicken? Ich meine, Menschen, die in besonders schwerer Art strukturell gestört sind. Wenn z. B. jemand mit einer psychotischen Episode oder einer länger dauernden chronifizierten Psychose kommt, würde ich sehr genau überlegen, ob ich ihn in eine Gruppe schicken würde. Es sei denn, es handelt sich um eine Gruppe, bei der von vornherein besonders psychotische Störungen des Erlebens behandelt werden sollen. Mit anderen Worten, es sei denn, es handelt sich um eine homogene Psychotikergruppe. Einen Menschen mit einer Psychose in eine Gruppe zu nehmen, die aus Leuten besteht, die wegen neurotischer Probleme, wie Verhaltensschwierigkeiten, eine Gruppenanalyse machen, kann zu unangenehmen, auf jeden Fall sowohl für den Patienten als auch für den Therapeuten höchst unbefriedigenden, ja gefährlichen Situationen führen. Eine heterogene Gruppe mit Psychotikern, oder auch mit sehr schwer strukturell ich-gestörten Teilnehmern, sog. Borderline-Patienten, die in der Minderzahl sind, kann deswegen so schwierig werden und oft mit einer großen Druck- und Notsituation für die Schwergestörten enden, weil die gemeinsame Regression, der gemeinsame Gruppenprozeß, die gemeinsame Phantasie- und Übertragungsbildung bei sehr schwer Gestörten nach anderen Gesetzmäßigkeiten, in anderen Ausmaßen und auch in anderen Zeitmaßen erfolgt als beim nicht so schwer gestörten Patienten. Es kommt dann regelmäßig zu einem Hinwegtauchen dieser Schwergestörten unter die gemeinsame Regression der Gruppe, zu einer malignen Regression, die dann nicht mehr aufzufangen ist. Sie wird von der Gruppe nicht mehr integriert und ist dann durch das deutende, verbale Eingreifen des Therapeuten auch nicht erreichbar. Ich bin mir darüber im klaren, daß diese Aussagen im deutlichen Widerspruch zu dem Konzept Pohlens stehen. Soweit Pohlen die Quelle seiner Erfahrungen transparent gemacht hat, ist aber festzustellen, daß die hinsichtlich der Schwere der Ich-Störung gemischten Gruppen in einem stationären Setting mit Therapiekombinationen behandelt wurden.

Es ist zwar durchaus möglich, daß eine homogene Gruppe als Übertragungsphantasie eine psychotische Phantasie entwickelt. Mit Recht wird nicht nur von Übertragungsneurosen, sondern auch von episodischen Übertragungspsychosen gesprochen. Bleibt dieses aber auf einzelne, u.U. schon ein langes Krankenschicksal tragende Menschen beschränkt, die man in eine Gruppe weniger Gestörter bringt, so halte ich es für kontraindiziert. Damit ist gesagt: Zu starke Inhomogenität oder Heterogenität einer Gruppe ist ein schwieriges Unterfangen, zumindest dann, wenn es auf der Ebene der Tiefe und des Ausmaßes einer psychischen Störung zu sehen ist. Psychotiker, schwer strukturell Ich-Gestörte kann man selbstverständlich in Gruppen behandeln, man sollte sie aber nicht in der Minderzahl mit anderen nichtpsychotischen, nicht strukturell ich-gestörten Patienten behandeln, weil dadurch die Homogenität der Gruppenübertragung durch maligne Regression gesprengt wird. Oft zieht dies Notfallmaßnahmen des Gruppentherapeuten oder anderer Therapeuten nach sich. Das heißt, man muß den Patienten aus der Gruppe herausnehmen, oder aber die Gruppe schließt diese Teilnehmer von selbst aus. Sei es, daß diese Teilnehmer mit z.T. sehr erregten Worten rausgeworfen werden, sei es, daß sie sich resigniert und unverstanden depressiv zurückziehen oder erregt fliehen.

Ein weiteres Problem sind die Persönlichkeitszüge des „acting out", der Neigung zu extremem Agieren. Dies betrifft Menschen, die psychische Spannungen und Konflikte, wie sie in jeder analytischen Situation, so auch in einer Gruppe, massiv auftreten und dort sogar noch verstärkt werden, nicht aushalten, sondern in Aktion umsetzen müssen. Man stelle sich vor, jemand bekommt plötzlich einen Lachkrampf, oder sexuelle Phantasien, die in der Gruppe aufkommen, müssen sofort in die Tat umgesetzt werden, weil Angst die vorhandene Triebspannung nicht anders bewältigt oder die Triebstärke nicht mehr kontrolliert werden kann. Mit sorgfältigen Erstinterviews und einer gründlichen Untersuchung, oder einfach aus der Kenntnis der Vorgeschichte eines Menschen können wir Anhaltspunkte dafür finden, ob derartige Formen der Störung vorliegen, die für eine analytische Gruppentherapie ungeeignet sind und anderes therapeutisches Vorgehen geeigneter erscheinen lassen. Hier sehe ich Kontraindikationen. Man sollte insgesamt gesehen eher vorsichtig sein. Das heißt aber nicht, daß man ängstlich sein muß. Zwischen Vorsicht und Angst gibt es Unterschiede. Welche Gruppe ist schon homogen? Im Grunde sind alle Gruppen mehr oder minder heterogen. Wir können uns nur bemühen. Das ist der Aspekt der „Gruppenkomposition", der Zusammensetzung der Gruppe, die wir im Blick haben müssen, wenn wir eine neue Gruppe bilden wollen. Es sollten keine extremen Strukturunterschiedlichkeiten vorliegen.

Dann die Frage des Alters: Ich finde es sehr schwierig und keineswegs erleichternd, wenn sehr unterschiedliche Lebensalter in einer Gruppe zusammentreffen. Oft wird die Vorstellung vertreten, es könnte ja vielleicht die Auseinandersetzung mit Eltern,

Großeltern oder umgekehrt die Auseinandersetzung mit Kindern vereinfachen. Dies ist m. E. ein Trugschluß, der sich zu sehr an der äußeren Realität orientiert. Die psychoanalytische Gruppentherapie ist aber an der inneren Realität mit orientiert. Es kommt auf die innere und nicht so sehr auf die äußere Realität an. Äußere Merkmale, wenn sie so verschieden sind, wirken oft schwierig und störend. Ich möchte noch ein weiteres Merkmal anführen: die Schichtspezifität. Es ist nicht einfach, wenn in einer Gruppe Arbeiter und Studenten, die einen bestimmten Jargon haben, zusammen sind. Es kann dann sehr leicht von der Sprachrealität und auch von der Schichtspezifität her zu schwierigen Situationen kommen, die die Entwicklung gemeinsamer Gruppenarbeit nicht erleichtern. Wenn solche Heterogenität, aus was für Gründen auch immer, vorkommt, sei es als äußere Notwendigkeit, sei es auch, weil sie vielleicht den Sinn haben soll, nun gerade so etwas zu machen, um Konfrontationen aufkommen zu lassen, muß ich aus eigener Erfahrung eher davor warnen. Äußere Konfrontationen haben mit den psychischen, intrapsychischen Konfrontationen noch lange nichts zu tun. Wir wollen ja zunächst die ungekonnte äußere Konfrontation durch die Konfrontation mit der inneren Realität ersetzen. Wenn wir es trotzdem tun (müssen), dann wird sich die analytische Wahrnehmung und Deutung diesen spezifischen, altersbedingten, schichtspezifischen, sprachspezifischen Heterogenitäten speziell zuwenden müssen. Sie müssen zuerst zum Gegenstand analytischer Arbeit werden. Die Erfahrung zeigt, daß die analytische Bearbeitung derartiger durch äußere Heterogenität einer Gruppe erzeugter Probleme die Arbeit schwieriger und mühevoller macht. Es dauert länger, bevor sich die intrapsychische Realität der Teilnehmer entfaltet. Immer wieder kann im Dienste des Widerstandes, im Dienste der Abwehr die äußere Realität zum Vorwand genommen werden, um bestimmte Punkte nicht bearbeiten zu müssen. Ich erwarte, daß die Bearbeitung von Generationsschwierigkeiten, Generationskonflikten und -gegensätzen einer zu diesem Zwecke extra heterogen gehaltenen Gruppe von älteren und jungen Leuten eher schwerer ist als mit einer Gruppe, die homogen ist. Wenn man sich die Arbeit leichter und effizienter machen will, dann sollte man möglichst darauf achten, daß die Gruppe homogen ist.

Noch einige Worte zur Therapeutenindikation: Das ist ein sehr heikler Punkt. Gibt es eigentlich Therapeuten, die mit Vorliebe mit Gruppen arbeiten und die Einzelsituationen scheuen? Gibt es Therapeuten, die mit Vorliebe bestimmte Gruppensituationen erhalten und andere Gruppensituationen lieber gar nicht erst aufkommen lassen? Diese Fragen sind natürlich mit „ja" zu beantworten. Es ist zu bedenken, ob ein Therapeut, der besonders gern oder vielleicht ausschließlich mit Gruppen arbeitet, z. B. vor der Intimität einer Zweiersituation oder genauer gesagt phantasierten Intimität einer Zweiersituation Angst hat. In der Gruppensituation ist eine Öffentlichkeit geschaffen, eine direkte Begegnung mit einem einzelnen Menschen kann nicht vorkommen. Es kann natürlich sein, daß bestimmte Therapeuten deswegen dazu neigen, ausschließlich mit Gruppen oder zum größten Teil mit Gruppen zu arbeiten, weil eine Gruppe von der Zahl der Teilnehmer her eine gewisse narzißtische Befriedigung geben kann. Es handelt sich da um mehrere, denen die therapeutische Sonne leuchtet. Die Einzelsituation ist dann nur eine graue, unbeachtete und verborgene Arbeit, die nicht das Publikum hat. Ich spreche aus Supervisionserfahrung. Selbstverständlich sind solche Aspekte bei zahlreichen Therapeuten ansatzweise vorhanden. Jeder von uns hat irgendwo seine besonderen Ängste, Vorlieben und Probleme. Wir tun nur gut daran, diese bei uns zu kennen. Wir sollten genau prüfen, wen nehmen wir in die Gruppe, warum machen wir Gruppen, wann machen wir Gruppen, wann machen wir keine Gruppen. Wann haben wir Angst vor Gruppen? Es könnte durchaus sein, daß die eigene Schwierigkeit des Therapeuten in Gruppen zu sein und der Wunsch, dadurch bessere Kommunikationsfähigkeit zu erreichen, ihn immer wieder dazu bringt, besonders gerne Gruppentherapie anzubieten.

Aber was für Gruppenteilnehmer gilt, gilt ebenso für Gruppentherapeuten: Bessere Kommunikationsfähigkeit als direktes Ziel analytischer Gruppenarbeit ist nicht so leicht zu haben. Sie ergibt sich höchstens dann, wenn auf dem Weg der Bearbeitung unbewußter und regressiver Phantasien eine bessere Möglichkeit der Selbsterkenntnis erreicht wird.

Was heißt dies für die Anwendung von Gruppenverfahren in einer Klinik, wo Patienten häufig sehr schwer gestört sind und nur kurz bleiben können? Wo eine relativ große Fluktuation herrscht, wo ein Mangel an ausreichender Erfahrung oder ausgebildeten Therapeuten herrscht? Solche Situationen sind häufig und eher das tägliche Brot. Ich glaube aber, um die Probleme sehen zu können, um in solchen Notwendigkeiten und Drucksituationen kritisch Kompromisse, die gelegentlich zu schließen sind, eingehen zu können, sollte man die Kenntnisse eines Modells einer Modellsituation haben. Nur sie gibt uns die Möglichkeit, Abweichung von der klassischen Technik in bezug auf die Chancenmöglichkeiten und Machbarkeiten, aber auch ihre Gefahren besser beurteilen zu können.

Zum Abschluß noch einige besondere Fragestellungen: Ist es möglich, daß Teilnehmer einer Gruppe gleichzeitig Einzeltherapie bekommen? Also die Frage nach der Therapiekombination. Was für Chancen oder was für Schwierigkeiten ergeben sich aus der sog. Co-Therapie? Können wir einem bestimmten Patienten, der einzeln behandelt wird, dazu raten, in die Gruppe zu gehen? Was die sog. simultane Einzel- plus Gruppentherapie angeht, so habe ich davon keine gute Meinung. Es ist nur scheinbar eine Erleichterung für einen Patienten, in einer sehr belastenden Gruppensituation oder in einer in der Gruppensituation auftretenden Symptomverschlimmerung sagen zu können: Das bespreche ich nicht mit Ihnen, sondern in der Einzelbehandlungssituation. Oder, ich kann das nur mit Ihnen persönlich besprechen, in der Gruppe geht das nicht. Oder: Gibt es die Möglichkeit, außerhalb der Gruppe, die ja nur einmal, vielleicht auch mehrere Male in der Woche stattfindet, außerdem noch Einzelstunden zu haben? Diese Fragen werden häufig gestellt. Ich meine, wir sollten sie negativ beantworten. Entscheiden wir uns zur Durchführung einer analytischen Gruppentherapie, dann sollte dies auch die Methode sein, zur Entlastung beizutragen, und sei es auch nur in der einzelnen Gruppensituation. Zusätzliche Einzeltherapie ist dann eher schädlich. Es taucht damit sofort die Frage auf, ob sie von einem oder verschiedenen Therapeuten angeboten wird. Es kann sehr schnell dazu kommen, daß der Gruppentherapeut der Quäler, der Einzeltherapeut der Heiler ist und/oder umgekehrt.

Die Übertragung geht von Konflikten aus, die zusammengehören. Sie sind nicht trennbar, aufspaltbar, nicht räumlich und psychisch auf einzelne Menschen verteilbar. Dies würde die Übertragung lediglich schwächen. Geben wir solchen Wünschen nach oder bieten wir sie von uns aus in der Täuschung und Selbsttäuschung an, „flächendeckend" gründlicher und fürsorglicher zu arbeiten, so provozieren wir Splittings, Übertragungssplittings. Aufteilungen des therapeutischen Settings auf mehrere Methoden sind grundsätzlich äußerst problematisch. Allenfalls ist dies bei sehr schwer gestörten Patienten, die zugleich organischer Behandlung bedürfen, denkbar. Hier sollte der Gruppentherapeut aber durch andere Kolleginnen und Kollegen entlastet werden, um Überschneidungen von vornherein zu vermeiden.

Zur Frage der Co-Therapie: Co-Therapie ist ebenfalls von Angst und Mißverständnissen zu befreien. Sie ist ein wichtiges Mittel, um überhaupt analytische Gruppentherapie lernen zu können. Ich kann mir nicht vorstellen, ohne Anleitung, ohne Erfahrung als Co-Therapeut gleich selbständig eine schwierige Gruppe leiten zu können. Aber es gibt auch einen anderen Begriff von Co-Therapie: Mehrere Co-Therapeuten, zwei oder noch mehr, leiten als Gleichberechtigte — also nicht als Lernender oder Erfahrener — eine Gruppe. Ich glaube, daß dieses Setting besonderer, sehr sorgfältiger Aufmerksamkeit bedarf. Die beiden oder drei gleichberechtigten Co-Therapeuten müssen sehr sorgfältig darauf achten, daß nicht die von mir vorhin schon erwähnte Spaltung auftritt. Sie wird immer auftreten. Aber die Wahrnehmungseinstellung der Co-Therapeuten muß dann erweitert werden vom Verstehen der Sichtweise in bezug auf die Gruppe um jene, welche die eigene Beziehung zum Co-Therapeuten und die Beziehung der beiden anderen Co-Therapeuten zueinander einschätzt. Das ist gut zu sehen, wenn wir mit Paaren arbeiten. Hier empfiehlt sich aus bestimmten Gründen ein „therapeutischer Partner“, allerdings unter der Voraussetzung, daß die besondere Situation der Co-Therapeutie selber Gegenstand der Wahrnehmung wird. Das ist die besondere Chance der Co-Therapie. In der Beziehung der Co-Therapeuten, der Therapeutin und des Therapeuten, die diese Gruppe zusammen leiten, bildet sich die aktuelle Problematik der Gruppe ab. Hier kommt also eine spezifische Form der „Beachtung der Gegenübertragung auf den jeweiligen Co-Therapeuten“ hinzu, eine, wie ich meine, differenzierte, schwierige, aber zusätzliche Quelle therapeutischer Wahrnehmung und Erkenntnis. Co-Therapie bedarf, wenn sie wirklich fruchtbar sein soll, einer sehr genauen kritischen Kenntnis, und vor allen Dingen der Beachtung, um Wahrnehmungsverfälschungen zu vermeiden. Weiterhin trägt sie dazu bei, eine zusätzliche Dimension des Gruppenprozesses zu erkennen. Co-Therapeuten dürfen sich nur nicht auseinanderdividieren lassen. Die Gruppe wird immer versuchen zu spalten, der eine wird gut erlebt, der andere schlecht. Alt — jung, erfahren — unerfahren sind Zuschreibungen für den Co-Therapeuten. Entscheidend ist, dies im Dienste der zugrunde liegenden unbewußten Phantasien auch wirklich zu verstehen und nicht als Plage äußerer Realität zu nehmen. Wenn man wirklich zu meinen glaubt: Ich kann gar nichts oder ich kann heute nichts, die Kollegin oder der Kollege ist genial, dann muß man sich fragen: Warum bin ich heute in einer Situation, in welcher mich die Gruppe so schlecht sieht und ich mich so schlecht fühle? Warum wird der Andere heute so groß erlebt, so bewundert? Was geschieht hier eigentlich mit uns beiden? Es ist nicht zu erwarten, daß diese Fragen immer mit letzter Kenntnis, mit letztem Können, mit letzter Vollständigkeit beantwortet werden können, aber sie dürfen nicht unter den Tisch fallen.

Oft ist die Realität nicht so: Der Erfahrungsstand ist sehr unterschiedlich, das psychische Befinden, die Konfliktlage, die Lebenssituation der Therapeuten sind unterschiedlich. Sie sind nicht immer gleich gut. Es gibt Situationen der Krisen im Team und Dinge, die man früher sicher zu handhaben glaubte, die einem zeitweise nicht gut gelingen. Entscheidend ist, das wollte ich noch anmerken, nicht Entmutigung, sondern eine kritische Schärfung der Wahrnehmung, eine kritische Schärfung der Selbstreflexion und die Kenntnis von Grundmodellen. Nur diese grundsätzliche Kenntnis kann uns dahin bringen, die oft notwendig werdenden Abweichungen,

Legierungen, Verkürzungen, Veränderungen, oder einschlägige Parameter einer Behandlung einzufügen. Wenn wir dagegen ganz pragmatisch mit Gruppen arbeiten, dann sollten wir uns zumindest über eines im klaren sein: Es ist eine schwierige therapeutische Arbeit, die sorgfältig und vorsichtig gehandhabt werden muß. Zurückhaltung ist geboten.

Fokal- und Kurzpsychotherapie

J. Kipp

Einleitung

Mit meinem Referat kann ich keine neuen Erkenntnisse aus einem wissenschaftlichen Forschungsprogramm darstellen. Jedoch möchte ich praxisnah von meinen ca. 10jährigen Erfahrungen mit Kurz- und Fokaltherapie berichten. Ich habe die Arbeit mit diesen Verfahren in der Psychotherapeutischen Poliklinik in Marburg begonnen. Diese Poliklinik sollte nach Art der Trouble-shooting-Klinik von Bellak u. Small (1972) organisiert werden und u.a. zur Krisenintervention dienen.

Seit ich in Kassel bin, führe ich diese Verfahren ambulant durch und versuche zudem immer wieder, sie in die tägliche klinische Praxis des Ludwig-Noll-Krankenhauses einzuführen. Seit 2½ Jahren leite ich im Rahmen des Psychoanalytischen Instituts Kassel ein Fokaltherapieseminar, das im Sinne einer „Werkstatt" strukturiert ist. Stundenverläufe aus gesamten Therapien werden im Sinne eines „handwerklichen" Vorgehens analysiert und reflektiert. Grundlage jeder methodischen Entwicklung der Kurz- und Fokaltherapie ist es, daß jede Therapiestunde protokolliert wird. Dazu eignen sich Gedächtnisprotokolle, die möglichst sofort nach der Stunde geschrieben bzw. diktiert werden. Balint et al. (1973) zeigen vorbildhaft in dem Buch „Fokaltherapie", wie solche Protokolle aussehen können.

Im Vergleich zum psychoanalytischen Standardverfahren eignen sich Kurz- und Fokaltherapie besonders für wissenschaftliche Untersuchungen, da das Material aufgrund der kürzeren Therapie überschaubar bleibt und jeder Therapeut eine größere Zahl von Therapien durchführen kann. Obwohl Kurz- und Fokaltherapie relativ selten systematisch durchgeführt werden, liegen ziemlich viele kontrollierte Therapiestudien vor (vgl. Bellak u. Small 1972; Meyer 1978; Malan 1972, 1976a). Je nach Vorauswahl der Patienten und Strenge der Indikationskriterien liegt die Erfolgsquote bei 50–85% der Fälle. Für diese Untersuchungen liegen beispielsweise bei Bellak u. Small (1972) standardisierte Untersuchungsskalen zugrunde, die auf ein ich-psychologisches Konzept verweisen. Bei Malan (1976a und b) wird eine differenzierte Untersuchungsmethode dargestellt, die auf prognostischen Voraussagen für die einzelnen Patienten beruht. Die Ergebnisse werden damit qualitativ aussagekräftiger.

Ziel meines Referates ist es, methodische Möglichkeiten so darzustellen, daß jeder die Kurz- und Fokaltherapie auch in seine Therapiepraxis übernehmen kann.

Zur allgemeinen Indikationsstellung

Einer sehr großen Zahl von neurotisch und psychosomatisch Kranken steht nur eine kleine Zahl von Psychotherapeuten gegenüber. Aus diesem Grund ist es notwendig zu klären, welche zeitlich gesehen effizienteren Therapiemethoden es gegenüber dem psychoanalytischen Standardverfahren gibt. Zudem haben zahlreiche Patienten nur den Wunsch, ihre Symptome gemildert zu bekommen. An einer Klärung ihrer gesamten menschlichen Problematik sind sie oft gar nicht interessiert.

Bevor ich jedoch auf einzelne klinische Verfahren eingehe, möchte ich den Ruf nach immer schnelleren und effektiveren Therapieverfahren in Frage stellen. Die Psychoanalyse, die sich von vornherein mehr Zeit läßt, versucht Beziehungen ernstzunehmen und macht möglich, daß Patienten die Zeitlichkeit ihrer eigenen Geschichte und damit ihrer Individualität ernstnehmen und sie nicht abzuschaffen oder zu entwerten suchen. Sie ist insoweit nicht gesellschaftskonform. Es muß reflektiert werden, ob die Tendenz, Kurztherapien durchzuführen, hauptsächlich aufgrund eines gesellschaftlichen Anpassungsdruckes erfolgt. Dies gilt auch für Wochenenderfahrungen in Psychogruppen mit schnellen „Erfolgen". Obwohl ich es von daher als problematisch ansehe, Kurzverfahren durchzuführen, kenne ich doch zahlreiche Menschen, die sich nach Kurztherapien oder Psychogruppen an Wochenenden entschlossen haben, sich intensiv und langdauernd mit sich selbst auseinanderzusetzen. Ich möchte mich jedoch nur mit den analytischen Kurztherapien und deren Indikation und Methodik beschäftigen.

Alle Prognosekriterien, die sonst für einen positiven Verlauf einer psychotherapeutischen Behandlung günstig sind, bewähren sich auch für die Fokaltherapie. Die Kurztherapie eignet sich zudem für die Krisenintervention.

Bei folgenden Problemen befürworten nur einzelne Autoren die analytische Kurz- und Fokaltherapie:

– *Psychosomatische Erkrankungen*

Eine Fokaltherapie eignet sich auch bei psychosomatischen Erkrankungen, obwohl die Patienten oft einen mangelhaften Zugang zum emotionalen Erleben haben. Günstige Resultate sind bei all den Formen zu erreichen, deren Symptomdauer nicht allzu lange und deren Konfliktsituation relativ umschrieben ist (Meyer 1978).

– *Frühgestörte Patienten*

Bei frühgestörten Patienten sind vor allem Kurztherapieverfahren zur Krisenintervention erfolgreich angewandt worden (Bellak u. Small 1972; Wolberg 1983). Da die Fokaltherapie ähnlich wie das psychoanalytische Standardverfahren zur Regression führt, müssen Regressionstendenzen beim Patienten von Anfang an eingeschätzt werden. Die Limitierung der Therapie trägt m. E. dazu bei, daß regressive Tendenzen einzuschränken sind. Ich habe die Fokaltherapie mehrfach bei Patienten mit leichter psychotischer Dekompensation eingesetzt.

– *Charakterneurotische Störungen*

Der Einsatz von Kurz- und Fokaltherapie bei charakterneurotischen Störungen ist umstritten. Bei auftretenden Krisen ist die Kurztherapie geeignet. Die wenigen Therapieversuche, die ich mit charakterneurotischen Patienten durchgeführt habe, scheiterten daran, daß die Patienten die Therapie schnell und mit großen Emotionen abbrachen.

Fehlende Motivation ist, wie Meyer (1978) aufzeigt, keine Kontraindikation, da die Motivationslosigkeit auch als Symptom verstanden werden kann. Zur Vorbereitung einer Fokaltherapie sollte dann eine Aufklärung über Art und Wirkung der

Psychotherapie erfolgen, so daß Motivationsreserven geschaffen werden können. Nach vorheriger Aufklärung eignen sich analytische Kurztherapieverfahren auch für Unterschichtpatienten. Die Indikation für eine Kurz- bzw. Fokaltherapie liegt immer dann vor, wenn sich ein Kernkonflikt anhand der auslösenden und aktuellen Situation im Verhältnis zur Genese rasch strukturieren läßt und wenn die Patienten auf das Konfliktangebot im Sinne von Probedeutungen eindeutig mit einem Motivationszuwachs antworten und der Konflikt sich auch in der Übertragung bald und klar konstellieren und bearbeiten läßt (Malan 1976a).

Zur Differenzierung von Kurz- und Fokaltherapie

Analytische Kurz- und Fokaltherapie werden häufig gleichgesetzt. Dennoch lassen sich beide Konzepte dieser Kurztherapien klar differenzieren. Das eine Konzept der Kurztherapie ist bei Notfällen zur Krisenintervention entwickelt worden. Bellak u. Small (1972) und Wolberg (1983) haben zur Entwicklung und Evaluierung dieses Krisentherapieverfahrens beigetragen. Meist wird in einer kurzen Therapie mit 3–5, maximal 10 Therapiestunden ein Ergebnis erreicht. Obwohl meist eine psychodynamische Fundierung dieser Kurztherapiemethode vorhanden ist, orientiert sie sich nicht eindeutig nach der Psychoanalyse.

Die zweite Konzeption der analytischen Kurztherapie, die ich mit dem Balintschen Begriff „Fokaltherapie“ benenne, basiert ausschließlich auf psychoanalytischen Kriterien (vgl. Malan 1972, 1976a; Balint et al. 1973; Klüwer 1971). Die Fokaltherapie unterscheidet sich vom psychoanalytischen Standardverfahren durch die zwei Parameter fokussierte Aufmerksamkeit und Terminierung der Therapie. Meist wird ein Zeitraum von 10–40 Stunden gebraucht. Thomae (1981) geht soweit, daß er in einem Prozeßmodell der psychoanalytischen Therapie diese als eine fortgesetzte, zeitlich nichtbefristete Fokaltherapie mit sich veränderndem Fokus auffaßt.

Kurztherapie

Bevor ich auf die Technik der Kurztherapie eingehen, möchte ich einige Aussagen zur Krisenentstehung und Krisenintervention machen.

Die Problematik der Krise

Als Krisen im menschlichen Leben werden zeitlich umschriebene Ereignisse benannt, die mit Bedrohlichkeit und dem Gefühl der Hilflosigkeit einhergehen. Häufig geht einer Krise ein Verlust voraus, so daß neue Anpassungsleistungen und Entscheidungen notwendig sind. Der Verlauf und der Ausgang einer Krise ist primär nicht determiniert. Es besteht die Chance zur Neuorientierung.

Gundsätzlich wird zwischen

- Lebensveränderungskrisen, die regelhaft in jedem Leben auftreten (Verlassen des Elternhauses, Heiraten, Kinder bekommen etc.) und

- traumatischen Krisen unterschieden, die durch unerwartete und harttreffende Ereignisse (Tod eines Nahestehenden, Kündigung und Arbeitslosigkeit etc.) ausgelöst sind.

Um Begriffsverwirrungen zu entgehen, möchte ich von Krisenanlässen sprechen. Psychodynamisch können diese Krisenanlässe eine Störung des Triebbedürfnis-Abwehr-Gleichgewichtes herbeiführen. Ein Krisenzustand dauert so lange, bis sich ein neues Gleichgewicht dieser Relation zwischen Triebbedürfnis und Abwehr eingestellt hat. Mit der Beschreibung der Krise als intrapsychischem Vorgang soll nicht außer acht gelassen werden, daß jede Störung dieses Gleichgewichtes Auswirkungen auf die Objektbeziehungen hat.

Krisenanlässe lösen nur dann schwerere seelische Krisen aus, wenn sie auf eine ungelöste Problematik stoßen und eine Neigung zur neurotischen oder psychotischen Dekompensation vorhanden ist. Beispielsweise kann von dem einen ein Liebeskummer rasch überwunden werden. Bei einem anderen, der in der frühen Kindheit seine Mutter verloren hat, kann ein ähnliches Verlusterlebnis zu einer Depression auswachsen.

Wenn das seelische Gleichgewicht krisenhaft gestört ist, ist es notwendig, bald Hilfe zu leisten, damit keine schwere Neurose bzw. psychotische Dekompensation entsteht. Wie zahlreiche Untersuchungen zeigen, ist die Prognose eindeutig von der Dauer der Symptomatik bzw. in anderen Worten ausgedrückt von der Dauer des gestörten und damit pathologisch fixierten Gleichgewichts abhängig. Ein psychiatrisch/psychotherapeutisches Versorgungssystem sollte so aussehen, daß Hilfestellungen nicht nur nach langer Wartefrist, sondern kurzfristig — am selben Tag, in derselben Woche — angeboten werden. Nur die Kurztherapie eignet sich in der Regel für diese Maßnahmen der Krisenintervention.

Besonderheiten des Erstinterviews bei der Kurztherapie

Bellak u. Smith (1972) formulieren: „Die Anamnese ist erst dann vollständig, wenn sie es ermöglicht, das Auftreten der gegenwärtigen Symptomatik unter psychodynamischen Gesichtspunkten zu verstehen und mit genetischen, entwicklungsgeschichtlichen und soziokulturellen Daten des Patienten in Beziehung zu setzen."

Dies ist sicher ein hoher Anspruch. Wie in jedem Interview ist es sinnvoll, daß der Patient primär die Probleme und Beschwerden vorbringt, die ihn jetzt beschäftigen. Häufig, insbesondere bei akuten Krisensituationen, läßt sich der Krisenanlaß leicht herausarbeiten. Bei entsprechender Wahrnehmungseinstellung, manchmal auch durch direkte Fragen stimuliert, wird der biographische Hintergrund dann erarbeitet. Oft ist es gar nicht so schwer, nachdem man die Biographie in groben Zügen überblickt, im Krisenanlaß eine Wiederholungssituation traumatischer Erlebnisse der Kindheit zu erkennen.

Formen der Bearbeitung

Die Formen der Bearbeitung des Konfliktes richten sich nach der psychodynamischen Diagnose, d. h. ausgehend von der psychodynamischen Diagnose wird in 3–5, maximal 10 Stunden der aktuelle Konflikt durchgearbeitet. Grundlage der Kurztherapie ist immer eine positive Beziehung des Patienten zum Therapeuten. Hierin unterscheidet sich die Kurztherapie m. E. entscheidend von der Fokaltherapie. Die Übertragung selbst kann in der Kurztherapie nicht durchgearbeitet werden. Beim Bearbeiten des Konfliktes sind alle wirksamen Möglichkeiten erlaubt, die zu einer Stabilisierung des gestörten inneren Gleichgewichts beitragen. Bellak u. Small (1972) benennen folgende Methoden:

- die Deutung,
- die Stärkung des Selbstwertgefühles,
- die kathartische Methode,
- die Technik der Triebverdrängung und Triebeinschränkung,
- die Stärkung der Realitätsprüfung,
- die Sensibilisierung für Signale,
- die Rationalisierung als therapeutische Technik,
- die Stützung und Ermutigung,
- die Beratung und Anleitung etc.

Als unterstützende Maßnahmen werden von denselben Autoren Psychopharmaka und erstaunlicherweise auch der Elektroschock gesehen.

Beispiel zur Krisenintervention in einer Stunde

Ein Patient, der zum Konsiliardienst der Städtischen Kliniken geschickt wurde, war in der ersten Stunde bei einem Kollegen. Dort wurde er diagnostiziert als jemand, der unlösbare Probleme hätte, ärgerlich reagiere und zur Somatisierung neige. Er klagte über Kopfschmerzen und Schwächegefühl. Der Patient, der als selbständiger Handwerker arbeitet, fühlte sich aufgrund dieser Symptomatik häufig nicht mehr in der Lage, seine Arbeit durchzuführen. Alle körperlichen Untersuchungen hatten kein pathologisches Ergebnis erbracht.

Bei einem zweiten Gespräch ergab sich, daß seine Krisen immer wieder dann auftraten, wenn er von seiner Frau und seinen Kindern, in die er sehr viel Liebe und Mühe investiert hatte, nicht unterstützt wurde. Eine Konfliktverschärfung — dies ließ sich deutlich herausarbeiten — brachte immer eine Situation, in der der Patient etwas für seine Familie tun wollte, die Familie, insbesondere seine Frau, sich jedoch nicht dankbar erwiesen, sondern seine Mühe sogar ablehnten.

Der 46jährige Patient ist als ältestes von drei Geschwistern aufgewachsen. Als er ca. 7 Jahre alt war, wurde sein Vater, der in einem Bergwerk arbeitete und deshalb im Krieg zu Hause bleiben konnte, am Kriegsende in Rußland interniert. An seine frühe Vaterbeziehung kann er sich kaum erinnern. Ihm fällt ein, daß er mit dem Vater und seiner Schwester spazierengegangen sei. Nach wenigen Metern habe der Vater Kumpels getroffen und habe sich diesen zum Skatspielen verabredet und darüber die Kinder vergessen. Als ich ihn frage, ob er je hätte so werden wollen wie sein Vater, antwortet er: „Niemals!“

Nachdem der Vater interniert war, versuchte der damals 7jährige Patient die Vaterstelle zu ersetzen und besser als der Vater zu sein. Er erinnert sich deutlich, wie er von früh bis spät sich um die Mutter und um die Geschwister bemühte. Konkrete Einzelheiten, z. B. beim Milchholen usw., erzählt der Patient ausführlich. Im Gespräch kann er dann akzeptieren, daß er sich seiner Frau und seinen Kindern ähnlich verpflichtet fühlt wie früher gegenüber seiner Mutter und seinen Geschwistern. Primär denke er zuerst an diese, dann erst an seine eigenen Bedürfnisse und Wünsche, die er jedoch nicht laut werden lassen könne.

Seine Mutter hat seine Arbeit schon schätzen können. Sie hat jedoch die Liebe und Anerkennung vor allem den jüngeren Geschwistern und nach Rückkehr des Vaters auch dem Vater gegeben. Nachdem dies im Gespräch deutlich wird, kann der Patient selber sehen, daß er sein Verhältnis zu seiner Frau ähnlich erlebt wie früher gegenüber seiner Mutter. Obwohl er sich immer für die anderen einsetzt, fühlt er sich nicht geliebt. Als ihm dies deutlich wird, fängt er an zu weinen. Er fühlt sich von mir verstanden.

Wir können dann gemeinsam verstehen, daß er zu kurz gekommen ist, zu wenig geliebt wurde und daß er — sicher durch sein Verhalten begründet — immer weniger Liebe bekommt, als er zu geben bereit ist.

Da in der Interviewsituation deutlich ist, daß die realen Gegebenheiten für eine weitere Therapie nicht vorhanden sind, da der Patient sehr weit entfernt wohnt, bespreche ich mit ihm, daß sein Ziel darin liegen müßte, eigene Wünsche anzusprechen und sie deutlich zu machen, um nicht wie bisher zu kurz zu kommen. Ich schlage ihm vor, daß er sich auch mit seinem Verhältnis zu seinem Vater auseinandersetze. Es fiele mir auf, daß er mit umgekehrten Vorzeichen so handele, wie dies sein Vater nach seinem Empfinden getan hätte. Darauf kann er nur wenig eingehen. Ich deute auf sein Befragen auch an, daß die körperliche Symptomatik vielleicht in Zusammenhang mit seiner Enttäuschung und seinem Ärger zu verstehen sei. Ich versuche mit ihm konkret Behandlungsmöglichkeiten durchzusprechen und empfehle eine ambulante Psychotherapie.

Zusammenfassend ist zu sagen, daß ich dem Patienten nicht angeboten habe, Trauer und Enttäuschung mit mir durchzuarbeiten, z. B. in dem Sinne, daß ich in eine Mutterübertragung gekommen bin. Vielmehr versuchte ich eine positiv-verstehende Haltung zu bewahren, und ihm seine Problematik zu erklären. Durch diese Erklärungen fühlte er sich positiv akzeptiert und in diesem Sinne auch verstanden. Die deutlich herausgearbeitete psychodynamische Konstellation war also in dieser Krisenintervention nur Grundlage des Verstehens, jedoch nicht Richtlinie des Behandelns. Der Patient verabschiedete sich mit den Worten, daß er diese Stunde in seinem Leben nicht mehr vergessen werden.

Ergebnisse der Kurztherapie

Ziel einer Kurztherapie kann nicht die Umstrukturierung sein. Jedoch führt eine Kurztherapie von insgesamt 5 Sitzungen z. B. in den Untersuchungen von Bellak u. Small (1972) zu Besserungen bzw. erheblichen Besserungen in 85% der Fälle. Sicher hat die Kurztherapie damit einen wesentlichen Stellenwert in der Krisenintervention.

Fokaltherapie

Die Fokaltherapie unterscheidet sich vom psychoanalytischen Standardverfahren durch die zwei Parameter

- Limitierung der Behandlung und
- fokusgeleitete Deutungen.

Thomae (1981, 1984) versteht den psychoanalytischen Prozeß als fortgesetzte Fokaltherapie mit wechselndem Fokus. Ich möchte diesen Gesichtspunkt weiter erläutern. Eine psychoanalytische Behandlung über mehrere hundert Stunden hat ja keineswegs einen kontinuierlichen Verlauf. Die Therapie strukturiert sich in typische Therapiephasen, die durch Übertragungsneurosen gekennzeichnet werden. Wenn sich eine solche Übertragungsneurose herausgebildet hat, kommt es darauf an, daß der Therapeut trotz gleichschwebender Aufmerksamkeit die Phantasien und Konflikte deutet, die mit der Übertragungsneurose konkret verbunden sind. Häufig bringen Patienten in diesen Phasen auch Einfälle, die anders gedeutet werden können. Diese Einfälle sind oft wie ein Behandlungswiderstand zu verstehen. Es ist auch in der Psychoanalyse nicht sinnvoll, auf alle Deutungsmöglichkeiten einzugehen. Würde man dies tun, würde man der Übertragungskonstellation ausweichen und die Übertragungsneurose nicht auflösen. Im psychoanalytischen Standardverfahren ist es also notwendig, in bestimmten Phasen Deutungen zu geben, die mit der Übertragungsbeziehung in Zusammenhang stehen und mit anderen Deutungsmöglichkeiten abzuwarten. Entsprechend diesem Deutungsverhalten ist es notwendig, in der Fokaltherapie nur fokusgeleitete Deutungen zu geben, die m. E. immer auch die Übertragungsproblematik beinhalten müssen. Dabei geht es ähnlich wie im Standardverfahren nicht darum, daß die gleichschwebende Aufmerksamkeit aufgegeben werden müßte. Vielmehr kommt es darauf an, daß beim Eingehen und Deuten des Patienten Deutungen fokusgeleitet sind. Sehr eindrucksvoll hat dies Balint (1973) in dem Buch „Fokaltherapie“ beschrieben, in dem er zum Schluß seiner Stundenprotokolle zusätzlich protokollierte, welche nicht gegebenen Deutungsmöglichkeiten bestanden hätten.

Beim Vergleich der Fokaltherapie mit dem psychoanalytischen Standardverfahren fällt jedoch auf, daß sich typische Übertragungsneurosen in Analysen erst nach längerer Zeit herstellen (z. B. nach der 20. Stunde). Es muß also geklärt werden, wie sich in einem viel kürzeren Verfahren (10–40 Stunden) eine Übertragungsneurose entwickeln kann. Aufgrund der Reflexion meiner Erfahrungen und der Falldarstellungen in den Fokaltherapieseminaren möchte ich postulieren, daß gerade die beiden Parameter, die die Fokaltherapie vom Standardverfahren unterscheiden, für die forcierte Herstellung einer Übertragungsneurose ausschlaggebend sind. Der Behandlungsparameter Limitierung wurde von Freud (1918) eingeführt in dem bekannten Fall des Wolfsmannes. Dieser Patient war schon längere Zeit in Therapie. Erst als die Beendigung der Therapie festgelegt wurde, kam das ganze Material, das Freud in seinem Aufsatz zusammengefaßt hatte, zum Vorschein. Ähnlich limitierte Analysen hat Freud im Rahmen seiner Lehranalyse durchgeführt. Beispielsweise kam Kardiner (1977) nur für einige Monate nach Europa, um bei Freud in Analyse zu gehen. Sein Analyseerlebnis schildert er ähnlich wie das einer Fokaltherapie.

Meines Erachtens ermöglicht die Limitierung einer Therapie ein oft tieferes Einlassen auf die therapeutische Beziehung. Die Angst, völlig abhängig zu werden, die sicher ein Regressionshindernis darstellt, wird durch die Zusicherung, daß auch der Therapeut für eine zeitliche Begrenzung sorgt, in Grenzen gehalten. Durch die zeitliche Begrenzung wird die Angst vor langfristiger Abhängigkeit, die Teil eines Widerstandes sein kann, wesentlich vermindert.

Bei allen von mir fokaltherapeutisch behandelten Patienten ist zu sagen, daß die Übertragungssituation sehr dicht war. Entsprechend den Erkenntnissen von Malan (1976a) möchte ich sagen, daß nur solche Fokusformulierungen, die die Übertragung mitberücksichtigen, zur Forcierung der Übertragungsneurose beitragen.

Das Erstinterview und der Fokus

Zur Vorbereitung einer Fokaltherapie wird ein psychoanalytisches Erstinterview durchgeführt, das vom Therapeuten kaum strukturiert wird und in dem die szenische Wiederholung der Problematik in der Interviewsituation beobachtet wird. Wie im Interview zur psychoanalytischen Kurztherapie kommt es darauf an, den aktuellen Konflikt mit der Genese in Zusammenhang zu bringen. Außerdem wird versucht, einen Fokus zu formulieren, in dem folgende Kriterien vereinigt sein sollen:

- Formulierbarkeit und Mitteilbarkeit für den Patienten in Verbindung mit
- einer eindeutigen Übertragungssituation. Es kann sich dabei auch um eine negative Übertragung handeln, z.B. um eine negativ erlebte Mutterübertragung.
- Der Fokus soll an der Konflikt- und Krisensituation anknüpfen und
- Fokusformulierungen, die einen gewissen offenen, ja zweideutigen oder entwicklungsfähigen Charakter haben, sind zu bevorzugen. — Obwohl Klüwer (1971) eine andere theoretische Position hat, sind seine Fokusformulierungen durchaus vieldeutig.

Gegen Ende des Erst- oder Zweitgespräches, zu dem Zeitpunkt, wenn die Entscheidung für eine Fokaltherapie fallen soll, frage ich den Patienten, nachdem ich ihm meine Fokusformel mitgeteilt habe, ob er mit mir eine bestimmte Stundenzahl, meist 10–20 Stunden, zusammenarbeite. Oft ist es möglich, den Fokus so zu formulieren, daß Patienten sich verstanden fühlen. Ich habe gute Erfahrungen damit, daß ich den Fokus Patienten mitteile. Klüwer (1971) befürchtet demgegenüber, daß durch die Mitteilung eine unnötige Rationalisierung eintreten würde. Kommt es bei diesem Gespräch zu einer Einigung, so sollte, wie beim psychoanalytischen Standardverfahren der Rahmen der Therapie eindeutig formuliert werden, da alle Veränderungswünsche dann als Widerstand interpretiert werden können. Zur eindeutigen Festlegung gehören sowohl Urlaubs- als auch Bezahlungsregelungen. Zur Anschaulichkeit möchte ich aus der Literatur kurz einige Fokusformeln zitieren (Klüwer 1971):

„Sie dürfen nicht im Verkehr bleiben, weil Ihnen sonst vorne und hinten jemand gefährlich nahe kommt“, oder

„Ich darf Sie nicht potent machen, weil Sie mich sonst umbringen.“

Oder nach Beck (1974):

„Ich fürchte meinen Penis bei der Frau zu verlieren, wenn sie ihn ganz in sich aufnimmt“, oder alternativ

„Ich möchte mit meinem Penis von der Frau ganz umfangen und aufgenommen werden und total in ihr aufgehen.“

Besonderheiten beim Durcharbeiten

Mit einem festen Therapiebündnis kommt es sehr schnell zu einer intensiven Arbeit. Obwohl jede Fokaltherapie anders verläuft, gibt es doch typische, zu einzelnen Therapieabschnitten gehörende Konflikte und Abwehrformationen. Beispielsweise werden häufig in der 4.–6. Stunde nicht zum Fokus passende Konflikte und Übertragungssituationen konstelliert, so daß man oft in dieser Zeit am eigenen Fokus zweifelt. Nach 1–2 Stunden gehen jedoch diese Übertragungsangebote zurück. Der alte Fokus scheint wieder gültig zu sein. Rückblickend ist dann zu verstehen, daß die Entwicklung einer intensiven Übertragungsneurose abgewehrt werden sollte.

Im Laufe der Therapie kann an der veränderten Bedeutung von Fokusformeln beobachtet werden, welcher Prozeß gerade im Gange ist. Meines Erachtens bewährt es sich nicht, vom Fokus abzugehen. Wenn Patient und Therapeut glauben, daß der Fokus falsch gewählt sei, handelt es sich meist um eine gemeinsame Abwehr gegen die Übertragungsneurose. Dies sollte m. E. entsprechend gedeutet werden.

Zwischen der 6. und 10. Stunde kommt es oft schon zu wichtigen Erkenntnissen und zu einer Milderung der Symptomatik. Wenn diese eintritt, tritt häufig auch die Bereitschaft von Therapeut und Patient auf, die Fokaltherapie als unbegrenzt anzusehen. Beide denken daran, weiterarbeiten zu wollen. Auch dies ist eine typische Abwehrformation.

Die letzten 6 Stunden sind häufig von der Stagnation der Therapie gekennzeichnet. Von den über 10 gut protokollierten Fokaltherapien, die meinem Referat zugrunde liegen, ging keine Fokaltherapie vorbei, in der ich nicht gründlich an meiner Therapeutenfähigkeit verzweifelt wäre. Die Empfindungen, die in dieser Therapiephase häufig auftreten, sind dadurch zu charakterisieren, daß jede Beziehung zwischen Patient und Therapeut und umgekehrt durch die bevorstehende Trennung sinnlos zu sein scheint. In der Regel kommt es in 4. oder 3. Stunde vor dem Schluß zu einer Konfliktverschärfung, wenn Therapeut und Patient sich der verabredeten Begrenztheit bewußt bleiben. Kommt dieser Trennungskonflikt erst in der letzten Stunde, was mir in zwei Fällen einer Fokaltherapie mit depressiven Patienten passiert ist, kann die Trennungsproblematik nicht durchgearbeitet werden. Dies ist besonders schlimm bei depressiven Patienten, bei denen die Trennungsproblematik das Hauptproblem ist.

Da die Trennung aus der intensiven Verbundenheit der Übertragungsneurose für beide Seiten sehr schmerzlich ist, werden Fokaltherapien m. E. deshalb so selten durchgeführt. Die Terminierung auf eine bestimmte Stundenzahl ist immer eine zwanghafte Angelegenheit, die mit Gefühlsverleugnung einhergehen muß. Meines Erachtens ist es sinnvoll, daß der Therapeut eine solche Vereinbarung über die Zahl der Stunden macht und sich daran hält. Andererseits sollte dem Patienten auch nach Abschluß der Therapie die Möglichkeit gegeben werden, über seine Trennung bzw. auch über seine Therapieerfahrung zu sprechen. Nachdem ich insbesondere bei depressiven Patienten mit einer zu starren Terminierung gescheitert bin, bevorzuge ich einerseits eine klare Terminierung, weise aber andererseits in den letzten Stunden darauf hin, daß ich bereit bin, nach der Therapie Termine auszumachen, um über die Therapie, d. h. auch über die Übertragungsbeziehung noch einmal zu sprechen. Eine Verlängerung der Therapie oder einen Übergang in eine Analyse möchte ich nicht empfehlen. Ich kenne jedoch Patienten, die bei einer frühen Störung nach einer Fokaltherapie sich so weit stabilisiert hatten, daß sie sich jetzt bei einem anderen Therapeuten auf eine Analyse einlassen konnten.

Beispiele aus der Arbeit

Eine Falldarstellung ist in der begrenzten Referatzeit nicht möglich. Aus diesem Grund möchte ich an das vorher geschilderte Therapiegespräch anknüpfen. Ich hatte diesen 46jährigen Handwerker geschildert, der unter Kopfschmerzen und Schwächegefühl litt und der — wie sich im Interview herausstellte — in der jetzigen Beziehung zu seiner Frau und seinen Kindern seine Beziehung zu seiner Mutter und seinen Geschwistern wiedererlebte und in gleicher Weise scheiterte.

Den ersten Teil des Interviews hätte ich auch für eine Fokaltherapie in gleicher Weise durchgeführt. Eine Verbindung zwischen aktuellem Konflikt und Genese konnte hergestellt werden. Als jedoch deutlich war, daß der Patient aufgrund der äußeren Bedingungen nicht weiter zu mir in Therapie kommen konnte, habe ich ihm im Sinne einer kurztherapeutischen Technik Hoffnung gemacht und versucht, sein Über-Ich zu entlasten. Ich habe ihm zu einer weiteren Therapie geraten.

Wenn die Möglichkeit zur Fokaltherapie bestanden hätte, wäre das Vorgehen anders gewesen. Ich hätte feststellen müssen, in welche Übertragungsbeziehung ich vermutlich gekommen wäre. In diesem Fall könnte sowohl eine Vater- wie eine Mutterübertragung mobilisiert werden. Im Interview hatte ich ihm ja den Vergleich mit dem Vater angeboten in dem Sinne, daß er besser sein wolle als der Vater. Dies hatte der Patient zwar zur Kenntnis genommen, jedoch nicht wesentlich emotional darauf reagiert. Zudem wurde deutlich, daß die Vaterproblematik im aktuellen Konflikt nicht so offensichtlich wie die Mutterproblematik war. Ein Fokus, in dem die Vaterproblematik, die frühere Vernachlässigungssituation und die jetzige Wiederholung einbezogen sein könnte, wäre: „Weil andere so unzuverlässig sind, muß ich alle Pflichten übernehmen, so daß ich gar nicht an mich denken kann."

Ich könnte mir vorstellen, daß in einer Therapiesituation, in der es um diesen Fokus geht, sich etwas ähnliches wiederholen könnte. Er könnte sich bemühen, alle meine Funktionen zu übernehmen. Er würde mich dann anklagen, daß ich mich nur wenig um ihn kümmere usw.

Obwohl ich überzeugt bin, daß im Rahmen einer längerfristigen Analyse diese Übertragungskonstellation sich einstellen würde, kam in diesem Gespräch nur das Verhältnis zur Mutter bzw. die Mutterübertragung emotional zum Tragen. Der Patient fühlte sich von mir verstanden, daß ich anerkennen konnte, wie sehr er sich bemühte, um mir alles recht zu machen. Ich hatte in dieser Situation recht mütterliche Gefühle. In einer Fokaltherapie hätte ich sicher einen Fokus ausgewählt, der die Mutterübertragung betont. Eine Fokusformel hätte lauten können: „Obwohl ich mich über meine Kraft anstrenge, bevorzugt meine Frau andere, so daß ich zu kurz komme." Mit diesem Fokus hätte besprochen werden können:

- die kindliche Rolle der Mutter gegenüber,
- die jetzige Konkurrenzsituation den Kindern gegenüber,
- damit die eigenen infantilen Wünsche und
- die Enttäuschungsreaktion im Sinne von Trauer und
- von Wut.

Ich könnte vielleicht aufzeigen, wie der Patient seine Wünsche immer wieder verbirgt, weil er die kindliche Hoffnung hegt, seine Mutter bzw. der Therapeut würde, wie in der Erstinterviewsituation, ihm seine Wünsche von den Augen ablesen. Ich vermute, daß es dabei zu einer bewegten Fokaltherapie gekommen wäre. Ich vermute weiterhin, daß der Patient mich bedroht hätte, mich bzw. die Therapie zu verlassen, wie es in seiner Entwicklung notwendig ist, endlich von seiner Mutter freizukommen. Vielleicht konnte ich anhand dieser Beschreibung deutlich machen, welche Probleme in einer Fokaltherapie auftauchen können.

Kurz- und Fokaltherapie in der Klinik

Obwohl das klinische Setting in der psychiatrischen Klinik und in der psychosomatischen Kurklinik meist den zeitlichen Rahmen für eine Kurz- oder Fokaltherapie bietet, wird nur selten eine wirklich gezielte Kurz- oder Fokaltherapie durchgeführt und durchgehalten. Mein Referat soll dazu ermutigen, häufiger in der zur Verfügung stehenden Therapiezeit eine Kurz- oder Fokaltherapie durchzuführen. Ich weiß jedoch, daß zahlreiche Probleme der Durchführung von Kurz- und Fokaltherapien in der Klinik entgegenstehen.

Ein Teil der Patienten geht nur widerwillig in die psychiatrische Klinik. Unsere Aufgabe ist es, dabei zu helfen, daß Patienten ihre Schwierigkeiten mit der Klinikaufnahme überwinden und sich in der Klinik wohlfühlen. Am Anfang der klinischen Behandlung wird dem Patienten meist ein Regressionsangebot gemacht.

Im Gegensatz zur ambulanten Einzeltherapie ist das therapeutische Feld in der Klinik durch ein Teamangebot charakterisiert. Die Beziehungen, die Zuständigkeiten und die Abhängigkeiten usw. bleiben unklar. Therapeuten übernehmen meist auch administrative Funktionen. Administrative Machtkonstellationen und Übertragungssituationen ergänzen oder widersprechen sich. Eine Klärung des weitläufigen Beziehungsfeldes ist oft nur mit großen Schwierigkeiten und meist nicht in kurzer Zeit möglich. Häufig ist erst kurz vor der Entlassung eines Patienten die Situation so weit geklärt, daß die Therapeuten daran denken, eine Fokaltherapie durchführen zu können.

Weiterhin arbeiten in der Klinik meist Therapeuten, die nur wenig ambulante Erfahrung haben und die ihre Beziehung zu den Patienten aufgrund der Teamkonstellationen oft nicht genügend wichtig nehmen. Das Behandlungsbündnis bei der Therapieabsprache wird dann nicht genügend deutlich.

Werden diese Faktoren jedoch berücksichtigt, gibt es immer wieder günstige Gelegenheiten, auch während der klinischen Arbeit einzelne Fokal- bzw. Kurztherapien durchzuführen. Es ist günstig, Fokaltherapien so zu konzipieren, daß die ersten 10 Stunden im stationären Raum erfolgen und so eine Symptombesserung erreicht werden kann (z. B. zwei Stunden pro Woche). Eine 10wöchige Nachbehandlung mit einer Sitzung pro Woche könnte das Behandlungsergebnis stabilisieren. Natürlich müßten die organisatorischen Voraussetzungen für solch eine Behandlung bestehen.

Zusammenfassung

Unter psychoanalytischer Kurztherapie versteht man zwei grundsätzlich unterschiedliche Verfahren. Die Kurztherapie zur Krisenintervention, die zwischen 1 und 10 Stunden durchgeführt wird, geht zwar von einem psychodynamischen Verstehen des Konfliktes als Wiederholung einer frühkindlichen Situation aus, beschränkt sich jedoch nicht auf ein psychoanalytisches Vorgehen. Alle Verfahren, die ein günstiges Triebbedürfnis/Abwehr-Gleichgewicht wiederherstellen lassen, sind möglich. Grundlage dieser Therapieform ist eine positive Beziehung oder Übertragung zum Therapeuten.

Die Fokaltherapie, die meist zwischen 10 und 40 Stunden, am häufigsten 20 Stunden, durchgeführt wird, ist ein rein psychoanalytisches Verfahren, in dem durch Limitierung und fokusgeleitete Deutungsaktivitäten eine Übertragungsneurose forciert und durchgearbeitet werden kann. Die Fokaltherapie hat eine ähnliche Indikation, jedoch beschränktere Ziele als das psychoanalytische Standardverfahren.

Literatur

Balint M, Ornstein PH, Balint E (1973) Fokaltherapie. Ein Beispiel angewandter Psychoanalyse. Suhrkamp, Frankfurt/M.

Beck D (1974) Die Kurzpsychotherapie. Huber, Bern Stuttgart Wien

Bellak L, Small L (1972) Kurzpsychotherapie und Notfallpsychotherapie. Suhrkamp, Frankfurt/M.

Freud S (1918) Aus der Geschichte einer infantilen Neurose. („Der Wolfsmann") G.W., Bd 12

Gründzig M, Meyer M (1978) Die fokussierende Beratung. Ein Versuch der Anwendung fokaltherapeutischer Konzepte in der Praxis einer Beratungsstelle (unter besonderer Berücksichtigung der Indikationsfrage). Psyche 32: 1059–1088

Kardiner A (1977) Meine Analyse bei Freud. Kindler, München

Klüwer R (1971) Erfahrungen mit der psychoanalytischen Fokaltherapie. Psyche 25: 932–947

Malan, DH (1972) Psychoanalytische Kurztherapie. Eine kritische Untersuchung. Taschenbuchausgabe rororo-studium, 1972

Malan DH (1976a) The frontier of brief psychotherapy. Plenum Press, New York London

Malan DH (1976b) Towards validation of psychotherapy. Plenum Press, New York London

Meyer R (1978) Der psychosomatisch Kranke in der analytischen Kurzpsychotherapie. Psyche 32: 881–928

Thomae H (1981) Schriften zur Praxis der Psychoanalyse: Vom spiegelnden zum aktiven Psychoanalytiker. Suhrkamp, Frankfurt/M.

Thomae H (1984) Der „Neubeginn" M. Balints (1932) aus heutiger Sicht. Psyche 38: 516–543

Wolberg LR (1983) Kurzzeitpsychotherapie. Thieme, Stuttgart New York

Zur Psychosomatik der Krebskrankheit

M. Rassek

Psychosomatische Beiträge zur Theorie der Krebsentstehung

Der Gedanke, daß psychosoziale Ursachen zu Krebserkrankungen führen können, ist schon sehr alt. Bereits der römische Arzt Galen beobachtete, daß Frauen von melancholischem Temperament gehäuft an Brustkrebs erkrankten. 1783 schrieb der Engländer Burrows langanhaltenden, quälenden Gemütszuständen eine ursächliche Bedeutung für die Entstehung von Karzinomen zu. Walshe, ein zu seiner Zeit bekannter Anatom, erklärte 1846, daß er selbst so eindeutig von psychischen Faktoren hervorgerufene Krebsfälle beobachtet habe, daß für ihn kein vernünftiger Zweifel an einem entsprechenden Kausalzusammenhang denkbar sei. 1893 unternahm Snow einen ersten Versuch, solche Beobachtungen statistisch zu erfassen. Er untersuchte 250 unausgewählte Patienten des „London Cancer Hospitals". Bei 156 fand er in zeitlichem Zusammenhang mit der Manifestation der Krebserkrankung schwere seelische Belastungen. 32 Patienten klagten über harte Arbeit und Schwierigkeiten am Arbeitsplatz, bei 43 lagen mechanische Traumen vor, bei 19 keine Besonderheiten. Nach diesen Ergebnissen fragte sich Snow, ob nicht in der Mehrzahl der Fälle die Krebserkrankung eine „neurotische" Ursache habe. Dabei ist zu berücksichtigen, daß der Begriff „neurotisch" zu der damaligen Zeit nicht im Sinne der heutigen Neurosenpsychologie gebraucht wurde, sondern alle nichtentzündlichen Gehirnaffektionen umfaßte.

Der Forschungsansatz von Snow mag uns aus heutiger Sicht naiv vorkommen. Aber auch heute, 90 Jahre später, kommen Wissenschaftler (z. B. Franke 1984) zu dem Fazit, daß der heutige Forschungsstand für die meisten Probleme der Onkologie rational aufgebaute, strategische Lösungsansätze nicht zuläßt und kein durchgängiges Konzept zur Erklärung, Verhinderung und Therapie der Krebskrankheiten, abgesehen von einigen wenigen Krebsarten, zu erkennen ist.

Ähnlich ist auch die Situation der psychosomatischen Forschung zum Krebsproblem. Zwar gibt es eine Fülle von Untersuchungen, aber es fehlen methodisch eindeutige und reproduzierbare Ergebnisse. So hat beispielsweise die Forschergruppe um Bahnson folgendes, auch von anderen Autoren bestätigtes, psychologisches Krebsrisikoprofil beschrieben. Nach Bahnson (1979) gelten solche Menschen als besonders krebsgefährdet, die unfähig seien, aggressive und feindselige Gefühle zu äußern. Die betreffenden würden in hohem Grade alle unangenehmen Emotionen unterdrücken. Sie seien eher besonders entgegenkommend, hilfs- und opferbereit, gewissenhaft, verantwortungsbewußt, äußerlich gut angepaßt und autoritätsgläubig. Hinter einer Fassade von Freundlichkeit und demonstrierter Angstfreiheit würde bei diesen Menschen kaum sichtbar, was sie an Konflikten in sich aufgestaut hätten und auch in welcher inneren Isolation sie sich in Wirklichkeit befänden. Blohmke et al. (1976) konnten ähnliche Merkmale bei 40 weiblichen Krebspatienten verschiedener

Krebsarten erheben. Ihre Patientinnen verhielten sich konform, bejahten Autoritäten, negierten subjektive Symptome der Befindlichkeit, d.h. sie fühlten sich körperlich stark. Aggressivität konnte nicht gut zum Ausdruck gebracht und damit auch nicht abreagiert werden.

Es ist bemerkenswert, daß diese beiden Krebsprofile kaum klinische Besonderheiten enthalten, sondern eher der Beschreibung eines braven, disziplinierten, konservativen Durchschnittsbürgers oder dem Bild eines durchschnittlichen „guten" Patienten entsprechen. Ähnliche Merkmale hatte Zepf (1976) bei Kranken mit Asthma, Herzneurose und Colitis ulcerosa beschreiben können. Es scheint sehr die Frage, ob wir diesem Risikoprofil wirklich eine ursächliche Bedeutung für die Krebsentstehung zuerkennen sollten, oder ob nicht eher die Sozialisation als chronisch Kranker mit Reaktionen auf diagnostische und therapeutische Maßnahmen diese retrospektiv erhobenen Befunde bestimmt haben könnte. Denn die Verleugnungs- und Verdrängungsstruktur, die Bahnson beschrieben hat, ist von zahlreichen Autoren als typischer Abwehrmechanismus bei Verarbeitung der Krebskrankheit dokumentiert worden (Holland 1973; Schmale 1976; Kübler-Ross 1969). Was Untersuchungen zur Ursachenforschung nicht zuletzt so schwierig macht, ist die Tatsache, daß zwischen Manifestation und Beginn einer Krebserkrankung ein Zeitraum von mindestens 3–7 Jahren liegt. Eine der wenigen prospektiven Untersuchungen (Thomas et al. 1979) läuft seit 1948. Von da an bis 1964 wurden 1046 Medizinstudenten testpsychologisch untersucht. Bis 1979 erkrankten 48 an einem malignem Tumor. Als einziger Unterschied zu den Gesunden oder anderen Kranken stellte sich eine geringere emotionale Nähe zu den eigenen Eltern während der Kindheit heraus. Dieses Kriterium hatten die Krebskranken gemein mit Geisteskranken und Selbstmördern. Eine ungewöhnliche prospektive Studie stammt von dem jugoslawischen Krebsforscher Grossarth-Maticek (1976), der 1300 Menschen eines jugoslawischen Ortes psychologisch untersucht hatte. Er hinterlegte in einem verschlossenen Umschlag die Namen von 39 Menschen, die er für krebsgefährdet hielt. Die Nachuntersuchung nach 10 Jahren ergab, daß 38 davon inzwischen an Krebs verstorben waren. Das Ergebnis klingt überwältigend. Allerdings fällt dabei unter den Tisch, daß er bei 455 anderen den Krebs nicht vorhersagen konnte. Die von ihm dabei vertretene Theorie, daß eine Erziehung in Strenge und Gehorsam zur Krebspsychogenese beiträgt, überzeugt nicht. So müßten Krebserkrankungsziffern in Zeiten repressiver Erziehung ansteigen, während sie in Wirklichkeit seit 100 Jahren stabil geblieben sind oder nur mit zunehmendem Alter der Bevölkerung zugenommen haben.

Die psychoanalytische Theorie zum Einfluß seelischer Faktoren auf die Entstehung und den Verlauf von primär organisch erscheinenden Krankheiten (somatorpsychischen Krankheiten) wie Krebserkrankungen oder auch Herz-Kreislauf-Erkrankungen, die am meisten Zustimmung gefunden hat, ist die des nichtverarbeiteten bzw. nicht verarbeitbaren Objektverlusts (s. Engel u. Schmale 1978). Objektverlust bedeutet, die eingetretene oder drohende Auflösung von Bindungen zu Menschen, Sachen, Lebensräumen und eine erzwungene Umstellung gewohnter Verhaltensweisen. Objektverluste gehören auch zu den gravierendsten Einflüssen auf die Regulierung des Selbstwertgefühls und spielen nach Henseler (1974) für Suizide und Suizidversuche eine ausschlaggebende Rolle.

Alexander Mitscherlich (1978) nimmt zu den Bedingungen Stellung, unter denen ein Objektverlust nicht verarbeitet werden kann: „Die Beziehung zu äußeren Objekten und die Fähigkeit, mit ihnen produktiv im Sinne der Realitätsbewältigung umgehen zu können oder nicht, hängt für den Kranken von den Forderungen ab, die frühe introjizierte Objekte stellen und wieweit sie ungeschwächt einer weiteren psychischen Strukturierung durch neue Modi der Erfahrung und Realitätseinschätzung im Wege geblieben sind. Ist dies in einer für die Gesamtentwicklung sehr einengenden Weise der Fall, dann wirkt der Verlust des äußeren Objektes, das den verbleibenden Rest der libidinösen Befriedigung garantierte, katastrophal, weil es zur Aufrechterhaltung des infantil gebliebenen Modus der Kommunikation mit der Welt unersetzbar ist. Von hier aus nimmt dann die Kaskade weiterer Enttäuschungen ihren Lauf."[1] Eine realitätsadäquate Trennung vom Objekt wie im Trauerprozeß ist nicht möglich, ebenso besteht eine Unmöglichkeit sich mit bevorstehenden oder phantasiertem Objektverlust situations- und realitätsadäquat auseinanderzusetzen. Um jeden Preis muß die Bedrohung negiert werden. Das bedeutet, daß auf primärprozeßhafte Verarbeitungsmechanismen wie Verleugnung, Projektion oder Introjektion zurückgegriffen wird.

Zum Teil sind diese Mechanismen aus dem üblichen Trauerprozeß bekannt, bei dem z. B. innerhalb eines Jahres nach Verlust durchaus Halluzinationen etwa der Stimme oder der Gestalt des verlorenen Objektes auftreten können. Verbleibt der Betreffende, aus den oben beschriebenen Gründen, in seiner Verlustsituation ohne Lösungshoffnung, so kann es nach der von Max Schur (1978) entwickelten Theorie zu einer Resomatisierung, d. h. zu einer Umkehrung der Affektrichtung von einer Strömung zum äußeren Objekt in eine zum eigenen Organismus kommen. Es ergibt sich eine Situation wie in der frühesten Kindheit. Es werden „geleitet von den konstitutionellen Bedingungen, den besonderen Empfindlichkeiten, aber natürlich auch der Art und Weise, wie auf sie von der Umwelt her eingegangen wird" (Mitscherlich, 1978) vegetative Abführprozesse aktiviert, die je nach Stärke der Erregung und nach den vorhandenen Reaktionsbereitschaften auf alle Körpersysteme (z. B. Blutgerinnung, Immunsystem, hormonelle Systeme) Einfluß nehmen können.

Die genannten Theorien können uns nur zu einem kleinen Teil das Leib-Seele-Problem erhellen. Interessante Erkenntnisse über die Auswirkungen von Objektverlusten ließen sich jedoch auch bei epidemiologischen und biologischen Untersuchungen feststellen. So haben z. B. gut kontrollierte und z. T. auch prospektive Studien bewiesen, daß Erkrankungshäufigkeit und Sterberate in den 2 Jahren nach dem Tod einer nahestehenden Bezugsperson, z. B. des Ehepartners, 5- bis 10mal höher ist als bei Vergleichsgruppen (Lit. bei Hürny u. Adler 1981). Die Sterblichkeit für Männer im ersten Jahr des Ruhestands ist höher als zu jeder anderen Zeit (Baltrusch 1963; Parkes 1974). Inzwischen liegen auch eine Reihe von Untersuchungen vor, die die Auswirkungen solcher Verluste und Veränderungen auf das Immunsystem beschreiben. Dieses System nimmt eine Schlüsselstellung ein im Kampf des Körpers gegen krankmachende Eiweißkörper, Viren, Bakterien und Zellen, also auch gegen karzinomatös entartete Zellen. Nach unseren bisherigen Kenntnissen stützt sich diese Abwehr auf drei Zelltypen und deren Produkte, auf die T- und B-Lymphozyten sowie auf die Makrophagen. Z. B. zeigten psychiatrische Assistenten vor einer wichtigen Prüfung einen Abfall der Lymphozytenstimulierbarkeit, danach mit einer zeitlichen Verschie-

[1] Weiterführende Literatur s. Melanie Klein „Das Seelenleben des Kleinkindes" (Klett-Cotta, Stuttgart 1983).

bung von Tagen einen Wiederanstieg. Die Veränderung war um so stärker ausgeprägt, je stärker das subjektive Gefühl von Belastung war (Dorian et al. 1982). Bartrop et al. fanden 1977, daß der Verlust des Ehepartners beim Hinterbliebenen zu einer Herabsetzung der Lymphozytenfunktion nach 6 Wochen auf 1/10 führte, während nach 2 Wochen noch kein Unterschied zu Vergleichspersonen bestand. Diese Veränderungen normalisierten sich erst nach Monaten. Auch bei weiteren Untersuchungen ließen sich diese Ergebnisse bestätigen (Lit. bei Gaus u. Kubanek 1984).

Es ist jedoch unwahrscheinlich, daß relativ kurzdauernde Belastungen oder Verlusterlebnisse ohne nachhaltige psychische Veränderungen, einen wesentlichen Einfluß auf das Immunsystem und damit auf die Tumorentstehung gewinnen könnten. Autoren wie Engel sind der Meinung, daß eine mißlingende Verlustverarbeitung, die zur von ihm beschriebenen Situation der Hilf- und Hoffnungslosigkeit führt, dem „giving up" und „given up" in Krankheit ausmündet. Allerdings ist das Erkrankungs- und Sterberisiko nicht spezifisch auf Konto der Krebserkrankungen erhöht, sondern auch durch Unfälle, Suizide oder andere Krankheiten. Mit *Hilflosigkeit* meinen Engel u. Schmale (1978) das Gefühl, daß der schlimme Zustand wohl beendet werden könnte, wenn nur die Objekte etwas unternehmen würden, während der Kranke sich hilflos fühlt, irgend etwas zur Einleitung solcher Beziehungen beizutragen. Bei *Hoffnungslosigkeit* andererseits fühlt sich das „Ich" nicht nur unfähig, aus eigener Kraft etwas zu unternehmen, sondern auch außerhalb jeder Möglichkeit, Hilfe von außen zu benutzen. Eine der klassischen Arbeiten zu diesem Punkt ist die von Schmale u. Iker (1971). Sie untersuchten 68 Frauen, die bei Zellabstrichen vom Gebärmutterhals ein erhöhtes Krebsrisiko aufwiesen, sich aber sonst völlig gesund fühlten. Im klinischen Gespräch wurde der Affekt „Hoffnungslosigkeit" und die Neigung mit Hoffnungslosigkeit zu reagieren miterfaßt. Aufgrund der psychologischen Untersuchungsergebnisse wurde eine Vorhersage erstellt, wer von den Frauen ein Karzinom haben könnte und wer nicht. Später wurde diese Vorhersage mit dem Ergebnis der operativen Gewebeentnahmen verglichen. Bei 19 von 28 Frauen mit Karzinom und bei 31 von 40 Frauen ohne war das Ergebnis korrekt vorausgesagt worden. Schmale sah dabei im Affekt „Hoffnungslosigkeit" und in der Neigung, mit Hoffnungslosigkeit zu reagieren keine ursächlichen Faktoren, sondern permissive Bedingungen zur Entwicklung eines Karzinoms bei vorliegenden Zellveränderungen. Darüber, daß das Gefühl von Ausweglosigkeit und Ohnmacht gegenüber den verschiedensten, als endgültig empfundenen Lebenseinschnitten, im Sinne eines psychologischen Promotors für „organische" Erkrankungen wirksam sein kann, besteht Einigkeit. Daß die Unterdrückung immunologischer Untersuchungen konditioniert werden und damit auch von emotionalen Faktoren gesteuert werden kann, ließ sich an einem Tierexperiment zeigen (Adler u. Cohen 1975). Ratten, die kurz nach der Einnahme einer wohlschmeckenden Saccharinlösung eine Injektion einer Erbrechen auslösenden Substanz (Endoxan) erhalten, entwickeln eine Geschmacksaversion gegen Saccharin. Andererseits bewirkt Endoxan eine erhebliche Immunsupression. Gibt man nun den mit Saccharin und Endoxan vorbehandelten Tieren Saccharin allein, zeigen sie die gleiche Immunsuppression, wie nach Endoxan. Es wird damit auch vorstellbarer, wie die zur Abwehr gegen das Auftreten einer Krebserkrankung nötige Immunkompetenz, durch negatives Lernen, im Laufe des Lebens immer weniger wird. Tatsächlich ist auch mit zunehmendem Alter eine abnehmende Immunkompetenz feststellbar und gleichzeitig auch ein Ansteigen von Krebserkrankungen.

Übrigens ergaben psychologische Untersuchungen beim Bronchialkarzinom (Abse et al. 1974) und beim Mammakarzinom (Becker 1979) signifikante Unterschiede zwischen den (psychosomatisch auffälligeren) jüngeren gegenüber den älteren Patienten der gleichen Karzinomart. Solche Ergebnisse weisen uns darauf hin, daß weitere Untersuchungen noch differenzierter angelegt sein müssen.

Zum Einfluß psychosomatischer Faktoren auf den Verlauf von Krebserkankungen

Kurz noch einige Bemerkungen über Zusammenhänge zwischen Verlauf der Krebserkrankung und seelischen Faktoren. Im allgemeinen wird ein aktiv-kämpferisches, unabhängiges Verhalten (besonders untersucht bei Frauen mit Brustkrebs) mit einer besseren Prognose zusammengebracht. Dies verwundert nach dem bisher Gesagten nicht. Intensive seelische Belastungen sollen lebensverkürzend wirken (Blumberg et al. 1954). Andere Autoren beobachteten zwischen länger und kürzer lebenden Patienten einen Unterschied hinsichtlich des Krankheitsbewußtseins und des Aufklärungsgrades (Achté et al. 1970). Von den kürzer Lebenden hatten 42% den Arzt nicht weiter befragt oder befanden sich in einem mangelhaft aufgeklärten Zustand. Unter den länger Überlebenden galt das nur für 17%. Die Autoren sahen in der Unfähigkeit sich mit der Wahrheit zu konfrontieren einen Mangel an psychischer Widerstandskraft, der mit einer verringerten körperlichen Abwehrkraft verbunden sei.

Booth (1974) hat sich mit dem Phänomen der spontanen Rückbildung einer Krebserkrankung auseinandergesetzt. Dabei konnte er diesen Vorgang bei einzelnen Patienten mit sich ändernden Objektbeziehungen in Verbindung bringen. Die Beobachtung, daß Remissionen mit verschiedenen Prozeduren, wie Manipulationen durch Quacksalber, Gebetsfürbitte etc. auftraten interpretierte er dahingehend, daß nicht die Art der Maßnahmen, sondern das Vertrauen des Patienten in die Behandlungen den Erfolg ausmacht. Es scheint Einigkeit darüber zu bestehen, daß der Faktor Hoffnung von besonderer Bedeutung für den Verlauf der Krebserkrankung ist. Als Psychoanalytiker bin ich davon überzeugt, daß es nicht um eine Hoffnung geht, die primär auf einen günstigen Verlauf der Krebserkrankung gerichtet ist, sondern daß diese Hoffnung bedeutet, weiterhin die Aussicht auf befriedigende Beziehungen zu den geliebten und wichtigen Objekten zu haben. Bei Patienten zum Beispiel, die einen Herzinfarkt unerwartet lange überlebten, ließ sich zeigen, daß sie im Gegensatz zu anderen Patienten die Möglichkeit zu befriedigenden familiären und sonstigen sozialen Beziehungen hatten (Bartle u. Bishop 1974).

Gar nicht selten tauchen bei Gesunden Ängste auf, an Krebs erkrankt zu sein. Besonders gut können wir diese Ängste während psychoanalytischer Therapie untersuchen.

Im allgemeinen liegt dann ein Auftauchen von Wut und Haßgefühlen gegenüber wichtigen Objekten vor, die aus der Phase der libidinösen Entwicklung stammen, in der das Kind von oraler Aggression beherrscht wird. Bei diesen Gefühlen geht es darum, daß das Objekt aufgefressen wird (introjiziert wird) und daß das introjizierte Objekt dann in der Art eines primitiven Über-Ichs seinerseits in oral-aggressiver Weise gegen das Ich des Betreffenden vorgeht. Es geht also um die Angst zur Strafe für Wut-

und Haßgefühle, bei Nichterfüllung „gieriger“ oraler Wünsche von einem bedrohlichen Introjekt zerfressen zu werden.

Der Wunsch entsprechenden eigenen Anteilen und Bedrohungen ausweichen zu wollen, könnte auf einer unbewußten Ebene auch einige der Ängste und der irrationalen Verhaltensweisen von Familienangehörigen und Behandlern dem Krebskranken gegenüber erklären.

Die wenigen bisher publizierten Versuche, die Krebserkrankung selbst bzw. ihren Verlauf psychotherapeutisch zu beeinflussen (Le Shan 1982; Renneker et al. 1963; Simonton et al. 1978), sind überwiegend mit Skepsis aufgenommen worden (v. Rad 1979). Trotzdem ist die Darstellung von 90 psychotherapeutischen Behandlungen in Le Shan's Buch „Psychotherapie gegen den Krebs“ eindrucksvoll. Es handelt sich zumeist um Patienten mit Endzuständen einer Krebskrankheit, die von anderen Behandlern aufgegeben waren. Es ist beeindruckend, wie Le Shan seinen Patienten helfen konnte, dem verbleibenden Rest ihres Lebens einen Sinn zu geben und wie in vielen Fällen Besserungen und Heilungen erreicht wurden. Er bestätigt damit Erfahrungen aus der klinischen Praxis, daß es prinzipiell möglich ist, den Patienten bei ihrem Kampf gegen den Krebs, gegen Hilflosigkeit und Hoffnungslosigkeit wirkungsvoll zu helfen. Ganz pauschal kann als Behandlungsprinzip festgehalten werden, daß alles, was die Verarbeitungsmöglichkeiten des Patienten, die Beziehungsmöglichkeiten zu seiner engeren und weiteren sozialen Umwelt verbessert, anscheinend auch die Prognose verbessern kann, zumindestens aber die Lebensqualität. Umgekehrt können jedoch auch Hoffnungslosigkeit und Depressionen den Verlauf negativ beeinflussen.

Anmerkungen zum Gespräch mit dem Krebskranken

Während uns die psychosomatische Medizin zur Frage der Krebsentstehung und zur Frage der Faktoren, die den Verlauf beeinflussen, noch keine eindeutigen Ergebnisse geliefert hat, wissen wir über Fragen der Interaktion mit dem Krebskranken und der Krankheitsverarbeitung sehr viel mehr.

Häufig scheitert das Gespräch mit dem Krebskranken schon am ersten Punkt, nämlich dem Gespräch über die Diagnose. Die Befürchtungen, die regelmäßig in Diskussionen über diesen Punkt auftauchen, lassen sich in dem Satz von Hufeland „Den Tod verkündigen, heißt den Tod geben“ zusammenfassen. Regelmäßig bestehen große Befürchtungen, dem Patienten bei einem offenen Gespräch über seine Krankheit die Hoffnung zu nehmen, oder ihn in den Suizid zu treiben. Wie steht es um die Realität dieser Befürchtungen? Die Verwendung des Begriffs Hoffnung in diesem Zusammenhang, suggeriert, daß es Hoffnung nur geben kann, solange lebensbedrohliche Krankheiten verleugnet werden können. Sicher mag es Menschen geben, für die das zutrifft. Für die meisten wird sicher auch zutreffen, daß die größte Hoffnungslosigkeit erzeugt wird durch ein „Sich-ausgeschlossen-fühlen“ aus der offenen Kommunikation mit den wichtigen Beziehungspersonen (von Uexküll 1973). Die Angst vor dem damit verbundenen „abgelehnt werden“, einem sozialen Tod, scheint schlimmer zu sein als Furcht vor Schmerzen, vor körperlichen Beeinträchtigungen oder vor einem nicht mehr sein. Dieses Ausgeschlossensein wird dann fast immer als Zusammenbruch des Selbstwerterlebens, als Verlust der Achtung vor sich selbst erfahren und schwerer ertragen, als jedes andere Schicksal. Gerade diese Situation der Isolierung ist es, die Hoffnung nehmen kann und die Gefahr des Suizids erst verstärkt. So konnte Senn (1981), der mit seiner Arbeitsgruppe in offenen Gesprächen über 10000 Patienten betreute, nur zwei Suizidfälle beobachten. Einer davon wurde durch eine inadäquate ärztliche Informationsmitteilung, der andere durch ein massives Fehlverhalten von Angehörigen hervorgerufen. Damit sind nach Senn in dieser Population Suizidfälle nicht häufiger, als in der gesunden Durchschnittsbevölkerung. Nach Weisman u. Worden (1975) ist Suizidalität zu befürchten bei Hinweisen auf Hilflosigkeit, Erschöpfung, Angst, Isoliertheit und Wertlosigkeit. Deswegen sollte diesen Kranken vor allem eine Unterstützung bei der Aufrechterhaltung ihrer Autonomie, zur emotionalen Entlastung und zur Unterstützung des Selbstwertlebens durch Information und Gesprächsmöglichkeiten angeboten werden.

Nach einer Literaturübersicht bei Köhle et al. (1981) ist damit zu rechnen, daß über 80% der Kranken eine offene Information wünschen, lediglich 3–5% wollen nicht über den Ernst der Erkrankung informiert werden. Übrigens zeigten mehrere Untersuchungen (Übersicht bei Köhle et al. 1981), daß mindestens 90% der Malignomkranken im Verlaufe ihrer Erkrankung auch ohne eine Aufklärung ihre Diagnose in Erfahrung bringen. Dazu kurz zwei Beispiele, die von Köhle und seinen Mitarbeitern mitgeteilt wurden:

Eine 53jährige, äußerlich undifferenziert wirkende Geschirrspülerin beklagt sich darüber, daß sie vom Hausarzt und von den Ärzten auswärtiger Krankenhäuser mit ihren Fragen nach dem Wesen der vorliegenden Erkrankung nur abgewiesen wurde. Darauf angesprochen, daß ihr doch sicher selber viele Gedanken durch den Kopf gegangen seien, meinte die Patientin: „Wissen Sie, ich bin halt immer blutärmer geworden. Da ich nach außen kein Blut verloren habe, habe ich mir gedacht, das kann nur innerlich von einer Art Krebs aufgefressen werden.“

Bei einer 19jährigen, seit wenigen Tagen erkrankten Patientin, unterhielten sich Ärzte und Angehörige darüber, ob und wie man der Patientin die Diagnose einer akuten Leukämie mitteilen sollte. Vom Psychosomatiker im ersten Gespräch gefragt, was sie sich selbst für Gedanken über ihre Erkrankung gemacht habe, meinte sie: „Ich kenne die Diagnose schon.“ Auf der Toilette stand ein Urinkrug mit dem Namen der Patientin und der Diagnose „Verdacht auf akute Leukämie“.

Wie zerstörerisch sich das weitverbreitete Vorgehen nur den Ehepartner oder die Familie über die Krankheit zu informieren und den Patienten zu beruhigen, auf die Gesprächsmöglichkeiten auswirkt, kann sich jeder leicht vorstellen, der schon einmal in einer Gesprächssituation aktuell drängende Gefühle, die zwischen ihm und seinem Gesprächspartner standen, ausklammern mußte, aus welchem Grund auch immer. Eine solche Situation durchzustehen, ist nur über Distanzierung oder Ausweichen möglich, eine ausreichende menschliche Nähe kann dann nicht mehr hergestellt werden. Aber gerade Krebskranke haben in einem besonderen Ausmaß das Bedürfnis, sich über ihre Situation und die weiteren Möglichkeiten und Entwicklungen orientieren zu wollen. Sie sind hochgradig sensibilisiert für das Verhalten ihrer Bezugspersonen und Behandler. Sie nehmen neben verbalen Mitteilungen in erhöhtem Maße auch Veränderungen des Ausdrucks, ja der inneren Haltung ihrer Partner wahr. Ein offenes Gespräch verstärkt nach unseren Erfahrungen keineswegs Hoffnungslosigkeit oder Suizidgefahr. Allerdings müssen wir mit stärkeren emotionalen Reaktionen, wie Angst, Weinen, Depression o. ä. rechnen. Ein Ausbleiben solcher Reaktionen wäre in der gegebenen Situation eher als auffallend zu bezeichnen.

Zur Krankheitsverarbeitung

Die Prozesse, die im Patienten bei der Auseinandersetzung mit einer schweren Krankheit, nicht nur bei Krebskrankheiten, ablaufen, hat Frau Kübler-Ross (1969) in ihrem Buch „Interviews mit Sterbenden" beschrieben. Sie unterscheidet 5 Phasen, die jedoch nicht gesetzmäßig nacheinander ablaufen müssen. So können Patienten in bestimmten Phasen verharren oder die Phasen können sich wiederholen. Ich möchte im folgenden diese 5 Phasen kurz darstellen und an einem Beispiel illustrieren, das Köhle et al. (1981) beschrieben haben.

1. Phase: Schock und Verleugnung

Die Konfrontation mit der bedrohlichen Krankheit führt zu Unruhe und Angst, vielfach zur Lähmung der eigenen Orientierungsmöglichkeiten und Aktivitäten. Der Patient neigt dazu in dieser Situation die Augen vor der Realität der Krankheit zu verschließen, er versucht die Krankheit zu verleugnen. Von Angehörigen und Behandlern wird diese Reaktion oft als Entlastung oder ein gutes Zeichen gewertet. Dabei wird jedoch leicht übersehen, daß dieses Verhalten in erster Linie dazu dient, Angst abzuwehren und damit häufig zu unrealistischem selbstschädigendem Verhalten führen kann.

Nach Köhle ist es in dieser Phase Aufgabe der Behandler, dem Patienten bei der Orientierung in der neuen Realität zu helfen. Das Ziel ist der Aufbau eines an der Realität orientierten und vertrauensvollen Arbeitsbündnisses. Eine fortwährende Bereitschaft zum Gespräch, sachlichen Informationen und die Einbeziehung der Angehörigen zur Stützung sind hilfreich in dieser Phase. Vermieden werden sollte eine Überinformation, etwa über mögliche Metastasierungen, Lebenszeitbestimmungen etc. Eine große Belastung für die Behandler und die Angehörigen kann das hilflose und kindliche Verhalten mit Anklammerungswünschen und großen Erwartungen, wie früher den eigenen Eltern gegenüber, darstellen.

Oft pendelt der Patient zwischen Verleugnen, Hilflosigkeit und Angst, z.T. in panikartigen Zuständen, hin und her:

> „Beim ersten Gespräch wirkt der Patient auf mich überstark anklammernd; wie ein total abhängiges Kind ist er an jeder meiner Bewegungen orientiert. Er ist nicht Gesprächspartner, steht mir nicht mit einer gewissen Distanz gegenüber, sondern versucht mit allen Mitteln, an mir einen Halt zu bekommen. Total verunsichert will er zunächst nichts von dem, was ich ihm mitteilen könnte, erfahren. Seine übergroßen, auf mich gerichteten Erwartungen wirken auf mich erschreckend und ebenfalls verunsichernd. Der Patient vermeidet, an seine Zukunft zu denken: ‚Da darf man nicht an sich selbst denken, das wird gefährlich'." (Köhle et al. 1981)

2. Phase: Zorn und Wut

Viele Patienten verharren mit ihrer Verarbeitung in der Phase des Schocks und der Verleugnung. Haben sie den ersten Schock überwunden, dann taucht die Frage auf: „Warum bekomme gerade ich diese Krankheit?" Dies ist die Frage nach dem Schuldigen, danach, wer für die Krankheit verantwortlich ist. Häufig entwickeln Patienten eine Theorie darüber, ob sie selbst oder ob andere an ihrer Krankheit schuldig sind. Diese Theorien sollten im Gespräch unbedingt erfragt werden, denn sie sind zum Verständnis der Verarbeitungsmöglichkeiten sehr wichtig.

Die Stimmung des Kranken äußert sich oft in einem Zustand feindseliger Abhängigkeit, häufig auch mit einem Rückzug verbunden, mit einem fast psychotisch anmutenden Verhalten. Es besteht die Gefahr, daß diese Reaktionen einseitig als Ausdruck organischer Prozesse, etwa von Hirnmetastasen interpretiert werden.

Der Arzt erlebt den Kranken in diesem Stadium oft als undankbar und fühlt sich mit seinen Hilfsangeboten zurückgewiesen. Es ist jedoch wichtig, gerade in diesem Stadium geduldig zu bleiben und die Reaktionen nicht auf die eigene Person bezogen zu erleben:

> „Der oben geschilderte Leukämiepatient mußte in dieser Phase vor allem gegen seine Familie gerichtete aggressive Phantasien abwehren. So z. B. die Phantasie, daß er in einem Amoklauf alle Mitglieder seiner Familie, für die er bisher in übertrieben aufopfernder Weise gesorgt hatte, erschießen würde. Ähnlich vor unbewußten aggressiven Impulsen gefärbt wird die Beziehung zum Arzt. Beim Gespräch über die weitere Zusammenarbeit beteuert der Patient ganz unvermittelt: ‚Ja, man muß sich doch vertragen, zum Raufen darf es nicht kommen‘." (Köhle et al. 1981)

3. Phase: Depression

Hier geht es um die Frage, mit der alle chronisch Kranken und Behinderten konfrontiert sind: „Was bin ich jetzt noch wert?" Diese Zweifel „noch etwas wert zu sein" werden oft mit diffusen, unbeeinflußbaren Klagen an den Arzt weitergegeben. Dies belastet und verunsichert den Arzt. Denn mag er sich noch so bemühen, kaum ist eine Frage geklärt, ein Symptom gebessert, kommt das nächste. Es ist eine Interaktion, die jeder, der mit depressiven Patienten schon zu tun hatte, kennt. Der Patient scheint Hilfe zu fordern, aber er kann die angebotene Hilfe nicht als ausreichend akzeptieren. In dieser Situation ist es oft hilfreich, die Klagen neben der Abklärung ihrer Berechtigung, unabhängig von ihre Lokalisierung als Ausdruck der gestörten Befindlichkeit aufzugreifen, mit der Frage: „Anscheinend ist für sie in ihrem Körper nichts mehr gut, nichts mehr in Ordnung, nichts mehr verläßlich. Warum fühlen sie sich so wertlos?" Der Patient sollte dann ermuntert werden, von seiner jetzigen sozialen Situation (Familie, Arbeitsplatz etc.) zu sprechen, aber auch von seinen früheren Leistungen. Es geht darum, ihm beim Finden einer neuen Rolle als Kranker behilflich zu sein:

> „Der erwähnte Leukämiepatient zeigte in dieser Phase eine Tendenz zum Rückzug aus der Kommunikation. Er fühlte sich erleichtert, als er auch akzeptiert wurde, als er ‚den Moralischen‘ bekam und längere Zeit weinte. Daraufhin vermochte er auch über das Gefühl seiner Wertlosigkeit zu klagen und schließlich konnte er zum ersten Mal über seine Impotenz, die mit der Krankheit aufgetreten war, sprechen. Es gelang uns, ihm zu zeigen, daß seine Potenz in dieser Situation nicht ausschließlich im sexuellen Bereich, sondern in einem umfassenderen Sinn, nämlich in den gemeinsamen Planungen mit seiner Familie für die Zeit nach seinem Tod, gesucht werden müsse. Diese Gespräche vermochten die Depression aufzuhellen; später sprachen beide Ehepartner davon, daß das letzte Jahr des gemeinsamen Lebens zu ihrer schönsten Zeit gehört hätte." (Köhle et al. 1981)

4. Phase: Das Feilschen

Der Patient hat im Prinzip die Unheilbarkeit seiner Erkrankung anerkannt, er möchte jedoch alles tun, um das Ende möglichst weit hinauszuschieben. Dabei kann er mit seinem großen Informationsbedürfnis, ständigen Fragen nach neuen Behandlungsmethoden, sehr lästig werden. Gerade in dieser Phase wird häufig Hilfe bei paramedizinischen Maßnahmen gesucht. Versuche des Patienten, die eigene Behandlung zu kontrollieren, sollten zur Forderung der Autonomie des Patienten unterstützt werden. Wichtig in dieser Phase ist die Geduld des Behandlers und die Bereitschaft, zur aufrichtigen Information. Besondere Aufmerksamkeit sollte nach der Meinung von Köhle et al. (1981) der Tendenz der Patienten gewidmet werden, in dieser Phase sich den Aufschub über zu große materielle und ideologische Opfer zu erkaufen.

> „Unseren Leukämiepatienten beschäftigte in dieser Phase über lange Zeit ein Traum, in dem er Schach spielte, wobei seine Partner sowohl die Ärzte, als auch der Tod waren. Als wir mit diesem Patienten über diesen Traum sprachen, konnte er nach langem Zögern erstmals offen über die mit seinen Todesvorstellungen verbundenen Ängste sprechen, insbesondere auch über die ihn beunruhigende Tatsache, daß er auf den Krankheitsverlauf selbst so wenig Einfluß nehmen konnte.“ (Köhle et al. 1981)

5. Phase: Akzeptation und Sterben

Das Stadium des Akzeptierens wird von den wenigsten, meist nur von älteren Patienten, erreicht. Für jüngere bleibt verständlicherweise der Tod letztlich unannehmbar. Meist reagiert der Patient in dieser Phase mit einem stillen, mehr oder weniger traurigen, resignierten Nachgeben. Eine Gefahr in dieser Situation, in der das Ende voraussehbar und unabwendbar ist, besteht darin, daß die Kommunikation mit dem Kranken abgebrochen wird, da eine medizinische Behandlung als sinnlos angesehen wird und den Arzt auch sehr belastet. So beschrieben Bowers et al. (1971), daß auf einer Station eine eindeutige Korrelation bestand, zwischen der Zeit, die zwischen dem Läuten des Patienten und dem Erscheinen der Krankenschwester verging und der Prognose des Patienten. Je aussichtsloser die Prognose, desto länger die Wartezeit für den Patienten. Auch wenn die Möglichkeit medizinischer Behandlungen und die Möglichkeit zum verbalen Kontakt oft eingeschränkt ist, ist es wichtig, gerade in dieser Phase mit dem Patienten Kontakt zu halten und über anliegende Behandlungsprobleme, etwa symptomatischer Behandlungen, von Analgetika oder Sedativa, zu sprechen.

> „Der mehrfach genannte Leukämiepatient war während seiner letzten Lebensstunden bewußtlos; wir Ärzte zogen uns zurück, die Familie blieb bei ihm. Unmittelbar vor seinem Tod kam der Patient noch einmal zu sich, winkte jeden Angehörigen zu sich heran, verabschiedete sich von jedem mit Handschlag; dann sank er zurück und verstarb nach einigen Atemzügen. Wir halten dies für ein Beispiel einer weitgehenden Akzeptation des eigenen Todes.“ (Köhle et al. 1981)

Zum Abwehrverhalten bei Ärzten und Pflegepersonal

Hier möchte ich nur kurz summarisch Verhaltensweisen bei Ärzten und Pflegepersonal aufführen, die die Kommunikation mit dem Kranken erschweren oder verunmöglichen können und dabei gleichzeitig auf eine Überforderung der Behandler hinweisen.

Eine der häufigsten Verhaltensweisen ist das *Vermeiden* des Kontakts mit dem Kranken. Dies steckt auch häufig unbewußt hinter der Absicht, dem Patienten ein

Gespräch über die Krankheit nicht zumuten zu wollen. Meist geht es dabei um eine Schonung, sowohl des Patienten, wie auch des Behandlers. Häufig haben wir auch Tendenzen beobachtet, die Schwere der Erkrankung zu *bagatellisieren* oder zu *verleugnen*. Arzt und Patient können sich dabei wie in einem unbewußten Bündnis treffen. Als drittes möchte ich die Flucht in *Überaktivität* nennen. Dabei werden immer neue, evtl. aggressivere Therapieformen angewandt, oder auch zunehmend Sedativa und Analgetika verordnet, ohne dies mit dem Patienten besprochen zu haben. Auch Therapieformen, die nur angewandt werden, um dem Patienten und gleichzeitig dem Behandler etwas Hoffnung zu machen, das Gefühl von Hilflosigkeit nehmen sollen, ohne daß sie rational begründet sind, gehören hierher. Als professionelle Schutzhaltungen sind im Umgang mit dem Schwerkranken *Entmündigung, Verkindlichen* und eine *Versachlichung* (z. B. „der Brustkrebs von Zimmer 315") zu beobachten. Diese Verhaltensweisen treten um so häufiger auf, je weniger in Ausbildung und Anleitung eine Hilfestellung im Umgang mit schwierigen Patienten gewährt wird. Immer wieder zu beobachten ist eine *Über-Identifikation* mit dem Patienten, die den Behandler zwingt, die Krankheit wie eine eigene zu erleben. Damit wird dem Kranken die Verarbeitungsweise des Behandlers, ob jetzt Hoffnungslosigkeit oder Über-Aktivität, übergestülpt. Es besteht die Gefahr, daß der Patient selbst mit seiner subjektiven Verarbeitung nicht mehr zu Wort kommt. Schließlich kann auch eine *Resignation* bei den Behandlern auftreten, die zu einem vorzeitigen Abbruch der Behandlung führen kann. Dabei geht es meist um die Enttäuschung der Behandler über die eigenen therapeutischen Möglichkeiten. Im Zweifelsfalle sollte der Patient mitentscheiden können, ob er z. B. eine eingreifende Therapie mitmachen oder abbrechen möchte.

Probleme mit Angehörigen

Auch diesen Punkt möchte ich hier nur ganz kurz streifen. Angehörige haben oft den Wunsch, daß dem Kranken die Diagnose verschwiegen werden sollte. Bevor man darauf eingeht, sollte man sich vor Augen halten, daß häufig die eigene Unsicherheit und Schuldgefühle dem Patienten mit der Mitteilung etwas Böses anzutun oder der Wunsch, länger schwelende, familiäre Konflikte auch weiterhin nicht austragen zu müssen, Motive für ein solches Vorgehen sind.

Angehörige sind oft enttäuscht, daß die Krebserkrankung und ggf. der Tod nicht vermeidbar waren. Diese Enttäuschung kann sich dann gegen die behandelnden Ärzte richten, die dann für alles verantwortlich gemacht werden. Gelegentlich, besonders wenn die Beziehung zum Kranken schon instabil war, kann es zu einer vorwegnehmenden Trauerreaktion kommen. Die Angehörigen haben sich dann, um sich gegen das Trauma des Verlustes zu wappnen oder aus Enttäuschung, schon vor dem Tode innerlich von dem Patienten getrennt und warten nur noch auf seinen Tod. Sie warten darauf, neue Beziehungen einzugehen, oder gehen sie tatsächlich ein. Gelegentlich ist auch die Betreuung der Familienangehörigen über den Tod des Familienmitgliedes hinaus nötig, da der Verlust für sie selbst eine schwere Krise bedeuten und sie selbst in Krankheit stürzen kann. Auch dazu ein Beispiel von Köhle und seinen Mitarbeitern:

> „Mehrere Wochen nach dem Tod des beschriebenen Leukämiepatienten, suchte uns seine Ehefrau auf. Die 13jährige Tochter machte ihr Sorgen. Sie litt unter erheblichen Konzentrationsstörungen und berichtete wiederholt von Halluzinationen; vor allem abends

sah sie den Vater wieder im Haus stehen. Es zeigte sich, daß die Mutter versuchte, die Tochter als eine Art Ersatzpartner jetzt besonders eng an sich zu binden, wodurch sich bei der Tochter der in der Pubertät wiederbelebte ödipale Konflikt verschärfte. Nachdem im Verlauf mehrerer Gespräche die Mutter die Notwendigkeit einer selbständigen Entwicklung der Tochter akzeptieren konnte, d.h. ein weiteres Stück Trauerarbeit geleistet hatte, verschwand die Symptomatik bei der Tochter vollständig."

Literatur

Abse DW, Wilkins MM, van de Castle RL et al. (1974) Personality and behavioral characteristics of lung cancer patients. J Psychosom Res 18: 101–113

Achté K, Vauhkonen M, Viitamaki DR, Jonkin L (1970) Cancer and psyche. Monographs from the psychiatric clinic of the Helsinki University Central Hospital, 1970, Nr. 1

Ader R, Cohen N (1975) Behaviorally conditioned immunosuppression. Psychosom. Med 37: 333–340

Bahnson CB (1979) Krebs in psychosomatischer Dimension. In: Uexküll T von (Hrsg) Lehrbuch der Psychosomatischen Medizin. Urban und Schwarzenberg, München

Baltrusch HJ (1963) Psyche — Nervensystem — Neoplastischer Prozeß. Psychosom Med 9: 221–245

Bartle SH, Bishop LF (1974) Psychological study of patients with coronary heart disease with unexpectedly long survival and high level function. Psychosomatics 15 (2): 68–69

Bartrop RW, Lazarus L, Mekhurst E, Kiloh LG, Penny R (1977) Depressed lymphocyte function after bereavement. Lancet I: 834–836

Becker H (1979) Psychodynamic aspects of breast cancer. Differences in younger and older patients. Psychoth Psychosom (zit. nach von Rad 1979)

Blohmke M, Dillenz M, Stölzer O (1976) Soziale und psychosoziale Bezüge in der Krebsgenese. Medizin Mensch-Gesellschaft (MMG) 1: 32–38

Blumberg EM, West PM, Ellis FW (1954) A possible relationship between psychological factors in human cancer. Psychosom Med 16: 277–286

Booth G (1974) Psychobiological aspects of „spontaneous" regression of cancer. J Am Acad Psychoanal 1: 303–317

Bowers MK, Jackson EN, Knight JA Le Shan L (1971) Wie können wir Sterbenden beistehen? Kaiser, München; 3. Aufl. 1973

Burrows J (1978) New practical essay on cancer. London (zit. nach Kowal)

Dorian BJ, Garfinkel PE, Brown GM et al. (1982) Aberrations in lymphocyte subpopulations and functions during psychological stress. Clin Exp Immunol 50: 132

Engel GL, Schmale AH (1978) Eine psychoanalytische Theorie in der somatischen Störung. In: Overbeck G, Overbeck A (Hrsg) Seelischer Konflikt, körperliches Leiden. Rowohlt, Reinbek bei Hamburg

Franke M (1984) Zur Situation der Onkologie. MMW 24: 624

Gaus E, Kubanek B (1984) Psychosoziale Faktoren und Immunkompetenz. Internist 25: 667–673

Grossarth-Maticek R (1976) Krebserkrankung und Familie. Familiendynamik 1: 294–318

Henseler H (1974) Narzißtische Krisen. Rowohlt, Reinbek bei Hamburg

Holland J (1973) Psychologic aspects of cancer. In: Holland JF, Frei E (eds) Cancer medicine. Lea & Febiger, Philadelphia, pp 991–1021

Hürny C, Adler R (1981) Psychoonkologische Forschung. In: Meerwein F (Hrsg) Einführung in die Psychoonkologie. Huber, Wien

Köhle K, Simons C, Urban H (1981) Zum Umgang mit unheilbar Kranken. In: Uexküll T von (Hrsg) Lehrbuch der Psychosomatischen Medizin. Urban & Schwarzenberg, München

Kowal SL (1955) Emotions as a cause of cancer. 18th and 19th Century Contributions. Psychoanal Rev 42: 217–227

Kübler-Ross E (1969) Interviews mit Sterbenden. Kreuz, Stuttgart

Le Shan L (1982) Psychotherapie gegen den Krebs. Klett-Cotta, Stuttgart

Meerwein F (Hrsg) (1981) Einführung in die Psychoonkologie. Huber, Wien

Mitscherlich A (1978) Anmerkungen über die Chronifizierung psychosomatischen Geschehens. In: Overbeck G, Overbeck A (Hrsg) Seelischer Konflikt — körperliches Leiden. Rowohlt, Reinbek bei Hamburg

Parkes CM (1974) Vereinsamung. Die Lebenskrise bei Partnerverlust. Rowohlt, Reinbek bei Hamburg

Rad M von (1979) Grundfragen psychosomatischer Krebsforschung. In: Hahn P (Hrsg) Die Psachologie des 20. Jahrhunderts, Bd IX, Kindler, Zürich, S. 524

Renneker RE, Cutler R, Hora J, Bacon C, Bradley G, Kearny J, Cutler M (1963) Psychoanalytical explorations of emotional correlates of cancer of the breast. Psychosom Med 25: 106–123

Schmale AH (1976) Current concept in cancer: Metastases and disseminated cancer: General management. Psychological reaction to recurrences metastases or disseminated cancer. Int J Radiat Oncol Biol Phys I/5–6: 515–520

Schmale AH, Iker H (1971) Hopelessness as a predictor of cervical cancer. Soc Sci Med 5: 95–100

Schur M (1978) Zur Metapsychologie der Somatisierung. In: Overbeck G, Overbeck A (Hrsg) Seelischer Konflikt — körperliches Leiden. Rowohlt, Reinbek bei Hamburg

Senn HJ (1981) Wahrhaftigkeit am Krankenbett. In: Meerwein F (Hrsg) Einführung in die Psychoonkologie. Huber, Wien

Simonton OC, Matthews-Simonton S, Creighton J (1978) Getting well again. Tarcher, Los Angeles New York

Snow H (1893) Cancer and the cancer process. Churchill, London

Thomas CB, Duszynski KR, Shafter JW (1979) Family attitudes reported in youth as potential predictors of cancer. Psychosom Med 41: 287–302

Uexküll, T von (1973) Das Verhältnis der Heilkunde zum Tode. In: Sudnow D (Hrsg) Organisiertes Sterben. S. Fischer, Frankfurt, S 11–20

Walshe WH (1846) The nature and treatment of cancer. Taylor & Walton, London

Weisman AD, Worden JW (1975) Psychosocial analysis of cancer deaths. Omega 6 (1): 61–75

Zepf S (1976) Die Sozialisation des psychosomatisch Kranken. Campus-Verlag, Frankfurt/M. New York

Zum Verhältnis von analytischer und systemischer Familientherapie

M. Wirsching

Die in den vergangenen 10 Jahren so stürmisch verlaufene Entwicklung der Familiendynamik und Familientherapie scheint etwas zur Ruhe gekommen zu sein. Dies gibt Zeit für vertiefende Reflexionen, Gruppen sind entstanden, meist um bestimmte Pioniere herum, die teilweise ganz unterschiedliche Sprachen, Konzepte und z. T. sehr eigene unverwechselbare Vorgehensweisen hervorgebracht haben. Ein kritisch vergleichender Überblick steht lange an und gibt ein lohnendes Thema. Hier soll uns vor allem der Entwicklungsstand des Verhältnisses von analytischer und systemischer Familientherapie beschäftigen.

Obgleich (oder gerade weil) die Mehrzahl der frühen Familientherapeuten Psychoanalytiker waren, kam es sehr früh schon zu Ausgrenzungen und teilweise heftigen wechselseitigen Abwertungen. Auch in meiner eigenen Entwicklung bin ich als Psychoanalytiker mit der Frage konfrontiert worden, ob einerseits bestimmte familientherapeutische Grundannahmen und Vorgehensweisen mit der Psychoanalyse noch vereinbar sind oder ob andererseits meine analytische Sehweise mich für bestimmte familientherapeutische Ansätze ungeeignet werden läßt.
Gegenwärtig steht m. E. aber die Frage nach dem Verhältnis der Systemtheorie und Psychoanalyse ganz im Mittelpunkt der familientherapeutischen Diskussion. Kein Ausbildungskurs, keine Fortbildungsveranstaltung, kaum eine Buchrezension, in der nicht dieses Problem berührt wird (vgl. Bauriedl 1980; Ciompi 1982; Pohlen u. Plänkers 1982; Guntern 1980). Mir erscheint die Frage reizvoll, ob jenseits ideologischer Kontroversen ein wechselseitiger Austausch möglich ist oder gar bereits stattfindet. Wichtig ist zunächst aber festzuhalten, daß ein erster Entwicklungsschritt beinahe unbemerkt vollzogen wurde. Die Frage, ob paar- oder familiendynamische Verstehens- und Vorgehensweisen in bestimmten Situationen angezeigt sind, wird nicht mehr gestellt[1]. Statt dessen ist die Frage in den Mittelpunkt gerückt, welche familiendynamischen Konzepte und v.a. welche Vorgehensweisen in konkreten Situationen angezeigt sind. D. h. die interaktionelle Perspektive ist als Ergänzung zur intrapsychischen Perspektive weitgehend anerkannt worden.

Um hier nicht in abstrakten theoretischen Reflexionen stecken zu bleiben, will ich zunächst das systemische Konzept anhand von fünf sehr praxisnahen Grundannahmen veranschaulichen. Danach soll dargestellt werden, wie sich diese Annahmen mit dem analytischen Paradigma der Aufdeckung und Bearbeitung unbewußter Konflikte in einer emanzipatorischen Beziehung von Patient und Therapeut vertragen. In der zweiten Hälfte meines Aufsatzes werde ich mich den besonderen Behandlungsregeln („Techniken") der systemischen Familientherapie zuwenden, um zu schauen, in

[1] Ohne, daß bislang jedoch die Paar- und Familientherapie in dem Katalog der von den Krankenkassen übernommenen Psychotherapeutischen Leistungen eingang fand.

welchem Verhältnis diese zur analytischen Technik stehen (emanzipatorisches Grundprinzip und Bearbeitung von Übertragungen, Gegenübertragungen und Widerständen).

Grundannahmen zur systemischen Familientherapie

Die allgemeine Systemtheorie ist von Bertalanffy (1966) mit einem sehr bekannt gewordenen Aufsatz im „American Handbook of Psychiatry“ in die Psychotherapie eingeführt worden. Etwa zur gleichen Zeit ist sie von George Engel (1962) auch für die Psychosomatik übernommen worden.

Nicht ganz einfach ist bereits eine anschauliche Definition des Systembegriffs. Gewöhnlich spricht man von einem „dynamischen selbstorganisierten Ganzen, einer Zuordnung von Teilen (z.B. verschiedenen Mitgliedern einer Familie), die in ständigem Austausch, in Wechselwirkung miteinander und mit dem Umfeld stehen“. Ausgetauscht werden dabei Informationen, nicht Energien. Die Art der Zuordnung und des Austauschs werden durch verschiedene weiterführende Sätze beschrieben.

1. Das Ganze ist mehr als die Summe seiner Teile. Gegenüber reduktionistischen Ansätzen geht es hier um Komplexitätserfassung und -erhaltung. ein gängiger Vergleich sagt, daß sich ein Fernsehrasterbild auch nicht durch Auszählung und Analyse der verschiedenfarbigen Punkte erschließen läßt, sondern nur bei der Betrachtung der Gesamtgestalt, und ebenso wenig lassen sich aus den Einzeldarstellungen verschiedener Familienmitglieder die Beziehungsgestalt und der Beziehungsprozeß herleiten, wie sie sich erst im gemeinsamen Gespräch aller Beteiligten darstellen. Die Mitglieder einer sog. schizophrenen Familie können z. B. in unterschiedlichen Untersuchungssituationen durchaus frei sein von Denk- und Kommunikationsstörungen, die die Familie als Ganzes in ihrem Zusammenspiel psychotisch erscheinen lassen (Reiss 1967).

2. Gestört ist nicht nur der einzelne, sondern gestört sind zugleich auch immer die Beziehungen im System. So wie in der Medizin gestörte Wechselwirkungen verschiedener Organregelkreise als krankheitsbestimmend angesehen werden, können auch in der Familientherapie die „Symptome“ als sinnvolle (verstehbare) Beiträge zu einer bestimmten Beziehungssituation gesehen werden. Für die Praxis gilt dann: Ändern sich die Beziehungen zwischen den Menschen, so ändern sich auch bestimmte persönlichkeitsabhängige Merkmale und umgekehrt. So verstanden, wären Einzeltherapie und Beziehungstherapie auf direkte Weise verbunden.

3. Kein Teil des Ganzen kann für das Verhalten der anderen verantwortlich gemacht werden, weil alle auf sinnvolle Weise zusammenwirken. Wir geben mit diesem Satz unser vertrautes, lineares Kausalitätsmodell mit seinen Ursache- und Wirkungsverknüpfungen auf und nähern uns einem zirkulären (oder einem dialektischen) Kausalbegriff, wo Wirkung und Rückwirkung unlösbar verknüpft sind. Der medizinische Krankheitsbegriff wird zu Gunsten eines transaktionellen Krankheitsbegriffs in Frage gestellt. Gerade in den Symptombildungen erkennen wir dann sinnvolle (wenn auch unzulängliche) Versuche zur Erhaltung der Homöostase des Fließgleichgewichts. Das Familiengespräch zielt dann nicht darauf ab, die familiären *Ursachen* individueller Störungen herauszuarbeiten, sondern es soll der Sinn der Symptome in der jeweiligen Beziehungssituation verstanden werden. Darüber hinaus bedingt der Kompromißcharakter bzw. Konfliktabwehrcharakter der Symptomlösungen, daß sie als Pseudolösungen bald zur Komplizierung einer bereits schwierigen Situation beitragen, oft sogar selbst zum zentralen Problem werden. Wenn etwa in einer sog. „psychosomatischen Familie" nichts besprochen und gelöst wird, bekommen selbst alltägliche, unvermeidbare Konflikte schließlich eine Wirkung, die die Existenz der Familie bedroht (Wirsching u. Stierlin 1982).

4. Anfang und Ende von Transaktionsprozessen lassen sich nur durch bewußte Vereinbarung (Interpunktion) festlegen. Beziehungsprozesse schreiten im Prinzip unendlich auf spiralförmige Weise voran. D. h. selbst wenn sich ein Muster wiederholt, so entsteht aufgrund der inzwischen vergangenen Zeit kein geschlossener Kreis. Die Rückkehr zum Ausgangspunkt ist unmöglich. In der Praxis ist es zwar immer wieder nötig, bestimmte Sequenzen aus dem Gesamtprozeß herauszulösen, etwa eine bestimmte Phase des Familiengesprächs gesondert zu betrachten oder auch eine bestimmte Entwicklungsperiode in den Mittelpunkt zu stellen, z. B. die Situation beim ersten Auftreten der Symptome. Aber weder läßt sich so klären, wer den Streit in der Familie begonnen hat (so sehr die meisten Paare auch an dieser Frage interessiert sind), noch sollte übersehen werden, daß selbst dramatische Familienereignisse meist nur ein weiteres Element in einer Kette vergleichbarer Ereignisse sind. Anfang und Ende eines Prozesses legen wir selbst durch bewußte Übereinkunft (Interpunktion) fest.

5. Der jeweilige Kontext bestimmt die Beziehungen im System. Wir wissen, daß unsere Beobachtungen wesentlich von unseren zugrundegelegten Theorien abhängen, wir wissen auch, daß es ein Untersuchungsobjekt im eigentlichen Sinn nie geben kann, da ein Hinzutreten des Untersuchers bereits die Situation, in unserem Fall also das Verhalten der Familie, verändert. Entscheidend ist darüber hinaus noch, in welcher Situation sich der Therapeut und die Familie begegnen. Einstellungen und Verhaltensweisen sind kontextabhängig, unterschiedliche Ziele und Wertvorstellungen bestimmen die Beziehungen der Beteiligten. Der Sinn der Symptome kann nur für den jeweiligen Kontext erschlossen werden.

Als Familientherapeuten entscheiden wir immer auch zugleich, wie weit wir den Kontext im Einzelfall fassen. Ist es sinnvoll, zunächst nur den schizoiden, isolierten und ausgestoßenen Einzelpatienten zu sehen, oder stoßen wir bei einer Randgruppenfamilie weit in das soziale Netzwerk vor, weil andere Stellen Verantwortungen und Entscheidungen übernommen haben, die sonst nur der Kernfamilie zukommen? Selbst bei größter Ausweitung des Feldes werden wir feststellen, daß es immer noch einen übergeordneten Zusammenhang gibt, der die Beziehungen in der gegebenen Situation bestimmt. In der Praxis wird die Beziehung von Familie und Therapeut sehr unterschiedlich ausfallen, je nachdem, in welchem institutionellen Kontext (Klinik, Beratungsstelle, Privatpraxis etc.) sie einander begegnen. Das Therapeuten/Familie-Subsystem ist wiederum Teil eines übergeordneten institutionellen Systems, das seine eigenen Regeln und Muster hervorbringt.

Diese fünf allgemeinen Gedanken stecken einen Rahmen ab, der für die Familientherapie die gleiche Gültigkeit hat wie auch für andere ökologische Fragen. Im folgenden will ich mich auf familiendynamische bzw. familientherapeutische Aspekte beschränken und fragen, welchen Beitrag diese systemtheoretischen Sätze zu einem analytischen Konfliktverständnis leisten. Wo liegen die Grenzen und Probleme der skizzierten Sicht?

Ein Einwand liegt nahe und wird auch am häufigsten von analytischer Seite vorgebracht. Wenn menschliche und soziale Beziehungen auf die Eigendynamik technischer Regelkreise reduziert werden, wenn also ganz einseitig die Frage „wie funktioniert das Ganze", gegenüber der Frage nach den Inhalten der Konflikte in den Vordergrund gestellt wird, dann liegt der Verdacht nahe, daß hier eine durchaus zeitgemäße Theorie gefunden wurde, die zwar von Beziehungen spricht, aber nur inhaltsleere v.a. auch geschichtslose Funktionsabläufe ins Blickfeld bringt. Nicht Aufdeckung unbewußter, verborgener, u.U. generationsübergreifender Konflikte, sondern im Gegenteil Hilfe zum guten Funktionieren trotz tiefgreifender Probleme hieße dann die Devise. D.h. wir Therapeuten verhielten uns so, wie es uns ein bestimmter Teil der Gesellschaft nahelegt: Reibungsverluste minimieren, Effizienz optimieren und nicht so genau hinschauen, nicht nachdenken, keine Fragen stellen, sonst wird alles noch schwieriger. Keine Frage: Schon der Systembegriff, aber auch andere Konzepte dieses Ansatzes zeigen den Geist der Epoche. Viel Zulauf und Begeisterung schöpft die Systemtheorie zweifellos aus dieser Quelle — technische Lösungen zu finden für komplizierte, sonst kaum erträgliche, ausweglos erscheinende Situationen. Und dennoch: Ganzheitliches Denken, Beziehungssicht, Verstehen von symptomfördernden Scheinlösungen, erkennen willkürlicher Ursache-/Wirkungsverknüpfungen und die Berücksichtigung des jeweiligen Kontextes psychosozialen Handelns sind Grundaspekte, die mir den Satz gerechtfertigt erscheinen lassen, daß so verstanden jeder familiendynamische und familientherapeutische Ansatz, der seinen Namen verdient, also mehr sein will als Einzeltherapie in Anwesenheit der Angehörigen, systemorientiert ist. Bei keinem der hier skizzierten Sätze kann ich Unvereinbarkeiten oder nur Konflikte mit dem analytischen Paradigma der Arbeit an den unbewußten Konflikten erkennen. Weder sind die Systemsätze einseitig mechanistisch auf Oberflächenphänomene begrenzt, oder nur am aktuellen Vordergründigen orientiert, noch läßt sich eine dialektisch verstandene Analyse als reduktionistisch, im linearen Kausaldenken stagniert oder ausschließlich historisch orientiert abkanzeln.

Ich habe bewußt solche Etiketten gewählt, um meine Vermutung zu bekräftigen, daß der Konflikt zwischen analytischer und systemischer Familientherapie eher ein Schulenstreit ist, eine ideologische Auseinandersetzung mit wechselseitigen, herabsetzenden Zuschreibungen. Die sicher wünschenswerte Theoriedebatte hat bisher in meinen Augen weitgehend ihr Niveau verfehlt, weil sie fast immer von festgelegten Standpunkten ausging, weil meist aufgrund vorab getroffener Abwertungen der jeweils anderen Richtung diskutiert wurde. Häufig auch nur mit vagen oder verzerrten Vorstellungen der Theorien und Vorgehensweisen der jeweils anderen Richtung. Systemtherapeuten attackieren die Analyse der 30er Jahre, Analytiker beziehen sich auf frühe systemtherapeutische Darstellungen wie etwa „Paradox und Gegenparadox" (Selvini-Palazzoli et al. 1975; s. dagegen Hoffmann 1981). Die Bereitschaft voneinander lernen zu wollen, Übereinstimmungen anzuerkennen und Abgrenzungen zu respektieren, fehlt dagegen auf beiden Seiten. Aus unterschiedlichen theoretischen Konzepten allein läßt sich m.E. aber weder das Interesse an dieser Auseinandersetzung erklären, noch deren Intensität. Neben wissenschafts- und berufspolitischen Motiven spielen wohl auch individuelle Werdegänge eine Rolle: viele Systemtherapeuten sind aus der Psychoanalyse hervorgegangen. Andererseits geraten Familientherapeuten, die sich ausschließlich auf den analytischen Ansatz im engeren Sinn beschränken, in ihren Ausbildungsgruppen unter zunehmenden Druck der Teilnehmer, die fragen, welche Konzepte es noch gibt.

Die Hauptquellen des Konflikts liegen jedoch nach meiner Einschätzung im praktischen, methodischen Bereich, denn extrem unterschiedlich erscheinende Vorgehensweisen sind aus den verschiedenen theoretischen Konzepten abgeleitet worden.

Ich will mich deshalb jetzt der Frage zuwenden, ob sich sinnvolle Beiträge der systemischen Familientherapie zur analytischen Behandlungstechnik zu erwarten sind. Dabei sollte es sich erübrigen, darauf hinzuweisen, daß es nicht um das eklektische Herausfiltern einzelner technischer Elemente geht, sondern um verschiedene Schlußfolgerungen, die auf ganz bestimmten theoretischen Überlegungen basieren.

Methodische Grundzüge der systemischen Familientherapie

Die behandlungstechnischen Besonderheiten der systemischen Familientherapie lassen sich wiederum in fünf Gesichtspunkten zusammenfassen (vgl. dazu besonders Selvini-Palazzoli et al. 1980).

1. Hypothesenentwicklung. Ein erstes Ziel jeder systemisch geführten Behandlungssitzung ist das aufdeckende Verstehen beziehungsdynamischer Zusammenhänge. In einer umfassenden, alle Mitglieder der Familie berücksichtigenden Form sollen die verschiedenen Beiträge in ihren Wechselwirkungen verstanden werden. Die Frage lautet also, wie hängt das Ganze zusammen, oder genauer, auf welche Weise versucht die Familie, ihr Gleichgewicht zu erhalten. Besondere Bedeutung kommt hier den jeweiligen Symptomen zu, die als Lösungsversuche für Beziehungskonflikte verstanden werden, als meist unzulängliche Bemühungen, das Fließgleichgewicht, die Homöostase, zu erhalten. Die Hypothese berücksichtigt prinzipiell sowohl die (horizontale) Ebene der aktuellen Familieninteraktionen (hier und jetzt in der Sitzung), als auch die (vertikalen) Beziehungsprozesse, die über Generationen hinweg ihre Wirkung entfalten, wenn die verschiedenen Ebenen im Einzelfall auch unterschiedliches Gewicht bekommen können.

Wichtig und neu ist, daß die Therapeuten ihre beziehungsdynamischen Vermutungen explizit machen und damit bereits vor dem ersten Gespräch beginnen. Im Gegensatz zu einem analytischen Therapeuten, der möglichst unvoreingenommen unter Verzicht auf jegliche Vorinformationen in das Gespräch geht, stellen sich Systemtherapeuten die Frage, was wissen wir bereits von der Familie, welchen Sinn ergeben die Informationen, wie können wir die Richtigkeit unserer Vermutungen überprüfen, was müßten wir noch wissen bzw. wie können wir unsere Vermutungen erweitern, gegebenenfalls verwerfen? Dem liegt die Annahme zugrunde, daß eine gleichschwebende Aufmerksamkeitshaltung, ein sich Entfaltenlassen des beziehungsanalytischen Prozesses unter dem emotionalen Druck eines Familiengesprächs oft dazu führt, daß der Therapeut relativ monotone Abwehrprozesse vor Augen geführt bekommt, die ihm ein grundlegendes Verständnis der Familie erschweren. D. h. diese Therapeuten sagen, je mehr wir von der Familie wissen, um so besser werden wir ihre Probleme verstehen können. Die Hypothesenentwicklung soll also der verbesserten Informationsgewinnung dienen. Informationsquellen sind: erste Mitteilungen am Telefon (z. B. wer meldet die Familie mit welchem Anliegen an), Berichte der überweisenden Institutionen (welche Rolle spielen diese selbst beim Familienproblem), Familienstammbäume, die zeigen, wer zur Familie gehört und bereits Todesfälle, schwere Krankheiten etc. verzeichnen; aber auch Erfahrungen mit anderen Familien vergleichbarer Symptomatik wirken hypothesenbildend (z. B. charakteristische Beziehungskonflikte in anorektischen, psychotischen oder psychosomatischen Familien). Hauptinformationsquellen sind natürlich die Mitteilungen der Familienmitglieder im Gespräch selbst. Für die Gesprächsführung ergeben sich danach weitere Besonderheiten.

2. *Zirkuläre Gesprächsführung*. Der Systemtherapeut geht *nicht* davon aus, daß ein „Laufenlassen" des Gesprächs wesentlich zur weiteren Entwicklung seiner Hypothesen beiträgt, er glaubt auch nicht, daß ein offenes Gespräch der Familienmitglieder miteinander hilft, ihre Konflikte besser zu verstehen und zu bearbeiten. Er glaubt weiterhin nicht, daß frühzeitige Interpretationen (Deutungen) für einen Entwicklungs- und Veränderungsprozeß hilfreich sind. Stattdessen stellt er von Anfang an Fragen. Diese sind unmittelbar auf seine Vorannahmen (Hypothesen) bezogen. Charakteristisch sind Fragen nach zeitlichen Abläufen, z. B. was hat sich seit Auftreten der Symptome in der Familie verändert; wann ist zum ersten Mal aufgefallen, daß die Tochter sich entschlossen hat, nicht mehr zu essen; was haben Mutter, Vater etc. gemacht, seit die Tochter hungert, wie hat der Vater auf Mutters Verhalten reagiert, was haben die gesunden Geschwister dabei gemacht etc. Weiter wird nach Unterschieden in den Beziehungen gefragt, wer steht wem am nächsten, wer hat den größten Abstand voneinander; wer macht sich am meisten Sorgen über das Hungern der Tochter, wer am wenigsten; wer ist der Patientin am ähnlichsten etc. Charakteristisch sind auch Fragen im Konjunktiv, was wäre in der Familie anders, wenn die Tochter den Entschluß faßte, wieder zu essen; was würde der Vater zu dieser Frage sagen, wenn er heute an der Sitzung teilgenommen hätte; wer könnte am ehesten erraten, welche Geheimnisse die Tochter hat; wie würde die Familie ihre Situation schildern, wenn wir uns heute in 7 Jahren wieder hier zusammensetzten etc.

Der Therapeut geht von der Annahme aus, daß die Familie zu ihm kommt, weil ihre konstruktiven Konfliktlösungsmöglichkeiten erschöpft sind. Er versucht daher nicht, die Familienmitglieder in einen Konfliktlösungsdialog zu bringen, sondern er stellt sich stattdessen als aktiv Fragender in den Mittelpunkt des Geschehens. Er befragt dabei nicht einmal die Familienmitglieder selbst über ihre eigenen Sichtweisen oder Gefühle, sondern wendet sich gerade an die am weitesten vom anstehenden Thema entfernten und befragt diese über die jeweils anderen, die dann ihrerseits zu den über sie getroffenen Aussagen Stellung beziehen. Auf diese Weise soll versucht werden, auch bei schwer belasteten Familien einen Prozeß der Selbstreflektion und Konfliktaufdeckung in Gang zu bringen. Die Familienmitglieder erleben wie andere, die ihnen nahe stehen, die Situation der Familie beschreiben und können sich mit deren Aussagen auseinandersetzen, was gelegentlich einfacher erscheint als direkt über sich selbst zu sprechen.

Es stellt sich nun die Frage, wie geht der Therapeut mit dem so zutage geförderten, größtenteils unbewußten Material um?

3. *Neutrale, positiv konnotierende Grundhaltung*. Das Ziel des Systemtherapeuten ist nicht die Konfliktbearbeitung in der Behandlungsstunde. Um den Widerstand der Familie nicht erneut zu wecken, wird jede Äußerung vermieden, die von der Familie als offene oder versteckte Infragestellung ihrer Position oder als Anregung zur Veränderung verstanden werden könnte. Dazu gehört v. a. der Verzicht auf Interpretationen. Vielmehr nimmt der Therapeut eine positiv akzeptierende, um größtmögliche Neutralität bemühte Grundhaltung ein. Direkte Fragen der Familienmitglieder werden auf das Ende der Sitzung verwiesen.

Beispiel: Frage des Vaters: „Meinen Sie nicht auch, die Tochter sollte in die Klinik zurückkehren?“ Antwort: „Wir werden sicher auf diese Frage später eingehen, vorher müssen wir aber noch etwas mehr Informationen haben.“ Selbst extrem destruktiv erscheinende Haltungen werden zunächst als Versuche der Konfliktlösung verstanden und akzeptiert. Auf diese Weise entwickelt sich ein zunehmend dichterer, letztlich analytischer Prozeß, bei dem selbst äußerst konflikthafte scham- und schuldbesetzte Themen eröffnet werden können. Hier stehen die Systemtherapeuten im Gegensatz zu dem in der analytischen Familientherapie verbreiteten Grundprinzip der allseits gerichteten Parteinahme (Boszormenyi-Nagy u. Spark 1973).

Für die Familie wird es im weiteren Verlauf immer wichtiger zu erfahren, was denn nun die Therapeuten ihrerseits von der Situation halten. Dem Therapeuten erlaubt seine neutrale Grundhaltung auch in sehr verwickelten, drängenden Situationen, Abstand zu halten und nicht zu stark zu einem Mitglied der Familie zu werden. Zur Erlangung und Beibehaltung einer therapeutischen Metaposition dient auch eine besondere Form der Kotherapie, die Aufteilung in einen aktiven fragenden und einen beobachtenden Teil, sowie die Unterbrechung der Sitzung zur Neuorientierung und Metareflexion (Was geschieht in der Familie, wie ist unsere Beziehung zur Familie?). Im Gespräch zwischen den Kotherapeuten, evtl. auch mit einer Beobachtungsgruppe hinter dem Einwegspiegel, finden wir ein Äquivalent für die sonst in der Einzel- oder Gruppentherapie vom Therapeuten allein vollbrachte therapeutische Spaltung. Dem liegt die Erfahrung zugrunde, daß Familiengespräche sehr oft übertragungs/gegenübertragungsintensiver ablaufen als individuelle Behandlungsprozesse. Die räumliche und zeitliche Trennung von der Familie ist eines der Hauptmittel der systemischen Familientherapie, um das erforderliche Metaverständnis zu erlangen. Regelmäßig wird die Sitzung unterbrochen, bevor die Therapeuten das Gespräch beenden („Wir wollen uns jetzt miteinander besprechen, um Ihnen dann auch unsere Eindrücke mitzuteilen“). Dem Gesprächsabschluß kommt bei dieser Behandlungsweise besondere Bedeutung zu.

4. Gesprächsabschluß — die sog. Verschreibungen. Eine besondere Form des Gesprächsabschlusses hat dieses Vorgehen über lange Zeit charakterisiert. Die meisten Kontroversen setzen auch bei der Frage nach der Ethik der sog. paradoxen Verschreibungen an. Hier ist es sinnvoll sich vor Augen zu führen, welchem Veränderungs- und Entwicklungskonzept die Systemtherapie folgt. Zum einen wird erwartet, daß das Gespräch selbst bereits verändernde Wirkungen hat, d.h. es wird vermutet, daß in dem Maße, wie die Therapeuten ein klareres Bild der Beziehungsdynamik gewinnen, auch die Familienmitglieder selbst Einsichten in ihre Situation erlangen. Es wird sogar gelegentlich gefragt, ob es nicht ausreicht, die Sitzung einfach zu beenden und einen neuen Termin zu vereinbaren, an dem das Gespräch fortgesetzt werden kann. Andererseits läßt sich eine weitergehende Wirkung davon erwarten, daß der Therapeut nochmals die offenkundig gewordenen Zusammenhänge aufdeckt. Da jedoch eine Konfliktdeutung ohne Berücksichtigung der Widerstände meist ohne Wirkung bleibt oder sogar das gerade entwickelte Vertrauensverhältnis wieder zerstört, muß den gegen die Konfliktaufdeckung und gegen die Veränderung des pathologischen Gleichgewichtes gerichteten Tendenzen der Familie bei der abschließenden Systemdeutung unbedingt Rechnung getragen werden. In der Sprache der Systemtherapeuten geht es darum, durch eine bestimmte Mitteilung, die am Zentralkonflikt der Familie (dem Systempunkt PS oder der beziehungsdynamischen Hypothese) ansetzt, maximale Veränderungswirkungen zu erzielen. Der Therapeut beabsichtigt mit seiner Mitteilung also vor allem eine Fortsetzung des destruktiven symptomfördernden Beziehungsprozesses zu erschweren und naheliegenden destruktiven Ausweichmöglichkeiten (Symptomwechsel) vorzubauen. Das heißt, die Familie gerät durch die abschließende Mitteilung in eine Orientierungskrise, die die Chance zur Neuentwicklung birgt, wobei jedoch das Entwicklungsergebnis und das Entwicklungstempo der Familie selbst überlassen bleiben. Der Therapeut weiß also nach seiner Mitteilung nur, ob es zu einer grundlegenden (sprunghaften) Veränderung kommt, deren Ergebnis jedoch nicht vorhersagbar ist.

In etwas schematisierter Form läßt sich der Aufbau einer solchen Verschreibung an einem Beispiel etwa wie folgt skizzieren:

a) Positiv konnotierende Beschreibung der Beziehungssituation: „Sie haben sich entschlossen, eine besonders harmonische und normale Familie zu sein mit besonders starkem Zusammenhalt, wo jeder sich eher für den anderen einsetzt als an sich selbst zu denken."

b) Infragestellung: „Anders als bei vielen Familien, die wir sonst mit schweren Krankheiten sehen, geht es bei Ihnen nicht um eine Veränderung der Familie, da Sie ja sagen, alles ist so gut, wie es nur sein kann."

c) Verhaltensanweisung: „Deshalb können wir Ihnen nur raten, so weiterzuleben wie bisher, im Gegenteil, wir müssen Sie vor Veränderungen warnen, alles könnte sonst noch schlimmer werden."

d) Arbeitsbündnis: „Eine Familientherapie ist bei Ihnen nicht angebracht, sie würde ja der Veränderung dienen, könnte Sie auch zu sehr aufwühlen und belasten. Wir wollen lediglich in 6 Wochen schauen, ob alles unverändert geblieben ist."

Solch abschließende Mitteilung wird keinesfalls weiter diskutiert. Vielmehr verabschieden sich die Therapeuten sogleich und verlassen den Raum.

5. Therapeutische Entwicklungen außerhalb der Sitzungen — lange Intervalle zwischen den Gesprächen. Die oft unmittelbar nach solchen Mitteilungen einsetzenden, teilweise sehr heftigen Reaktionen und drängenden Fragen sollen also nicht durch weitere Erklärungen der Therapeuten aufgefangen werden. Es handelt sich um eine beabsichtigte Wirkung, die es der Familie ermöglichen soll, sich nunmehr selbst intensiv mit der Darstellung des Therapeuten auseinanderzusetzen und damit in einen Prozeß der Selbstreflexion und Neuorientierung einzutreten. Dabei stehen der Familie grundsätzlich zwei Wege offen: sie kann dem Therapeuten widersprechen, seine Darstellung als einseitig verrückt oder völlig unverständlich angreifen, wird aber im gleichen Moment ihre eigene Situation dann anders darstellen müssen (z. B. so harmonisch ist es bei uns auch nicht). D. h. die Verantwortung für Infragestellung und Veränderung bleibt bei der Familie. Der Therapeut ist zum Anwalt der bestehenden Verhältnisse geworden, übernimmt gewissermaßen Widerstandsfunktionen in der Familie. Er äußert sich dann z. B. im nächsten Gespräch skeptisch über zu weitreichende und zu schnelle Veränderungen. Im zweiten Fall stimmt die Familie mit dem Therapeuten überein, daß die Situation so bleiben soll wie sie ist und daß z. B. im Moment der schweren Krankheit zusätzliche Konflikte, Gespräche über schwierige Themen, als zu belastend empfunden werden. Anstelle der unbewußten harmonisierenden Abwehrform ist dann jedoch die bewußte Entscheidung zur Zurückstellung belastender Themen getreten, ohne daß ein weiterer Arbeitskontakt mit dem Therapeuten blockiert wird. Anders als der „stützende" Therapeut stimmen wir mit der Familie überein, daß alles so bleiben muß wie es ist und warten die weitere Entwicklung ab.

Eine dritte Möglichkeit, die zunehmend häufiger eintritt, sei am Rande vermerkt: Die Familienmitglieder lächeln sich nach der Verschreibung wissend an und sagen dem Therapeuten beim nächsten Gespräch, sie hätten sofort gemerkt, daß er ihnen eine paradoxe Verschreibung geben wollte. Diese Reaktion ist vor allem deshalb wichtig, weil sich hier zeigen läßt, ob die Verschreibung als Trick verwendet wurde, den die Familie durchschaut und nachsichtig oder verärgert zurückweist oder ob der Therapeut mit seiner Mitteilung einen bestimmten, unbewußten Aspekt der familiären Dynamik erfaßt hat. D.h. bei der Verschreibung ist die absolute Aufrichtigkeit des Therapeuten entscheidend für die erzielte Wirkung. Ich bin als Therapeut nicht verpflichtet, der Familie zu jeder Zeit alles zu sagen, was ich verstanden habe, im Gegenteil, in bestimmten Anfangs- oder Krisenphasen der Therapie ist es sehr wichtig, daß ich den Familienwiderstand in seiner Bedeutung anerkenne. D.h. ich muß als Therapeut auch innerlich akzeptieren können, daß die Familie sich nicht verändert. Es ist auch durchaus möglich, daß ich mit der Familie, die die Intervention „durchschaut hat" übereinstimme, daß eine Hilfe und Veränderung fast unmöglich ist, da sie selbst alles durchschauen werden und deshalb vermutlich die Situation lange so bleiben wird, wenn es nicht der Familie gelingt, sich selbst zu helfen, wozu u. U. Familiengespräche in größeren Abständen sinnvoll sind.

Zusammenfassend geht es also darum, die Intervalle zwischen den Sitzungen groß zu halten, damit der Familie genügend Raum für eine Entwicklung und für neue Erfahrungen bleibt und damit der Therapeut nicht in die Rolle eines stabilisierenden, entwicklungshemmenden Familienmitgliedes kommt. Die Hauptveränderungsarbeit findet also bei diesem Vorgehen *außerhalb* der Sitzungen ohne Mithilfe des Therapeuten statt. Voraussetzung ist natürlich eine stabile Vertrauensbeziehung und ein besonders weitreichendes Verständnis der Familiensituation.

Abschließende Bemerkungen zum Verhältnis systemischer und analytischer Behandlungsmethoden

Das hier skizzierte systemische Vorgehen wirft für analytische Familientherapeuten verschiedene Fragen auf. Zunächst: Wird hier nicht ein Weg eingeschlagen, bei dem wesentliche Grundlagen des analytischen Behandlungsprozesses aufgegeben werden, z.B. wird der Familie nicht der Raum für eine kritische Selbstreflexion genommen, gerät sie nicht in die Rolle des vom Systemfachmann mit Verschreibungen manipulierten Behandlungsobjektes? Wo bleibt das emanzipatorische Grundprinzip? Wie steht es weiterhin mit der Bearbeitung der Widerstände sowie der Übertragungs-Gegenübertragungsprozesse? Kurzum, handelt es sich nicht um ein zutiefst antianalytisches, die Familien auf zynische Weise manipulierendes Vorgehen?

Aufgrund meiner eigenen klinischen Erfahrung vor allem mit schwerstgestörten psychosomatischen oder psychotischen Familien habe ich verstanden, daß es Familien gibt, die ebenso wie bestimmte Einzelpatienten in bestimmten Phasen ihrer Entwicklung ein primär konfliktaufdeckendes Vorgehen als unerträgliche Belastung empfinden, der sie sich entweder von vornherein entziehen oder der sie mit ihren altvertrauten Abwehrformen, z.B. Verleugnung und Rationalisierung begegnen oder die unter den Belastungen einer falsch indizierten konfliktorientierten Behandlung eine u.U. dramatische Verschlechterung ihrer Lebenssituation erleiden. Es scheint mir, daß in der Familientherapie die Alternative des Zuwartens, bis sich eine tragfähige Beziehung entwickelt hat und ein analytischer Prozeß in Gang kommt, meist nicht gegeben ist. Viel häufiger bleibt es beim Erstgespräch oder es kommt zum Abbruch innerhalb der ersten 3–5 Sitzungen. Sehr häufig erlebe ich auch, daß ich als Therapeut das Angebot der Familie aufgreife und eine nur stützende, die Beunruhigung der Krankheitskrise vermeidende Funktion übernehme. Einige Zeit bewegen wir uns in der Illusion, eine therapeutische Entwicklung zu vollziehen, bis die nächste Krise zeigt, daß sich eigentlich nichts Grundlegendes verändert hat. Im Gegenteil, die Chance der Entwicklung aus der Krise heraus ist vergeben, die Familie hat eine weitere enttäuschende Behandlungserfahrung gemacht.

Solche Situationen überwiegen in der eigenen Praxis der klinisch-psychosomatischen Arbeit die klassischen analytischen Situationen an Zahl bei weitem. In solch hoffnungslos erscheinenden Konstellationen, wo der Therapeut verführt ist, zu resignieren oder als Familien-Hilfs-Ich für meist sehr begrenzte Zeit stützend zu wirken, eröffnet das systemische Vorgehen den einzigen mir bekannten Weg, der meinem analytischen Anspruch auf Verstehen und Emanzipieren meiner Patienten gerecht wird: Die besondere aktive (zirkulär genannte) Form der Gesprächsführung erlaubt die Eröffnung und Bearbeitung sonst angstvoll vermiedener Bereiche ohne Gefahr der sonst in der Psychose oder schweren psychosomatischen Krankheit drohenden malignen Regression. Die familiendynamische Hypothese ist Grundlage einer mit der Verschreibung gegebenen Deutung des Familienwiderstandes, der in seiner Irrationalität und Destruktivität unzweideutig erhellt wird. Die Familie selbst erkennt neue Entwicklungsalternativen anstatt sich vom Therapeuten bedrängt zu fühlen oder kann in Trauer über das nicht wieder Gutzumachende eine neue Öffnung erleben. Der Therapeut schließlich entrinnt mit seiner neutralen, akzeptierenden Übertragungshaltung der Gefahr, als bedrohlicher Eindringling bekämpft zu werden, als idealisiertes Abhängigkeitsobjekt neue Enttäuschungen vorzubereiten, in eigener Hoffnungslosigkeit zu erstarren oder sich in gegenübertragungsgeleiteten Aktionen zu erschöpfen. Er gewinnt ein sehr tiefreichendes Verständnis der Familie, erhält sich aber zugleich die Möglichkeit zur kritischen Metareflexion, eine Voraussetzung zum eigentlichen therapeutischen Handeln.

Keine Frage, daß viele Leser solch idealisierender Darstellung aufs heftigste widersprechen werden, brauchen sie doch nur den Blick auf die derzeitige familientherapeutische Szene zu richten, um zu sehen, wie die von mir angeführten theoretischen Konzepte und methodischen Leitlinien zur rigiden Behandlungstechnik gemacht werden. Das Dilemma liegt vielleicht darin, daß die systemische Familientherapie als „Nachwuchs" verstärkt unerfahrene Therapeuten anzieht, die von der scheinbar leichten Erlernbarkeit und dem schnellen Erfolg der Methode fasziniert sind. Wogegen manch erfahrener Analytiker von ungewohnten Konzepten und Vorgehensweisen abgeschreckt wird. Meine eigene Erfahrung in Supervisionsgruppen ist jedoch, daß über kurz oder lang die meisten Therapeuten, die sich mit schwer gestörten Familien (z.B. im psychiatrischen Bereich) beschäftigen, auch eine Auseinandersetzung mit dem systemischen Ansatz führen, die dann besonders fruchtbar ist, wenn sie auf dem Hintergrund fundierter therapeutischer und eigenanalytischer Erfahrungen stattfindet.

Literatur

Bauriel T (1980) Beziehungsanalyse. Suhrkamp, Frankfurt/M.

Bertalannfy L von (1966) General systems theory and psychiatry. In: Arieti S (ed) American handbook of psychiatry, Vol 3, 1st edn. Basic Books, New York, pp 705–722.

Boszormenyi-Nagy I, Spark MG (1973) Invisible loyalties. Harper & Row, New York. Deutsch: Unsichtbare Bindungen. Klett, Stuttgart 1981.

Ciompi L (1982) Affektlogik. Psyche und Psychose in neuer Sicht. Klett-Cotta, Stuttgart.

Engel GL (1982) Psychological development in health and disease. Saunders, Philadelphia London. Deutsch: Psychisches Verhalten in Gesundheit und Krankheit, 2. Aufl. Huber, Bern 1976.

Guntern G (1980) Die Kopernikanische Revolution in der Psychotherapie. Der Wandel vom psychoanalytischen zum systemischen Paradigma. Familiendynamik 5: 2–41

Hoffmann L (1981) Foundations of family therapy. Basic Books, New York. Deutsch: Grundlagen der Familientherapie. Isko, Hamburg 1982

Pohlen M, Plänkers T (1982) Psychoanalyse versus Familientherapie. Psyche 36: 416–451

Reiss D (1967) Individual thinking and family interaction. Arch Gen Psychiatry 16: 80–93

Selvini-Palazzoli M, Boscolo L, Cecchin G, Prata G (1975) Paradosso e Controparadosso. Feltrinelli, Mailand. Deutsch: Paradoxon und Gegenparadoxon. Klett, Stuttgart 1977

Selvini-Palazzoli M, Boscolo L, Cecchin G, Prata G (1980) Hypothesizing — circularity — neutrality: Three guidelines for the conductor of the session. Fam Process 19: 3–12. Deutsch: Hypothetisieren — Zirkularität — Neutralität: Drei Richtlinien für den Leiter der Sitzung. Familiendynamik 6: 123–140, 1981

Wirsching M, Stierlin H (1982) Krankheit und Familie. Klett-Cotta, Stuttgart

Übertragungsprozesse in der Supervision

J. Körner

Die Art und Weise, wie wir andere Menschen wahrnehmen und in der Beziehung zu ihnen handeln, ist — mehr oder weniger intensiv — geprägt von unseren früheren Beziehungserfahrungen. Dieser Sachverhalt ist gemeint, wenn wir von der Wirksamkeit der Übertragungen sprechen. In einem sehr einfachen Beispiel erleben wir einen anderen Menschen so, wie wir eine emotional bedeutsame Person unserer frühen Lebensgeschichte wahrgenommen haben. In diesem Falle wiederholen wir also, ohne es zu bemerken, eine früher internalisierte Beziehungserfahrung. In der Realität ist es freilich komplizierter: Wir erleben andere Menschen nicht einfach so, wie unsere frühen Bezugspersonen, unser Vater, unsere Mutter, in der Realität gewesen sind, sondern wir können ebensogut einen Vater „wiedererleben", wie wir ihn gerne gehabt hätten — ohne daß er jemals so gewesen ist. Oder in einem anderen Beispiel erscheint uns hier und heute eine Mutterfigur, wie wir sie auf keinen Fall jemals haben wollten. D.h. unsere Mutter war ganz anders, aber wir fürchteten, sie könnte eines Tages so sein. Ich will damit sagen, daß Übertragungen nicht einfach ein Abbild der früher erlebten Realität — wie immer man diese definieren will — sind, sondern Übertragungen sind subjektive Entwürfe; sie sind, in einer anderen Sprache gesprochen: Manipulationen an den Objektrepräsentanzen.

Wenn wir den Begriff der Übertragung definieren wollen, müssen wir uns für eine der zahlreichen möglichen Begriffsbestimmungen entscheiden. Man kann Übertragungen sehr weit definieren und sagen, daß sich in allen unseren sozialen Beziehungen die früher erlebte soziale Realität mehr oder weniger intensiv auswirkt. Alle diese Auswirkungen könnte man „Übertragungen" nennen, jedoch halte ich diese Definition für eine Ausdehnung des Begriffs, die ihn beinahe überflüssig macht. Mir scheint es sinnvoller zu sein, den Übertragungsbegriff nur innerhalb bestimmter therapeutischer oder quasi-therapeutischer Situationen anzuwenden. Denn selbst wenn man der Ansicht ist, daß Übertragungsmanifestationen im Alltag ubiquitär sind, ist eine sinnvolle Nutzung des Übertragungsbegriffes nur dann möglich, wenn gleichzeitig unter Wahrung der Abstinenz die Gegenübertragung ausgewertet werden kann. Versuche, Übertragungsprozesse in einem anderen Setting anzuwenden, sind zumeist recht problematisch zu beurteilen, dies gilt insbesondere für die Bemühung, in pädagogischen Prozessen Übertragungen wahrnehmen und handhaben zu wollen (Körner 1980).

Obgleich Übertragungs- und Gegenübertragungsprozesse in der psychoanalytischen Therapie regelmäßig gefördert, beobachtet und für die Therapie ausgewertet werden, obgleich sie also in den kasuistischen Darstellungen der Psychoanalyse immer wieder diskutiert werden, sind sie nur sehr selten außerhalb von Einzelfalldarstellungen ein Gegenstand empirischer Untersuchungen (Beckmann 1978). Nach meiner therapeutischen Erfahrung liegt es nahe, Übertragungsmanifestationen hinsichtlich dreier Dimensionen zu unterscheiden: Intensität, Stabilität, Differenziertheit. Übertragungsprozesse können intensiv oder milde sein, d.h. sie erscheinen einmal als eine sehr grobe Verzerrung der Wahrnehmung und des Verhaltens, ein andermal wirken sie wie eine milde Tönung des ansonsten realitätsangemessenen Handelns. Übertragungen können ferner unterschiedlich stabil sein: Zuweilen erleben wir, daß ein Patient sehr hartnäckig an seinen übertragungsgefärbten Sichtweisen festhält, bei anderen Patienten können wir erleben, daß sie ihre Übertragungen aufgrund unserer Deutungsarbeit oder außerhalb der Therapie, aufgrund einer abweichend erlebten Realität, ändern können. Die Resistenz der Übertragung gegen den Einfluß korrigierender Erfahrung ist diagnostisch und therapeutisch außerordentlich bedeutsam. Schließlich können wir Übertragungen danach unterscheiden, ob sie eher differenziert oder eher grob erscheinen. In groben, archaischen Übertragungen manifestieren sich sehr frühe Beziehungserfahrungen, in denen die Repräsentanzen der bedeutsamen Beziehungspersonen noch sehr undifferenziert waren, sich im besonders krassen Fall als rein „gute" oder rein „böse" Objekte darstellten. Übertragungen hingegen, mit denen ein Patient eine im 3. oder 4. Lebensjahr erlebte Beziehungsszene wiederholt, sind wegen des erreichten Differenzierungsgrades der Repräsentanzen weniger archaisch oder grob. Auch die Differenziertheit der Übertragungsmanifestationen ist für die Diagnose in der analytischen Psychotherapie außerordentlich bedeutsam.

Historisch wurde die Übertragung schon in der Frühzeit der psychoanalytischen Bewegung erkannt — zunächst als offenkundig unvermeidbares, eher störendes Artefakt der neuentwickelten Therapie. Später erkannten die Psychoanalytiker, daß die Übertragung nicht nur diagnostisch wertvolle Hinweise auf die Psychogenese der Neurose enthält, sondern daß sie auch für die Therapie nützlich sein kann (Freud 1912, 1915). Die Gegenübertragung des Therapeuten wurde hingegen erst sehr viel später mit der gleichen Aufmerksamkeit bedacht. Freud hat sich nie entschieden, die Gegenübertragung als hervorragendes diagnostisches Medium anzuerkennen. Erst Paula Heimann (1960) entwickelte das Konzept von der Gegenübertragung, wie wir es bis heute auffassen.

Ähnlich wie die Übertragung können wir auch die Gegenübertragung in unterschiedlicher Weise definieren. Mir scheint aber, als habe sich — analog zu der „engen" Definition von der Übertragung — der Definitionsvorschlag von Möller (1977) durchgesetzt. Er definiert die Gegenübertragung als die spezifische, nichtneurotische Antwort des Therapeuten auf die Übertragung des Patienten. Zu diesen Antworten gehören die Gefühle, Phantasien, Gedanken, Erinnerungen, Körperreaktionen und Handlungstendenzen beim Therapeuten. Kasuistische Beispiele sind leicht zu finden: Z.B. kann es sein, daß wir den Bericht eines Patienten besonders interessant finden. Wir bemerken, daß wir ihm sehr gern zuhören und uns dadurch ein wenig von diesem Patienten verführen lassen. Oder: Wir spüren Ärger auf den abwesenden Beziehungspartner eines anderen Patienten. Probehalber können wir annehmen, daß dieser Ärger vom Patienten in uns induziert ist; vielleicht möchte dieser Patient, daß wir mit ihm gemeinsam eine Koalition gegen den abwesenden Partner bilden.

Nun stellen diese Beispiele die Verhältnisse von Übertragung und Gegenübertragung in sehr vereinfachter Form dar. Denn die „Antwort" auf seiten des Therapeuten kann konkordant oder komplementär (Racker 1959) sein. D.h. der Therapeut identifiziert sich entweder mit der angebotenen Selbstrepräsentanz des Patienten (konkordant) oder er identifiziert sich mit der komplementären Position des frühen Vaters oder der frühen Mutter. In letzterem Falle wiederholt sich in der Therapie eine frühe Vater-Kind-Beziehung, im konkordanten Falle hingegen identifiziert sich der Therapeut mit dem Kind im anwesenden Patienten. Noch unübersichtlicher wird die Dynamik von Übertragung und Gegenübertragung, wenn wir hinzurechnen, daß der Therapeut — vielleicht ohne es zu bemerken — sich auch gegen eine angebotene Übertragung wehren kann. Z. B. könnte der Patient versuchen, in seinem Therapeuten den Wunsch nach Abbruch der Behandlungsbeziehung zu induzieren. Wenn der Therapeut solche Wünsche nicht bei sich erleben darf, wird er vielleicht dazu neigen, statt eines — für ihn nicht akzeptablen — Wunsches nach Beendigung der Behandlung nun das Bedürfnis zu entwickeln, besonders bemüht und fleißig zu sein.

Spätestens diese zuletzt angeführten Überlegungen zeigen, daß die Gegenübertragung niemals nur ein Spiegel der Übertragung des Patienten ist. Vielmehr erscheint in der Gegenübertragung immer auch die mehr oder weniger problematische Persönlichkeit des Therapeuten. Daher kann man behaupten, daß in der Gegenübertragung auch die Übertragung des Therapeuten eingemischt ist. Überhaupt ist es nur eine Frage der Konvention, ob wir sagen, die Übertragung beginne beim Patienten und löse beim Therapeuten die Gegenübertragung aus, oder ob wir sagen, der Therapeut übertrage auf den Patienten und dieser entwickle daraufhin eine Gegenübertragung. Lediglich die Abstinenz, die den Therapeuten verpflichtet, sich mit eigenen Triebwünschen zurückzuhalten, berechtigt uns vielleicht, von Übertragung vor allem dann zu sprechen, wenn wir den Patienten meinen, und die Gegenübertragung in der Regel für den Therapeuten zu reservieren. In der praktischen Arbeit dürfen wir aber nicht vergessen, daß die Übertragungen und Gegenübertragungen wechselseitig geschehen (Thomä 1981).

Im folgenden möchte ich nun drei Konzepte der Übertragung unterscheiden. Diese drei schließen sich auf der Ebene wissenschaftstheoretischer Betrachtung möglicherweise gegenseitig aus; in der Praxis der Psychotherapie wenden wir sie jedoch alle drei in einer Mischung an. Ich nenne diese Konzepte

- das objektivierende Übertragungskonzept,
- das interaktionelle Übertragungskonzept,
- das subjekthafte oder szenische Übertragungskonzept.

Für mein Thema, „Übertragungsprozesse in der Supervision", ist vor allem das mittlere Konzept bedeutsam. Ich will daher die beiden anderen nur kurz erwähnen: Das *objektivierende Übertragungskonzept* faßt die Übertragung als Disposition auf, als eine Bereitschaft, die sich in geeigneten Augenblicken im Verhalten eines Menschen manifestiert. Um diese Manifestationen zu beobachten, ist es günstig, als Beobachter (als Therapeut) möglichst wenig persönlich in Erscheinung zu treten. Ähnlich wie der Psychologe, der die Vorurteilsbereitschaft eines Probanden mit Hilfe eines Fragebogens möglichst objektiv zu erfassen sucht, verhält sich der Therapeut, der die Übertragungsbereitschaft seines Patienten mit Hilfe einer objektivierenden Abstinenz registriert. Er liest im Verhalten des Patienten dessen Übertragungsdisposition ab. Dabei achtet er darauf, ob dies Verhalten — im Vergleich zu einem durchschnittlich zu erwartenden „Normalverhalten" — inadäquat oder sonstwie auffällig erscheint. Deswegen entspricht der objektivierenden Abstinenz ein Übertragungskonzept, in dem die Übertragung als „falsche Wahrnehmung", als unangemessene oder inadäquate Verhaltensweise (Greenson 1967; Thomä 1984; Muck 1977) charakterisiert wird.

Das *szenische Übertragungskonzept* wird besonders eindrucksvoll von Morgenthaler (1978) beschrieben: „Dieses emotionale Echo (des Analysanden) enthält die Reste und trägt die Spuren der Gäste, die einst am frisch gedeckten Tisch des Kindes, das der Analysand einmal war, gesessen, gegessen, gefressen, gewütet, gefastet, verachtet, verschlungen, gespuckt, gestohlen und getrunken haben. Das alles ist in der Vergangenheit versunken. Als Analytiker bin ich der verspätete Gast, der von all dem, was da einst vorging, nichts weiß und nichts versteht" (S. 2). Oder, in den Worten von Frank (1983): „Wenn der Patient den Raum betritt, so ist es, als begänne ein Traum. Alles was nun geschieht, betrachte ich, wie ich die Ereignisse in einem Traum betrachte." Den szenischen Aspekt der Übertragung erfassen wir in einem regressiven, empathischen Prozeß. Für kurze Zeit tauchen wir ein in die Welt des Patienten und spüren, wie es in ihm, in seinen Geschwistern, in seinen Eltern ausgesehen haben mag. Zweifellos ist dieser Übertragungsaspekt nur nach sehr intensivem Training sicher zu erfassen. Ihn zu erkennen setzt voraus, daß der Therapeut in einem sehr weitgehenden Sinne abstinent sein kann: Der Therapeut muß von seinen inneren Objekten so weit unabhängig sein, daß er sich mit den vom Patienten in der Übertragung angebotenen Objekten identifizieren kann, ohne an ihnen festhalten zu müssen. „Dieses Loslassenkönnen ist der innerste Grund der Abstinenz" (Loch 1965).

Ausführlicher möchte ich mich im folgenden mit dem *interaktionellen oder intentionalen Aspekt der Übertragung* beschäftigen. Ausgangspunkt meiner Überlegungen ist die Auffassung, daß in einer Übertragung mehr ist als eine „falsche" Wahrnehmung oder ein inadäquates Verhalten. Vielmehr enthält jede Übertragung auch einen manipulativen Versuch, das Gegenüber zu bewegen, sich entsprechend der eigenen, übertragungsgetönten Wahrnehmung und Erwartung zu verhalten. Normalerweise begegnen wir nämlich äußerst selten Menschen, deren reale Erscheinung, so wie wir sie wahrnehmen, genau mit unserer übertragungsgefärbten Erwartung übereinstimmt. Daher entsteht fast immer eine Diskrepanz zwischen unserer Objektrepräsentanz und dem in der Gegenwart erlebten, realen Objekt. Diese Diskrepanz könnte auf zwei verschiedene Weisen aufgelöst werden: entweder wir ändern unsere Objektrepräsentanz, oder wir versuchen, das reale, gegenwärtige Objekt zu manipulieren. Offenkundig ist es nun leichter, andere Menschen zu manipulieren, als den Versuch zu machen, die eigene, internalisierte — und dazu noch unbewußte! — Vorstellung vom anderen zu ändern. Der Grund für das Festhalten an den Repräsentanzen liegt — nach König — darin, daß Menschen allgemein dazu neigen, sich in familialen, also vertrauten Welten zu bewegen, und daß sie lieber unangenehme, aber vertraute Erfahrungen wiederholen als daß sie sich neuen, unsicheren sozialen Situationen aussetzen.

In der Realität haben wir eine Reihe von Möglichkeiten, auf den anderen manipulierend einzuwirken. Als Beispiel erinnere ich an die sehr kontroversen politischen Diskussionen, zu denen zuweilen auch ein Vertreter einer angefeindeten, vielleicht gänzlich abseitigen politischen Richtung eingeladen wird. Sollte sich herausstellen, daß dieser den Erwartungen nicht entspricht, sich vielleicht ganz akzeptabel darstellt, so findet sich sicher jemand, der versucht, den überraschend Annehmbaren mit Hilfe gezielter Provokationen doch zu dem erwarteten Verhalten zu bewegen. Vielleicht erinnern sie auch, daß dann, wenn diese Verführung gelingt, das Publikum, welches anderer Ansicht ist, keineswegs entrüstet oder traurig reagiert, sondern vielmehr belustigt, erleichtert und in gewisser Hinsicht zufrieden ist. Das liegt daran, daß es mit Hilfe der Provokation gelungen ist, eine als unangenehm erlebte Diskrepanz zwischen einem inneren Bild und der äußeren Realität zu beseitigen.

Zahlreiche ähnliche Beispiele lassen sich in Prozessen der Partnerwahl und der Paarkonflikte (König u. Tischtau-Schröter 1982) finden. König (1982) nannte diese manipulative Tendenz den „interaktionellen Anteil in der Übertragung".

Zweifellos ist der interaktionelle Anteil der Übertragung im Alltagsleben sehr wirksam (Willi 1975). Wie folgenreich dieser Manipulationsversuch in der Therapie sein kann, haben schon die ersten Analytiker in der Generation nach Freud bemerken müssen. Schon Breuer reagierte auf die drängende Übertragungsmanifestation seiner Patientin Anna O. recht hilflos, und als sie ihm die Wehen einer hysterischen Geburt anbot, reagierte er mit überstürzter Flucht (Jones 1962). Auch Freud (1915), berichtet, er haben zuweilen nur ein „knappes Entkommen" finden können, und von C. G. Jung wissen wir, daß er mit seiner Patientin Sabina Spielrein eine handfeste Liebesgeschichte unterhielt (Cremerius 1983). Wir wissen heute, daß die ersten Analytiker diese induzierten Gegenübertragungen nicht bearbeiten konnten, weil sie sie von einer Realbeziehung nicht zu unterscheiden wußten. Sie reagierten defensiv mit der Einführung der Abstinenzregel. Heute haben wir gelernt, die Gegenübertragung nicht mit Hilfe einer rigiden Form der Abstinenz „niederzuhalten", sondern sie in uns zuzulassen, ohne in ihrem Sinne handeln zu müssen. Bezogen auf den interaktionellen Aspekt der Übertragung bedeutet das, daß wir den Patienten durchaus ermuntern, uns zu manipulieren — es jedenfalls zu versuchen. Wir lassen uns auch etwas verführen und zum Handeln hin drängen. Dann versuchen wir, diese Manipulationsversuche zu erkennen, indem wir unsere eigenen Handlungstendenzen, Wünsche, Gedanken und Gefühle anschauen und uns fragen, wieweit sie vom Patienten induziert sein könnten. D.h. wir betrachten unsere Gegenübertragung probehalber so, als sei sie vom Patienten unbewußt herbeigeführt. Aber, noch einmal: Wir handeln nicht so, wie es vom Patienten erwünscht wird.

Vom Patienten aus betrachtet, reagieren wir in unserer Abstinenz unangemessen. Ihm ist, als fehle die richtige Antwort auf seine Fragen, und er wird vielleicht versuchen, seine manipulativen Tendenzen zu verstärken. Für die Therapie ist es dann wichtig, daß wir ihm seine Beziehungswünsche, wie sie im interaktionellen Anteil der Übertragung zum Ausdruck kommen, klar machen. Der Patient soll erfahren, welche Beziehungsabsichten er verfolgt und er soll sie, später, auf früher gemachte Erfahrungen beziehen.

Soweit die Therapie. Welche Bedeutung könnte der interaktionelle Anteil der Übertragung nun in der Supervision haben? Machen wir uns zunächst einmal klar, daß die Klienten in die Praxis der Beratungsstellen, psychotherapeutischen Ambulanzen und anderen Institutionen der psychosozialen Versorgung äußerst selten wegen äußerlicher, objektivierbarer Probleme kommen. Vielmehr ist es in der Regel so, daß sie eine problematische Situation nicht bearbeiten können, weil nichtbewußte Anteile des aktuellen Konfliktes sie daran hindern. In der Beziehung zum Berater bzw. Psychotherapeuten stellen sie ihr Problem dar, wobei sie die nichtbewußten Anteile des Konfliktes nicht offen sprachlich, sondern oft nur in ihrem Verhalten darstellen. Der Berater muß versuchen, die unausgesprochenen Konfliktaspekte zu erfassen. Dabei ist es ihm hilfreich, wenn er die Beziehung zum Ratsuchenden betrachtet und mit Blick auf den dargestellten Konflikt untersucht. Schwierig wird es für ihn, wenn er aufgrund eigener persönlicher Problematik das Beziehungsangebot des Ratsuchenden einfach annimmt und übersieht, daß in ihm auch eine wichtige Mitteilung über das vorgetragene Problem steckt. Wenn er dann einer Supervisionsgruppe diesen unverstandenen „Fall“ vorstellt, so wird er seinerseits kaum erwarten, daß die Supervisionsgruppe oder der Supervisor ihm Ratschläge oder Hilfen anbieten, die sich auf die äußere Realität des Problems beziehen. Vielmehr wird er erwarten, daß seine Beziehung zu einem Klienten bzw. Patienten hinsichtlich ihrer nichtbewußten Anteile beleuchtet wird. Diese Erwartung ist gerechtfertigt, wenn die Supervisionsgruppe sich zum Ziel gesetzt hat, unbewußte Anteile der Helfer-Klienten-Beziehung zu bearbeiten, wenn sie, mit anderen Worten, auf unbewußte Anteile der Übertragungs- und Gegenübertragungssituation fokussiert.

Diese Fokussierung auf die Übertragungs-/Gegenübertragungsbeziehung wird besonders konsequent in Balint-Gruppen durchgeführt. Die Balint-Gruppe, eine Gruppenmethode, die der ungarische Psychoanalytiker Michael Balint zunächst für Praktische Ärzte entwickelte, widmet sich ausschließlich der Beziehung zwischen Sozialberufler und Klient bzw. Therapeut und Patient. Sie geht der Frage nach, wie der unbewußte Anteil problematischer Beziehung (dort und damals) in der Gruppensitzung (hier und jetzt) sichtbar gemacht und bearbeitet werden kann.

Auf welche Weise erscheinen nun die Übertragungsverhältnisse der Berater-Klient-Beziehung in der Balint-Gruppe? Der vortragende Balint-Gruppenteilnehmer kann diese Anteile ja nicht offen benennen — er weiß von ihnen bewußt nichts, gerade darin liegt sein Problem. Er wird aber in der Art und Weise, wie er sein Problem mit seinen Klienten oder Patienten vorträgt und in der Beziehung zu den übrigen Balint-Gruppenmitgliedern und zum Leiter unbewußte Anteile des von ihm erzählten Konfliktes präsentativ zum Ausdruck bringen. Man könnte den Bericht dieses Balint-Gruppenmitgliedes ein Übertragungsangebot nennen, auf das die anderen Balint-Gruppenteilnehmer nun mit einer jeweils eigenen Gegenübertragung reagieren. So entsteht in der Balint-Gruppe eine Übertragungsbeziehung, in der — im Hier und Jetzt — nicht nur bewußte, sondern auch unbewußte Anteile der problematischen vorgetragenen Beziehung — von dort und damals — erscheinen. Indem die Balint-Gruppenteilnehmer ihre Gefühle, Phantasien, Gedanken und Handlungstendenzen (also ihre Gegenübertragung) selektiv aussprechen, machen sie unbewußte Aspekte des Konfliktes sichtbar. Interaktionell gesprochen, lassen sie sich von dem Vortragenden ein klein wenig zu einer Gegenübertragung verführen, so daß deutlich werden kann, welche unbewußten Absichten der Vortragende sowohl in seiner problematischen Beziehung zum Klienten oder Patienten als auch in der Beziehung zur Balint-Gruppe verfolgt. Der Balint-Gruppenleiter versucht, in den geäußerten Gegenübertragungsmanifestationen wichtige unbewußte Anteile des in Frage stehenden Konfliktes zu entdecken und lenkt die Aufmerksamkeit der Gruppe auf diese Anteile.

Dazu ein Fallbeispiel:

In einer meiner Balint-Gruppen trug eine Teilnehmerin, Frau D., folgendes vor: Die letzte Sitzung ihrer Rollenspiel-Ausbildungsgruppe, die sie seit etwa einem halben Jahr leite, sei für sie sehr unangenehm gewesen. Es habe einen Konflikt gegeben, der sich während der Sitzung nicht mehr auflösen ließ. Sie sei beunruhigt, und sie würde gerne vortragen.

Sie berichtete: Ein Mitglied ihrer Gruppe, Herr A., habe gegen Ende der gestrigen Sitzung den Vorschlag gemacht, die Sitzungen künftig anders zu gestalten. Man könne doch erst einmal gemeinsam ein Abendessen kochen, zusammen essen, überhaupt etwas zwangloser sein und müsse nicht so pünktlich nach 1½ Stunden aufhören. Er fühle sich nämlich sehr wohl in der Gruppe, wäre aber immer etwas enttäuscht, wenn gerade mitten in intensiven Prozessen Schluß gemacht würde.

Sie, Frau D., habe auf der Vereinbarung aber bestanden. Daraufhin sei die Stimmung sehr kühl gewesen, und die Gruppe sei irritiert auseinandergegangen. Sie sei mit dieser Sitzung immer noch beschäftigt.

Die Teilnehmer hörten aufmerksam zu und einige äußerten sich spontan: Herr A. sagte: „Ich habe sofort an meine eigene Fortbildungsgruppe gedacht. Da kamen einige sogar mit dem Schlafsack an und wollten an einem Wochenende bei mir übernachten. Aber es hat mich doch viel Mühe gekostet, da ‚nein' zu sagen." Herr B. sagte: „In jeder Gruppe gibt es so etwas mal. Irgendwann kommen sie und wollen am liebsten bei Dir auf dem Schoß sitzen."

Kommentar: Die Gruppe identifizierte sich also zunächst mit der Vortragenden, der Frau D. Die Teilnehmer schauten von ihrem Standpunkt, ihrem Erleben aus auf die erzählte Szene. Wie meistens, änderte sich das nach einer Weile.

Frau C. sagte: „Also ich finde diese Regeln immer etwas künstlich, daß man so zurückhaltend sein soll usw. Ich versuche zwar auch immer, mich daran zu halten, aber oft ist mir unwohl dabei. Warum sollten die nicht auch mal zusammen Essen kochen? Das schadet doch der Arbeit nicht!" Und Herr X. spricht Frau D. direkt an: „Also ich kann Deine Gruppe gut verstehen. So wie ich Dich hier kennengelernt habe, würde ich auch lieber mit Dir Essen kochen als arbeiten. Wenn wir hier sitzen, fühle ich mich Dir oft so nahe, aber wenn wir hinterher fragen, wer kommt noch mit ein Bier trinken, dann bist Du immer ganz abweisend." Frau D. reagiert spontan: „Ach Quatsch, jetzt fängst Du auch noch so an!" Herr X. ist nun beleidigt: „Ich weiß gar nicht, warum Du plötzlich wieder so arrogant bist."

Ich habe an dieser Stelle interveniert und gesagt: „Was ist denn da eben passiert zwischen Frau D. und Herrn X.? Vielleicht ist es ein ähnlicher Konflikt wie der, über den Frau D. hier berichtet hat?"

Weitere Teilnehmer meldeten sich nun zu Wort. Frau E. sagte: „Ehrlich gesagt, ich habe mich gewundert, daß gerade Du solch ein Problem vorträgst. Ich habe immer gedacht, daß Du Dich ganz besonders intensiv auf Deine Gruppen einlassen kannst." Frau D. reagierte: „Das tue ich auch. Ich habe denen ja auch gleich angeboten, daß wir uns duzen sollen. Ich weiß von mir auch, daß ich innerlich sehr intensiv beteiligt bin. Nach einer Gruppensitzung bin ich immer ganz erledigt. Aber wenn die dann noch meine Wohnung in Beschlag nehmen wollen und gar kein Ende finden — also, das wird mir einfach zu viel!"

Kommentar: Der kleine Konflikt zwischen Frau D. und Herrn X. verdeutlicht das Problem, das Frau D. mit ihrer Rollenspiel-Ausbildungsgruppe hatte und das sie in der Gruppe vortrug. In beiden Gruppen — dort wie hier — hatte sie gegenüber den anderen Gruppenmitgliedern offenbar große Wünsche nach Nähe und emotionalem Kontakt ausgedrückt, war aber zurückgeschreckt und hatte abweisend reagiert, als die anderen ihrerseits auf sie zugingen. Diese Widerspiegelung ist typisch für die Balint-Gruppenarbeit. In den freien Einfällen der Teilnehmer spiegelte sich das Problem in seinem bislang nicht bekannten Aspekt. Es wurde gewissermaßen vollständiger dargestellt und dadurch — mit Hilfe des Leiters — nunmehr verständlicher. Frau D. konnte im Anschluß an die geschilderte Szene in meiner Balint-Gruppe ihr Problem mit Nähe und Distanz besser verstehen. Sie verstand, warum die Rollenspielgruppe solche Nähe-Wünsche entwickelt hatte und warum sie dann so enttäuscht reagierte, als sie, Frau D., so abweisend war.

Wie hatte sich der interaktionelle Aspekt in dieser Supervision manifestiert? Frau D. hatte in Herrn X. den Eindruck eines widersprüchlichen Verhaltens wachgerufen: Herr X. fühlte sich wieder einmal von Frau D. angezogen, und er spürte wieder einmal die Enttäuschung darüber, daß sich Frau D. dann doch entzog. Diese Gegenübertragung brachte er spontan zum Ausdruck und klärte damit, ohne daß es ihm sogleich bewußt war, auch einen wichtigen, unbewußten Aspekt in der vorgetragenen Beziehung zwischen Frau D. und ihrer Rollenspiel-Gruppe. Typischerweise arbeitet die Balint-Gruppe mit solchen induzierten Gegenübertragungen, in denen sich die Arzt-Patienten- bzw. Helfer-Klienten-Beziehung widerspiegelt. Sicherlich gibt es verschiedene Möglichkeiten, dieses Widerspiegelungsphänomen zu beschreiben; ich habe hier das Modell vom interaktionellen Anteil der Übertragung in den Mittelpunkt gestellt. Dieses Modell liefert nicht nur eine zutreffende Beschreibung des Widerspiegelungsvorganges, sondern bietet auch Möglichkeiten an, die Induktion der Gegenübertragung empirisch zu erfassen.

Literatur

Balint M (1964) Der Arzt, sein Patient und die Krankheit, 4. Aufl., Klett, Stuttgart

Beckmann D (1978) Übertragungsforschung. In: Pongratz LJ (Hrsg) Handbuch der Psychologie, Bd VII/2. Hogrefe, Göttingen Toronto Zürich, S 1243–1265

Cremerius J (1983) Abstinenz: Realität und Mythos. Vortrag, gehalten auf der Wissenschaftlichen Tagung am M. Balint-Institut in Hamburg am 25. 2. 1983

Frank K (1983) Die Abstinenz und die Freiheit des Analytikers. Vortrag, gehalten auf der Sektionstagung der Sektion Analytische Gruppenpsychotherapie im Deutschen Arbeitskreis für Gruppendynamik und Gruppenpsychotherapie am 12. 6. 1983 (unveröffentl. Manuskript)

Freud S (1912) Ratschläge für den Arzt bei der psychoanalytischen Behandlung. Ges. Werke, Bd VIII. Imago, London, S 376–387

Freud S (1914) Zur Geschichte der Psychoanalytischen Bewegung. Ges. Werke, Bd X. Imago, London, S 44–113

Freud S (1915) Bemerkungen über die Übertragungsliebe. Ges. Werke, Bd X. Imago, London, S 306–321

Greenson RR (1967) Technik und Praxis der Psychoanalyse. Klett, Stuttgart (1973)

Heimann P (1960) Bemerkungen zur Gegenübertragung. Psyche 18: 480–493

Jones E (1962) Das Leben und Werk von Sigmund Freud. Huber, Bern Stuttgart

König K (1982) Der interaktionelle Anteil der Übertragung in Einzelanalyse und analytischer Gruppenpsychotherapie. Gruppenpsychotherapie Gruppendynamik 18: 76–83

König K, Tischtau-Schröter R (1982) Der interaktionelle Anteil der Übertragung bei Partnerwahl und Partnerveränderung. Z Psychosom Med 28: 266–279

Körner J (1980) Über das Verhältnis von Psychoanalyse und Pädagogik. Psyche 34: 769–789

Loch W (1965) Voraussetzungen, Mechanismen und Grenzen des psychoanalytischen Prozesses. Huber, Bern Stuttgart

Möller ML (1977) Zur Theorie der Gegenübertragung. Psyche 31: 142–166

Morgenthaler F (1978) Technik. Zur Dialektik der psychoanalytischen Praxis. Syndikat, Frankfurt/M.

Muck M (1977) Übertragung und Gegenübertragung. In: Eicke D (Hrsg) Die Psychologie des 20. Jahrhunderts, Bd III, Freud und die Folgen II. Kindler, Zürich, S 1109–1124

Racker H (1959) Übertragung und Gegenübertragung. Studien zur psychoanalytischen Technik. Reinhardt, München (1982)
Thomä H (1981) Schriften zur Psychoanalyse. Vom spiegelnden zum aktiven Analytiker. Suhrkamp, Frankfurt/M.
Thomä H (1984) Der Beitrag des Psychoanalytikers zur Übertragung. Psyche 38: 29–62
Willi J (1975) Die Zweierbeziehung. Rowohlt, Reinbek bei Hamburg

Gesundheitliche und soziale Probleme Geschiedener

J. Bojanovsky

Zu den Aufgaben der Sozialmedizin gehört es, sich nicht nur um diejenigen Kranken zu kümmern, die von sich aus oder auch unter dem Druck der Bezugspersonen zur Behandlung kommen, sondern sich auch auf die sonstigen Bedürftigen zu konzentrieren. Besonders für die Prävention ist es wichtig, die gefährdeten Gruppen herauszufinden und verschiedene Faktoren der Gefährdung zu identifizieren. Eine solche Risikogruppe für psychosoziale Probleme stellen die Geschiedenen dar. Die Wichtigkeit ihrer Problematik steigt um so mehr, als sich die Scheidungsraten in den meisten industrialisierten Ländern in schnellem Wachstum befinden. Außerdem sind hier nicht nur die Geschiedenen betroffen, sondern zum großen Teil auch die Kinder, mit möglichen Konsequenzen für das ganze weitere Leben. Jede Gesellschaft soll sich deshalb fundierte Kenntnisse der mit Familiengründung und -auflösung verbundenen Probleme verschaffen.

Die psychische Gefährdung der Geschiedenen spiegelt sich auch in folgenden Statistiken:

In seltener Übereinstimmung findet man in den psychiatrischen Institutionen wesentlich mehr geschiedene Kranke, als ihrem Anteil in der Bevölkerung entsprechen würde. Nach der Altersstandardisierung zeigt sich, daß die Verheirateten relativ zur Grundbevölkerung am seltensten, die Geschiedenen am häufigsten vertreten sind, während die Ledigen und Verwitweten in der Mitte rangieren (Bachrach 1975; Ødegaard 1953).

Die häufigsten Diagnosen bei Geschiedenen sind Depressionen, vor allem bei Frauen, Alkoholismus mehr bei Männern und sexuelle Abweichungen. Auch bei Schizophrenie sind Geschiedene häufiger betroffen als Verheiratete, manchmal auch häufiger als Ledige.

Auch hier ist ihre Prognose negativer als die der Ledigen und Verheirateten (Bloom et al. 1978). Geschiedene sind auch wesentlich mehr durch Selbstmord bedroht als Verwitwete, Ledige und Verheiratete (Dublin 1963). Auch die Mortalität an anderen Todesursachen ist bei den Geschiedenen höher als bei den Verheirateten. Sie sterben häufiger neben dem Selbstmord an Mord, Unfall, Zirrhose, Diabetes mellitus und an vaskulären Herzkrankheiten (Syme 1974), also an solchen Krankheiten, die mit emotionalen Faktoren wie Einstellungen zum Risiko und hedonistischer Lebensweise zusammenhängen.

Es stellt sich heraus, daß durch die Scheidung Männer mehr gefährdet sind als Frauen. Dies wird dem größeren Schutzeffekt der Ehe für die Männer zugeschrieben (Gove 1973). Bei einem Vergleich der hospitalisierten geschiedenen Kranken mit einer nach Geschlecht, Alter und sozialer Klasse parallelisierten Gruppe von verheirateten Kranken erschienen die Selbstmordversuche nur bei geschiedenen Männern im Vergleich zu verheirateten signifikant erhöht. Ungefähr die Hälfte der geschiedenen

Patienten wurde im ersten Jahr nach der Scheidung hospitalisiert. Meistens handelt es sich um reaktive Störungen, allerdings wurden die Patienten, die schon vor der Scheidung an einer Psychose behandelt worden waren, bald nach der Scheidung wieder aufgenommen (Olbrich u. Bojanovsky 1981).

Für die Prävention ist es wichtig zu wissen, in welcher Zeit nach der Scheidung die Krise droht, d.h. ob man eher auf das Ereignis reagiert oder eher etwas später mit Schwierigkeiten als Geschiedene in der Gesellschaft. Bei der Analyse der Zeit zwischen Scheidung und Selbstmord kann man deutlich einen geschlechtlichen Unterschied beobachten. Männer sind vor allem im ersten halben Jahr oder auch im ersten Jahr bedroht, während bei Frauen das größte Risiko etwas prolongierter erscheint, was darauf hindeutet, daß bei diesen eher die soziale Rolle der Geschiedenen sich traumatisch auswirkt. Männer dagegen reagieren eher ihrer erhöhten Aggressivität wegen früher mit dem Selbstmord. Dies kann man allerdings auch so deuten, daß Männer gleich nach der Scheidung hilfloser bei alltäglichen Pflichten sind, aber sich später in Beruf und Partnerbeziehung leichter kompensieren können. Von Interesse ist, daß ein ähnlicher Unterschied auch zwischen den Suiziden der Witwer und Witwen besteht (Bojanovsky 1983).

Es ging darum, wie man diejenigen Personen, die bald nach der Scheidung gefährdet sind, rechtzeitig identifizieren könnte. Auf Grund der Analysen der polizeilichen Akten konnten wir (Döhner u. Bojanovsky o. J.) feststellen, daß diese Risikogruppe häufiger in psychiatrischer Behandlung war, Selbstmordversuche früher verübte und öfter straffällig war — wenn mitunter auch nur mit banalen Delikten. Es war auch häufiger ein Alkoholmißbrauch festzustellen. Kurz gesagt handelt es sich eher um schon vorher instabile Persönlichkeiten, die ein starkes Gefühl des Unrechts, der Aggressivität oder der Versagung äußerten.

Es gibt mehrere Hinweise darauf, daß noch mehr als die Geschiedenen die in Scheidung lebenden Personen gefährdet sind, das bedeutet, daß die meisten noch vor dem Gerichtsurteil anläßlich des bevorstehenden Prozesses in eine Krise geraten. Auch hier sind vor allem Männer betroffen. In einer suizidalen Krise befinden sich viele unmittelbar vor dem gerichtlichen Scheidungstermin oder schon bei der Einreichung einer Scheidungsklage durch die Ehefrau. Noch häufiger sind allerdings Selbstmordversuche und -drohungen als appellatives Verhalten, mit dem der Partner und andere Bezugspersonen unter Druck gesetzt werden, ihre Reaktionen zu verändern. Auch wenn mit einem solchen eher demonstrativen Selbstmordversuch nur gedroht werden soll, muß man sich vor einer Bagatellisierung hüten. Es ist im Gegenteil dringend geboten, solche Versuche — auch wenn sie ausgesprochen demonstrativ wirken — rechtzeitig zu behandeln. Die Bagatelliserung könnte eine ernsthafte Wiederholung herausfordern. Man muß auch damit rechnen, daß beim Nachgeben des Ehepartners ein Lerneffekt mit Fixierung dieses Verhaltens eintreten kann.

Zur Behandlung kommen die Geschiedenen meistens erst in einer Krisensituation, d.h. in einem Zustand, in dem ihre Kräfte nicht mehr ausreichen, mit ihren Lebensumständen fertigzuwerden. Meistens befinden sich die Betroffenen in einer affektiven überschießenden Reaktion, die rationale Verarbeitung nicht erlaubt. Sie kommen häufig vor als Reaktion auf den Scheidungsprozeß, aber auch später als Reaktivation der Situation, z.B. bei Wiederheirat des ehemaligen Ehepartners oder bei bestimmten, früher gemeinsam gefeierten Tagen, sehr oft aber bei Versagung eines neuen Aufbaues im Leben. Typisch an diesen Reaktionen ist vor allem die Verlust- und

Selbstwertproblematik. Bei der noch bestehenden Bindung reagiert der Betroffene zuerst mit Unfähigkeit, die neuen Realitäten zu akzeptieren, dann mit einem Zustand der teilweisen Desorganisation im täglichen Leben, wonach erst eine langsame Beruhigung, aber immer noch mit einer Überempfindlichkeit, eintritt.

Die Selbstwertverletzungen vor und während der Scheidung betreffen fast alle Geschiedenen. Schon bei Ehekrisen spielen sie eine wichtige Rolle. Die oft im Streit ausgesprochenen Beleidigungen und Verletzungen führen zu Affekthandlungen, die zu einer Entfremdung oder zu unüberlegten Reaktionen führen. Die Scheidungsdrohungen, die zuerst als Waffe oder als Versuch der Einschüchterung des anderen benutzt werden, verletzen den Stolz des Partners und führen dann zu einer Scheidung gegen jede rationale Überlegung. Das Scheitern der Ehe stärkt dann auch früher geprägte Minderwertigkeitskomplexe, Versagungsgefühle und Enttäuschungen. Die Schuldgefühle, vor allem gegenüber den Kindern, das Zweifeln an der eigenen moralischen Integrität, rütteln auch am eigenen Selbstwert. Dies abzuwehren benutzen die Betroffenen oft aggressive Beschuldigungen der anderen oder ziehen sich aus Mitleid mit sich selbst in ein generalisiertes Mißtrauen zurück, bis zur Flucht in die Krankheit. Diese Reaktion beobachtet man am meisten, wenn eine noch ambivalente Beziehung zum Partner besteht.

Die Behandlung psychischer Störungen beim Scheidungsprozeß kann man vielleicht generell so beschreiben: Man muß versuchen, den Prozeß zu regeln. Das bedeutet bei akuten überschießenden Reaktionen die Bedrohung der Krise zu mildern, bei komplizierten chronischen Verläufen die emotionale Verarbeitung zu fördern. Bei einer Krisenintervention gelten als wichtigste Regeln die Feststellung des Befindens der Betroffenen, ihrer Situationen, ihrer Beziehung zu allen Beteiligten und deren Einstellungen und das Erkennen früherer oder jetziger Krankheiten oder anderer spezifischer Gefährdungen. Die wichtigste Hilfeleistung ist die *Entlastung von emotionalem Druck,* wie Depression, Schuldgefühle, Angst, Aggressivität und anderes. Bei extremer Verengung der Betroffenen auf das Trauma der Scheidung soll ihre Aufmerksamkeit auf irgendwelche lösbaren Probleme der Zukunft, wenn möglich mit Stützung einer zuversichtlichen Einstellung, gelenkt werden. Bei sozialer Isolierung soll aktive Hilfe beim Anknüpfen neuer Kontakte geleistet werden; oft muß sich der Therapeut als zuverlässige Kontaktperson erweisen, später übernehmen Selbsthilfegruppen diese Funktion. Im Unterschied zu psychotherapeutischen Techniken wird von dem Therapeuten wesentlich mehr Aktivität und auch Hilfe bei der Lösung verschiedener sozialer Probleme, wie Finanzen, Wohnung, Kinder und ähnliches, verlangt. Dabei sind Psychopharmaka in der akutesten Phase oft indiziert. Dies gilt hauptsächlich für Tranquilizer wie Benzodiazepine, da sie die Selbstmordgefahr vermindern. Der emotionale Druck wird dadurch geschwächt, und auch im Falle eines Selbstmordversuches ist der Verlauf meistens günstiger. Sie sollen aber nur kurzfristig eingesetzt werden. Antidepressiva sind bei schweren Depressionen indiziert, allerdings bei Selbstmordgefahr in Kombination mit nächtlicher Zugabe von Neuroleptika.

Eine Krise kann sehr wohl zu einer Reifung der Persönlichkeit führen, verbunden mit größerer Frustrationstoleranz, Realitätsorientierung im Leben, Abstand von eigenen unmittelbaren affektiven Reaktionen mit der Fähigkeit, vorauszuschauen oder Alternativen bei emotionalem Druck aufzubauen. Sie kann allerdings auch zu einer Regression führen mit Stärkung der narzißtischen Einstellungen mit Flucht in die Phantasie, in die Krankheit, in die Isolation oder auch in Kurzschlußreaktionen wie eine unüberlegte Wiederheirat. Dahinter steckt oft eine Störung, bei der eine systematische psychotherapeutische Hilfe indiziert erscheint. Das Ziel einer solchen Psychotherapie ist die *emotionale Scheidung*, das bedeutet, die Bindungslösung und die Fähigkeit, neue stabilere emotionale Beziehungen und Zielsetzungen aufzubauen.

Die eigentliche Scheidungsproblematik stellt meistens den Ausgangspunkt der Therapie — den Fokus — dar. Hier gilt es, die Trennungsarbeit gemeinsam mit dem Betroffenen zu bewältigen und verschiedene Hindernisse aus dem Weg zu räumen. Dies sind z. B. Trennungsängste, ambivalente Gefühle, Fixierung und Übertragung auf den verlorenen oder sich neu anbietenden Partner, Verletzungsgefühle mit unterdrückter Aggression, Minderwertigkeitsgefühle und Schuldkomplexe. Die wichtigsten Faktoren, die dabei berücksichtigt werden sollten, sind folgende: erstens die Tiefe und Art der Bindung an den verlorenen Ehepartner und die Rolle, die er gespielt hat, die Bedürfnisse, die er erfüllen sollte, z. B. Übertragungen der eigenen Eltern, das Bedürfnis, beschützt zu werden oder sich um jemanden kümmern zu dürfen, für jemanden da zu sein und ähnliches; zweitens die Art des Scheidungsprozesses, je nachdem, wie unerwartet und unverschuldet er kam, und inwieweit er abzuwenden gewesen wäre. Drittens ist oft die Analyse der psychodynamischen Entwicklung in der Kindheit wichtig, wie gut man während der Erziehung lernen konnte, wie man mit Niederlagen und Verlusten fertig wird und eigene Aggressionen richtig meistert. Viertens muß man auch an mögliche somatische Faktoren denken, nicht nur an den allgemeinen Zustand und parallel verlaufende körperliche Krankheiten, sondern auch an Medikamentenmißbrauch und Alkoholismus. Fünftens spielen oft zusätzliche Belastungen eine wichtige Rolle, die durch die Scheidung entstanden sind, beispielsweise finanzielle und erzieherische Schwierigkeiten, ungewohnte Pflichten im Haushalt und ähnliches. Und sechstens ist die Reaktion der Umgebung zu analysieren, also die Einstellung der Eltern, der Bekannten und Freunde, der eigenen Kinder und anderen.

Bei einem Scheidungsprozeß hat man in der Regel *nicht nur mit zwei Personen* zu tun, weil jeder bei aufkommenden Feindlichkeiten einen Verbündeten sucht, der dann den Betroffenen sehr beeinflussen kann.

Falls man keinen neuen Partner findet, versucht man den Therapeuten als Stütze zu gewinnen. Der Therapeut ist dann oft in Gefahr, sich mit seinem Klienten allzusehr zu identifizieren. Er kann aus therapeutischen Gründen die in einem Ehekonflikt sich befindende Person stützen und ihr damit die Bereitschaft zur Scheidung erleichtern, wobei man allerdings die Schwierigkeiten danach, die aufkommende Isolation und ähnliches bagatellisiert. Deshalb ist bei solchen Problemen eine Supervision besonders ratsam. Manche Probleme sind am besten in einer *Gruppe* zu lösen, wobei diejenigen, die die schlimmste Krise hinter sich haben, eine Stütze für die neuen Mitglieder darstellen.

Noch wichtiger als die Behandlung erscheint allerdings die *Prävention*. Die Prävention kann man aufteilen in die mehr unspezifische, die allgemein gesundheitlich stärkend wird, und die spezifische, die sich direkt auf die Störungen während des Scheidungsprozesses konzentriert. Weiter kann man sie aufteilen in eine mehr individuell orientierte Prävention, d. h. auf einzelne bedrohte Personen, und auf eine mehr soziale Prävention, die allgemeine Verhältnisse regelt, z. B. den Verlauf des Prozesses vor dem Gericht. Es ist deutlich, daß die Prävention nicht nur in den Händen der Therapeuten liegt, sondern daß sie sich an die Zusammenarbeit mit Sozialarbeitern, Richtern, Anwälten, Politikern wenden muß.

Bei einer Untersuchung der Geschiedenen gleich nach dem Gerichtsurteil (Bojanovsky u. Wagner 1985) konnten wir eine gute Zusammenarbeit mit den Richtern und Anwälten und ihr Interesse für psychologische Probleme der Geschiedenen feststellen. Eines der Ziele der Untersuchung war ein Versuch, Screening-Methoden auszuarbeiten, die die gefährdeten Geschiedenen identifizieren könnten. Mit Hilfe von drei Fragebogen und einem Interview wurden bei fast der Häflte der Untersuchten Suizidgedanken eruiert, fast gleich bei Männern wie bei Frauen. Demgegenüber waren offene Depressionen bei Frauen viel häufiger als bei Männern.

Das Hauptgewicht der Prävention soll allerdings in der *Öffentlichkeit* liegen. Eine rein professionelle Hilfe hat begrenzte quantitative Möglichkeiten; ferner besteht das Problem, daß auf diese Art sekundäre diskriminierende soziale Prozesse in Gang gesetzt werden können, die als Labeling-Prozesse bezeichnet werden. Schließlich können durch die Professionalisierung der Dienste die Hilfspotentiale der Gesellschaft noch weiter zurückgedrängt werden. Bei einer präventiven Einstellung bedeutet das die Notwendigkeit einer Erweiterung der verengten professionellen Einstellungen. Außerdem muß versucht werden, einen normativen Einfluß in Richtung der psychischen und sozialen Hygiene auszuüben.

Literatur

Bachrach LL (1975) Marital status and mental disorders — An analytical review. US Departm. Health Education and Wellfare. Rockville

Bloom BL, Asher SJ, White SW (1978) Marital disruption as a stressor: A review analysis. Psychol Bull 85: 867–894

Bojanovsky JJ (1983) Psychische Probleme bei Geschiedenen. Enke, Stuttgart

Bojanovsky JJ, Wagner G (1985) Scheidung — ein Trauma? Eine epidemiologische Studie. Psycho 782–791

Döhner W, Bojanovsky JJ (o. J.) Suizid nach Partnerverlust durch Verwitwung oder Scheidung. (Noch nicht veröffentliche Arbeit)

Dublin LJ (1963) Suicide: A sociological and statistical study. Ronald Press, New York

Gove WR (1973) Sex, marital status, and mortality. Am J Sociol 79: 45–67

Ødegaard Ø (1953) New data on marriage and mental disease: The incidence of psychoses in the widowed and the divorced. J Ment Sci 99: 778–785

Olbrich D, Bojanovsky JJ (1981) Psychiatrische Hospitalisierung bei Geschiedenen. Psychiat Clin 14: 56–65

Syme SL (1974) Behavioral factors associated with the etiology of physical disease. A social epidemiological approach. Am J Public Health 64: 1043–1045

Ehescheidung und psychische Konflikte

R. Koechel

Einleitung

Die Bedeutung der Familie als Ort gesundheitlicher und sozialer Prävention für den einzelnen und die Gesellschaft ist unbestritten. Ihre Aufgaben und Funktionen sind jedoch an keine bestimmte Organisationsform gebunden. So stellt sie sich als Institution im Querschnitt der Bevölkerungsstruktur nicht nur als etwas sehr Unterschiedliches, sondern im Prozeß der gesellschaftlichen Entwicklung auch als etwas sehr Wandelbares dar (Richter 1976).

Seit Mitte der 60er Jahre zeichnet sich mit geringfügigen Verschiebungen in den meisten westlichen Industrieländern eine gleichläufige Entwicklung ab, die durch den Rückgang von Eheschließungen und Geburten sowie einer Zunahme von Ehescheidungen gekennzeichnet ist.[1] Der Bundesjustizminister beklagte in einer vielbeachteten Pressemitteilung vom 14. August 1984 diesen „besorgniserregenden Trend weg von der Ehe" und sprach sich zugleich für die gründliche Erforschung dessen Ursachen aus. „Der zunehmenden Instabilität zwischenmenschlicher Beziehungen entgegenzuwirken", sei eine der größten gesellschaftspolitischen Aufgaben unserer Zeit. Mit der Demographie können keine Aussagen über die Qualität zwischenmenschlicher Beziehungen gemacht werden. Diese Pressemitteilung ist aus einem anderen Grund beachtenswert. Der Bundesjustizminister geht nämlich von der Annahme aus, es ließen sich Faktoren isolieren, die als voraussagbare Wirkung die Ehescheidung, den Geburtenrückgang oder die Abkehr von der Ehe haben. Dabei hat sich schon längst herausgestellt, daß dies nicht möglich ist. Menschliches Verhalten gehorcht eben nicht linearen Gesetzmäßigkeiten. Es wurde auch umgekehrt gefragt: Was macht eine Ehe glücklich? Gerade das Heiratsmotiv („Wir passen so gut zusammen, weil wir uns so ähnlich sind") kann aber später zum Scheidungsgrund werden („Ich kann nicht mehr ich selbst selbst sein. Wir sind uns zu ähnlich!"). Wird man bei der Suche nach äußeren Faktoren (Makrobereich) nicht fündig, sucht man innere (Mikrobereich). Schließlich stellt man fest, daß Einflüsse des Mikrobereichs (Individuum und Familie) und des Makrobereichs (Gesellschaft) in Wechselwirkung treten. Angesichts der Komplexität gesamtgesellschaftlich registrierbarer Phänomene zeichnen sich die Lücken und Grenzen wissenschaftlicher Analysen deutlich ab (vgl. dazu: Dritter Familienbericht).

---

[1] In der Bundesrepublik Deutschland nahm die Zahl der Eheschließungen von 492128 im Jahr 1965 auf 369628 im Jahr 1983 ab. Im genannten Zeitraum sank die Zahl der Geburten von 1440328 auf 621173 und die Zahl der Ehescheidungen stieg von 58728 auf 121317 jährlich. Im April 1982 lebten in der BRD 927000 alleinerziehende Eltern mit 1329000 minderjährigen Kindern. 564000 dieser Eltern (mit 838000 Kindern) waren geschieden. (Quelle: mündliche Mitteilung des Statistischen Bundesamtes, Wiesbaden).

Ehe und Ehescheidung im gesellschaftlichen Kontext

Roussel (1980) kritisierte die „ökonomische Begrifflichkeit" dieser Problemstellung. Man gehe dabei immer von einem Ehemodell aus, das in seinen wesentlichen Merkmalen konstant ist und an dem sich alle orientieren, obwohl Ehe im transkulturellen Vergleich aber auch innerhalb einer Gesellschaft etwas ganz Verschiedenes sei. Er schlägt deshalb vor, von der gleichzeitigen Existenz mehrerer Ehemodelle zu sprechen, die je eine innere Gesetzmäßigkeit haben und zu denen ein bestimmtes Verständnis von Ehe gehört. Idealtypisch unterscheidet er die

- traditionelle Ehe,
- Bündnis-Ehe,
- Verschmelzungs-Ehe,
- Partner-Ehe.

Jedem dieser Modelle entspricht eine bestimmte Art und Eventualität der Ehescheidung. Der Gesetzgeber orientiert sich bei der Gestaltung des juristischen Rahmens der Ehescheidung an dem in der Gesellschaft vorherrschenden Ehemodell.

In der Bundesrepublik Deutschland haben mit dem Inkrafttreten des Ehe- und Familienrechts am 1. Juli 1977 Reformen, die seit den 60er Jahren auch in verschiedenen anderen westeuropäischen Ländern und in Nordamerika verwirklicht wurden, ihren vorläufigen Abschluß gefunden (vgl. zusammenfassend Rheinstein 1972). Die Gesetzgeber reagierten damit auf gesellschaftliche Veränderungen. Vereinfacht dargestellt kennzeichnen vor allem zwei Punkte den Kern der Reform:

1. der Übergang vom Verschuldensprinzip zum reinen Zerrüttungsprinzip im Scheidungsrecht und im Scheidungsfolgenrecht die Neugestaltung des Unterhaltsrechts Geschiedener und die elterliche Sorge.
2. das Verbundsystem: Es strebt an, alle Konfliktpunkte der Ehegatten, wie Unterhalt, Wohnung, Hausrat, Zugewinn, Versorgungsausgleich und elterliche Sorge in einem Verfahren zu bereinigen.

In dieser Reform stecken zwei gegenläufige Tendenzen: Die Gestaltung der innerfamilialen Beziehungen – bis hin zu ihrer Auflösung — wird zunehmend aus der rechtlichen Normierung und damit aus der staatlichen Kontrolle entlassen (vgl. Glendon 1977). Dieser leichteren Auflösbarkeit der Ehe steht aber eine verstärkte staatliche Kontrolle der materiellen Scheidungsfolgen gegenüber. Der Versorgungscharakter der Ehe wird wesentlich stärker betont als früher. Es war Anliegen des Gesetzgebers, die Ehegatten nach der Scheidung schnell und endgültig auseinanderzubringen (Diederichsen 1977) und sie ihrer wirtschaftlichen Eigenverantwortlichkeit zu überlassen. Nach altem Recht bestimmte der mit der Scheidung verbundene Schuldspruch zwangsläufig den Grund des Unterhaltsanspruchs. Nach neuem Recht ist an die Stelle des Verschuldens die ehebedingte Unterhaltsbedürftigkeit getreten. Im Endergebnis kann das dazu führen, daß die Versorgungsehe dauert, „bis daß der Tod sie scheide" (Willutzki 1984).

Das Verschuldensprinzip gehört zum Modell der Bündnis-Ehe, das Zerrüttungsprinzip zur Verschmelzungs-Ehe. Die Verschmelzungs-Ehe basiert auf einer intensiven gefühlsmäßigen Solidarität beider Partner. Der institutionelle Charakter der Ehe tritt in den Hintergrund. Die Ehe wird auf die Paarbeziehung und die Eltern-Kind-Beziehung reduziert. Diese Mikrogesellschaft setzt sich das Ziel, eine sich selbst genügende affektive Autarkie einzurichten. Wirklichkeit, Dauer und Modalitäten der

Verbindung hängen ausschließlich von der Intensität der innerfamiliären Beziehungen ab. Diese Auffassung von Ehe erfordert Statusgleichheit zwischen den Partnern und eine Angleichung der Rollen. Von den Kindern wird erwartet, daß sie ihren affektiven Beitrag leisten. Verschwindet die Liebe, fehlt die Grundlage der Ehe, und das Paar wird auseinandergehen. Die Ehe wird geschieden, wenn sie zerrüttet (gescheitert) ist. Die Gesellschaft akzeptiert die Ehescheidung, ohne die Geschiedenen mit Sanktionen zu belegen.

Die beschriebenen Phänomene (Rückgang von Eheschließungen und Geburten sowie Zunahme von Ehescheidungen) können so als Folge einer Veränderung der Verteilung der verschiedenen Ehemodelle gesehen werden. Bewußt oder unbewußt orientiert sich eine größer werdende Zahl der Menschen an Ehemodellen, die eine größere Scheidungswahrscheinlichkeit einschließen. Es zeichnet sich eine Tendenz hin zur Partnerschafts-Ehe ab. Für dieses Ehemodell ist die Heirat ohnehin eine entbehrliche Formalität. Dies könnte auch erklären, warum sich Ehe und Elternschaft in absehbarer Zukunft möglicherweise auseinander entwickeln werden.

Im Zusammenhang mit der Ehescheidung nehmen die „äußeren" Schwierigkeiten ab, die „inneren" dagegen zu. Gefühle des individuellen Versagens und des Scheiterns als Paar bekommen eine zentrale Bedeutung: „Was also bei dieser Art von Scheidung auf dem Spiel steht, ist vor allem das seelische Gleichgewicht der einzelnen Partner" (Roussel 1980).

Die psychischen Folgen der Ehescheidung

In den wenigen vorliegenden Direktuntersuchungen an Geschiedenen ist von „der größten Katastrophe des Lebens" (Hoeh u. Kulms 1977) die Rede. Untersucher berichten von „Bitterkeit, Resignation, Verzweiflung, Wut, aber auch Sehnsucht, Schuldgefühlen und Bedauern bei Geschiedenen" (Duss-von Werdt u. Fuchs 1980). Es kommen immer mehr Patienten in die psychotherapeutische Praxis, deren psychische Probleme aus ungelösten Scheidungskonflikten resultieren. In psychiatrischen Einrichtungen befinden sich wesentlich mehr geschiedene Kranke, als es ihrem Anteil an der Gesamtbevölkerung entspricht (Bojanovsky 1983). Morbiditäts-, Mortalitäts- und Suizidraten bei Geschiedenen liegen deutlich höher als in der verheirateten Bevölkerung (Bernard 1982). Häufigkeitsangaben über psychische und körperliche Störungen bei Geschiedenen sagen jedoch für sich allein genommen noch nichts darüber aus, ob es sich hier tatsächlich um Scheidungsfolgen handelt. Sie weisen aber auf ein Konfliktfeld sozialen Geschehens hin, demgegenüber sich gerade die Humanwissenschaften lange Zeit auffallend abstinent verhalten haben. Verfolgt man den Gang der Scheidungsforschung, die sich nur zögernd entwickelt hat, so können zwei Ansätze unterschieden werden: Arbeiten, die sich mehr mit den „äußeren" Folgen der Ehescheidung (wirtschaftliche Situation Geschiedener, Wohnverhältnisse, Beruf und Lebenstandard, soziale Kontakte usw.) befassen und Untersuchungen über die „inneren" (psychischen) Folgen des Scheidungsgeschehens für die davon Betroffenen, insbeson-

---

[2] „Wo Ehe ist, bedeutet dies schon heute keineswegs Familie, und umgekehrt setzt Familie im Bewußtsein mancher gesellschaftlicher Gruppierungen, insbesondere jüngerer Menschen, nicht mehr unbedingt Ehe voraus" (zit. nach Wingen 1984).

dere die Kinder. Die äußeren Folgen der Ehescheidung bilden den Rahmen, innerhalb dessen die psychischen Prozesse ablaufen. Die psychischen Folgen deuten darauf hin, welchen Stellenwert die äußeren Umstände im Erleben einnehmen können. Beide Ansätze können nicht isoliert betrachtet werden. Äußere und innere Folgen formieren sich im Scheidungsprozeß zu einem hochkomplexen Ganzen, in dem die juristische Scheidung lediglich einen Übergangsritus symbolisiert. Sämtliche Untersuchungen über die Folgen der Ehescheidung haben gezeigt, daß die Folgen im Einzelfall nicht voraussehbar sind und daß sie kurzfristig oder längere Zeit bis dauerhaft belastend sein können, es aber — entgegen weitverbreiteten Vorurteilen — nicht sein müssen (Duss-von Werdt u. Fuchs 1980).

Forscher sind in erster Linie Mitglieder einer bestimmten Gesellschaft und Kultur und erst in zweiter Linie Wissenschaftler (Ackerman 1969). So gesehen ist besser zu verstehen, warum sich die Scheidungsforschung von einer „Defizitforschung", die mehr die schädlichen Folgen im Blickfeld hatte, hin zu einer „Versorgungsforschung" entwickelte, die Probleme und Schwierigkeiten der Scheidungsfamilie mit dem Ziel untersucht, adäquate Beratungs- und Hilfsangebote bereitzustellen (s. dazu die Übersicht von Fthenakis et al. 1982). Dabei orientiert man sich an einem Idealtyp der *konstruktiven* Scheidung, wie er u. a. von Kressel u. Deutsch (1977) beschrieben wurde. Von einer konstruktiven Scheidung kann dann gesprochen werden, wenn die einzelnen Phasen des Scheidungsprozesses (Vorphase bis zur Entscheidung, Entscheidungsphase, Trauerphase, Phase der Wiedergewinnung des Gleichgewichts) durchlaufen und abgeschlossen wurden. Am Ende dieses Prozesses sollte der *einzelne Partner* keine starken Gefühle des Versagens und der Selbstentwertung mehr haben und über mehr Selbstverständnis, die Fähigkeit zu neuen Intimbeziehungen und ein erhöhtes Wahrnehmen der persönlichen Kompetenz verfügen. Im *Verhältnis der Partner* zueinander sollte die Ehescheidung einverständlich sein und als ein gemeinsames Unternehmen betrachtet werden; die Sicht des Partners und der Ehe sollten ausgewogen sein und die Fähigkeit bestehen, nach der Scheidung dann miteinander zu kooperieren, wenn es nötig ist.

Solchermaßen *konstruktiv geschiedene Eltern* halten die seelische Belastung für die *Kinder* möglichst klein, schenken der Beziehung des Kindes zu jenem Elternteil, der das Kind nicht ständig betreut, besondere Aufmerksamkeit und lassen ihre Kinder frei sein vom Gefühl, die Eltern hätten sich ihretwegen scheiden lassen.

Von diesem Ideal sind die meisten mehr oder weniger weit weg. Sicher, die Verarbeitung der Ehescheidung braucht zunächst einmal Zeit. Vom Trennungsschock bis zur Neuorientierung soll es zwei bis vier, in den meisten Fällen eher 4 Jahre dauern (Weiss 1975). Längere Ehedauer, Familiengründung und das Lebensalter bei der Scheidung dürften dabei von großer Bedeutung sein. Nur, Zeit allein heilt keine Wunden. Wenn das seelische Gleichgewicht auf dem Spiel steht (s. oben), dann ist es vor allem wichtig zu wissen, wodurch es so erschüttert wird.

Unter der Vielzahl der Belastungen, die der Mensch im Laufe seines Lebens verarbeiten muß, stellt die Ehescheidung zwar eine unvorhergesehene, aber mögliche dar. Ihre besondere Wirkung entfaltet diese Verlustsituation durch die ihr eigentümliche Verschränkung zwischen dem inneren und äußeren Verlust (vgl. Bister 1980), der in einem Großteil der Fälle freiwillig herbeigeführt wurde. Dies sind nicht die einzigen Gründe, die dagegen sprechen, die Ehescheidung einfach nur im Kontext mit anderen Verlustsituationen und deren Verarbeitung abzuhandeln: Durch formelle, informelle und gesetzgeberische Maßnahmen bekommt das *individuelle* Lebensereignis Scheidung eine *kollektive* Bedeutungszuschreibung (Filipp 1981). Wer sich vom Ehepartner trennt und scheidet, gerät zumindest vorübergehend in einen Zwiespalt mit den Auffassungen, Idealen und Normen sozialer Gruppierungen, denen er angehört und mit denen er sich identifiziert hat. Zerbrechen solche Gruppenidentifizierungen, die einen einflußreichen Bezugsrahmen des Lebens darstellen, können schwere Identitätskrisen folgen. Mögen die aggressiv-zerstörerischen Gefühle schon lange den Ehealltag bestimmt haben und das Zusammenleben nur noch ein heuchlerischer Kompromiß gewesen sein, die Trennung vom Ehepartner bedeutet auch in der gemeinsamen Regression Verlust der Ich-stabilisierenden Wirkung der Paarbeziehung (vgl. Willi 1978). Nicht jede Trennung endet mit einer Scheidung, aber jeder Scheidung geht eine Trennung voraus. Sie ist ein Riß, der schmerzt. Sucht man für die vielfältigen psychischen und körperlichen Störungen, unter denen Geschiedene leiden, so etwas wie einen gemeinsamen (psychodynamischen) Nenner, spricht viel dafür, daß er in einer schweren narzißtischen Krise zu finden ist. Der „Hang zur Isolation", oder die „Flucht nach vorn" sind dann als Kompensationsversuche des narzißtischen Systems zu verstehen. Der schmerzlichen Realität wird mit Phantasiebildungen begegnet, um ein Gefühl innerer Sicherheit zurückzugewinnen (vgl. Henseler 1974). Schon sehr früh setzt aber auch ein anderer Prozeß ein, in dem versucht wird zu verstehen, was und warum es geschehen ist. Zu Beginn dieser Auseinandersetzung müssen die Interpretationsversuche der gescheiterten Ehe und dessen, was der Partner tat, fast immer subjektiv verzerrt sein. Die große Verwundbarkeit des Selbsts verhindert es, sich mit der eigenen Rolle und dem eigenen Beitrag am Tod der Beziehung zu beschäftigen. Verleugnung, Verdrängung, Projektion, Idealisierung und Entwertung prägen das Bild. Die Ehe wird verklärt oder verteufelt. Die Schuld am Scheitern der Ehe wird einseitig verteilt. Der komplexe Prozeß des Scheiterns wird auf wenige Ereignisse reduziert. Am verheerendsten wirkt es sich aus, wenn überhaupt keine Erklärungsmöglichkeiten entwickelt werden können. Bleibt der Prozeß der affektiven und kognitiven Verarbeitung in einem frühen Stadium stecken, wird sich eine sehr schnell verfestigende „Scheidungslegende" (Koechel 1987) bilden, die in der Regel von den indirekt Beteiligten (Verwandten, Fremden, Anwälten, Sozialarbeitern und Richtern) noch verstärkt wird. Sie steht konstruktiven Lösungen im Wege.[3]

Seine spezifische Qualität und damit seinen Einfluß auf nachfolgende Veränderungen in der Person erhält dieses kritische Lebensereignis also vor allem durch die *subjektive Ereignisverarbeitung*. Sie findet nicht losgelöst von der Lebensgeschichte des einzelnen, in die konstitutionelle und erworbene Faktoren, insbesondere die Interaktion mit frühen Beziehungspersonen eingehen, statt. Werden die Versuche der

---

[3] Am Wissenschaftlichen Zentrum für Psychoanalyse, Psychotherapie und psychosoziale Forschung der Gesamthochschule Kassel, Universität des Landes Hessen, machen wir eine Längsschnittuntersuchung über Scheidungsfamilien, um Formen adäquater Hilfestellung für Geschiedene und von der Scheidung ihrer Eltern betroffene Kinder zu finden. Die Studie soll vor allem darüber Aufschluß geben,
- wie die Scheidung von den Betroffenen affektiv und kognitiv verarbeitet wird;
- wie sich die Strukturen und Beziehungen in der Nachscheidungsfamilie verändern;
- wie die soziale und ökonomische Situation Geschiedener ist;
- vor welchem Hintergrund die einzelne Sorgerechtsregelung getroffen wurde und wie sie sich auf die weitere Entwicklung des Kindes auswirkt.

individuellen Auseinandersetzung mit dem Scheidungsgeschehen nur im unmittelbaren Bezug zur Situation gesehen, in der sie unternommen werden und in die sie eingebettet sind, verlieren sie viel von ihrem Sinn. Ohne Berücksichtigung des genetischen und strukturellen Aspekts kann aktuelles Verhalten eben nur in Leistungskategorien erfaßt werden (Ohlmeier 1973).

Mit Verarbeitung der Ehescheidung ist aber gerade mehr gemeint als Anpassungsleistung an neue Verhältnisse. Am deutlichsten wird dies in einem Problemfeld, das in diesem Zusammenhang nur am Rande berührt wird: Ich meine die Auswirkungen der Trennung auf die Beziehung zu den Kindern und die Gestaltung der elterlichen Sorge. In den seltensten Fällen löst die Ehescheidung der Eltern gleichzeitig die Familie auf. Geschieden werden die Eltern als Paar. Ihr Eltern-Sein bleibt von der Scheidung unberührt. Mißlingt es, Konflikte, die aus der Auflösung der Gattenrolle und Fortbestehen der Elternrolle resultieren, durch Entflechtung zu lösen (vgl. Duss-von Werdt u. Fuchs 1980), dann wird der ungelöste Paarkonflikt verschoben und im Streit ums Kind fortgesetzt. Die sich umstrukturierende Familie ist dann häufig nicht mehr in der Lage, autonome familiale Funktionen wahrzunehmen. Elterliche Kompetenz wird nach außen delegiert (Koechel 1986). Hier kann es ein wichtiger Schritt sein, wenn Eltern und Kinder von dem Gefühl loskommen können, von Institutionen verwaltet zu werden und bloß Objekt der Entscheidungen anderer zu sein. Fremde Hilfe sollte zum Ziel haben, sie wieder zum Subjekt ihrer Lebensgestaltung werden zu lassen.

Hier können nur einige Problemfelder der Ehescheidung skizziert werden. Es reicht aber, um festzustellen, daß die Ehescheidung für alle Betroffenen seelisch sehr belastend ist. Sie hinterläßt tiefe Spuren. Das Ausmaß an Kummer, Leid und neuen Problemen wird allgemein eher unter- als überschätzt. Der äußere Rahmen des Trennungs- und Scheidungsprozesses und der Druck, unter dem die Betroffenen stehen, sind geeignet, eine mehr oder weniger ausgeprägte Ich-Regression herbeizuführen, in deren Folge alte, unbewältigte Konflikte (Trennungs- und Bestrafungsängste, Ängste mit narzißtischen Kränkungen und Triebängste aufgrund aggressiver oder libidinöser Spannungen) aktualisiert werden. So gesehen stellt die Ehescheidung eine seelische Krise dar. Per se ist sie kein psychopathologischer Prozeß. Eine pathologische Bedeutung und Wirkungschance erhält sie erst dann, wenn sie mit spezifischen Bereitschaften der betroffenen Person zusammentrifft.

Ob sie konstruktiv oder destruktiv ist, hängt im wesentlichen davon ab, ob sie Ausdruck von Abwehr und Flucht ist, oder ob sie die einzige Chance für eine weitere Entwicklung darstellt (Blanck u. Blanck 1978). Eher ist sie die letzte als nächstliegende Zufluchtsmöglichkeit und nur dann gerechtfertigt, wenn die Entwicklungspotentiale, die die Ehe bietet, sorgfältig untersucht worden sind. Viele Ehen werden überstürzt geschieden. Auch ein großer zeitlicher Abstand zwischen Trennung und Scheidung ist noch kein Garant dafür, daß die individuellen und interindividuellen Probleme wirklich durchgearbeitet worden sind.

Zusammenfassende Überlegungen

Das Vertrauen des Staates in die Familie als selbstverständlichen „Transmissionsriemen staatlicher Erwartungen" (Simitis 1975) schwindet. Wird eine „zunehmende Instabilität zwischenmenschlicher Beziehungen" als Ursache dafür diagnostiziert, dann geschieht dies vor dem Hintergrund des nostalgischen Bildes der intakten stabilen Familie vergangener Zeiten. Die historische Familienforschung (Mitterauer u. Sieder 1980, 1982; Stone 1981; Ariès 1977) hat diesen Mythos entlarvt. Was sich im Laufe der letzten Jahrhunderte verändert hat, sind weniger die Strukturen als vielmehr die Inhalte der Familie, ihre Konfliktfelder und deren Lösungsmechanismen. Zweifel tauchen auf, ob die christlich-bürgerliche Ehe als endgültige soziale Institution aufzufassen ist (Mitscherlich 1983). Im historischen Kontext hat sie sich aber als erstaunlich widerstandsfähig erwiesen. Keinem Gesellschaftssystem kann es gelingen, repressionsfreie Strukturen zu entwickeln. Kultur und Gesellschaft werden in der Individualentwicklung immer repressive Faktoren sein. Dennoch erscheint es wichtig, zu untersuchen, inwieweit die Gesellschaft und ihre Institutionen eine Eigendynamik entwickeln, die primäre Abhängigkeitskonflikte verfestigen, erneut schaffen und damit emanzipatorische Tendenzen des Menschen unterdrücken und lähmen.

In Artikel 6 Absatz 1 des Grundgesetzes hat der Staat die Ehe und Familie als Einheit unter seinen besonderen Schutz gestellt. Das Fundament dieser generellen Zuordnung wird durch das Zerbrechen der Familiengemeinschaft, spätestens der Elternehe erschüttert (vgl. Coester 1983). Welche Folgerungen daraus für das Verhältnis Staat und Familie zu ziehen sind, darüber besteht Unklarheit. Die Scheidungsfamilie gerät in ein Spannungsfeld zwischen staatlichen Ordnungsfunktionen einerseits und autonomen Interessen andererseits. Während die Trennung oder Scheidung der Eltern den Staat in seiner Wächterfunktion noch nicht auf den Plan rufen, öffnet der elterliche Sorgerechtsstreit den Familienbereich und setzt das Kind bei der Suche nach dessen Wohl der direkten Regulierung durch den Staat aus.

In den Familienrechtsreformen schlugen sich emanzipative Bestrebungen der Familie nieder. Intrafamiliäre Konfliktfelder wurden entrechtlicht. Diese relative Autonomie wurde um den Preis neuer Bindungen erkauft. Familienrechtliche Normen sind an *eine* bestimmte Konzeption der Familie gebunden. „Das Familienrecht ergänzt ein moralisch abgesichertes System sozialer Verhaltensregeln und ist insofern komplementär“ (Simitis 1975). Wenn Ehe und Familie als Institution im Querschnitt der Bevölkerung etwas sehr Unterschiedliches darstellen (s. oben), und das Recht einen einheitlichen Rahmen für alle setzt, kann es nicht allen gerecht werden. Außerdem findet eine „Flucht in die Generalklauseln“ statt. „Eheliche Gemeinschaft“, „Zerrüttung“ und „Kindeswohl“ sind Rechtsbegriffe, denen es an normativem Gehalt mangelt. Zu ihrer Konkretisierung etablieren sich para-rechtliche Instanzen (Jugendämter, soziale Dienste, Beratungsstellen), die ihrerseits modifizierte Formen der Kontrolle und des Einflusses ausüben. Sozialhelferische und psychotherapeutische Kompetenz wird in neue Wirkungszusammenhänge eingebracht. Daraus sich ergebende Probleme für die Zusammenarbeit zwischen Richtern, Anwälten, Ärzten, Psychologen, Sozialarbeitern, und nicht zuletzt den Betroffenen selbst, sind bisher kaum grundsätzlich erörtert worden.

Die Erwartung liegt nahe, daß wir es in unseren Praxisfeldern in absehbarer Zukunft noch mehr als bisher mit Scheidungskonflikten zu tun haben werden. Ganz besonders unter präventiven Aspekten ist es daher wichtig, sich genauere Kenntnisse auf diesem Gebiet zu verschaffen, um in angemessener Weise Hilfe, Beratung und Behandlung dort zur Verfügung stellen zu können, wo sie dringend gebraucht werden. Voraussetzung hierfür wäre eine intensive Förderung der Familienforschung und — als einem ihrer Spezialgebiete — der Scheidungsforschung. Beide führen aber bisher in der Bundesrepublik Deutschland ein Mauerblümchendasein.

Literatur

Ackerman NW (1969) Divorce and alienation in modern society. Ment Hyg 53/1: 119–135
Ariès P (1977) Geschichte der Kindheit. Hanser, München
Bernard J (1982) The future of marriage. Yale University Press, New Haven London
Bister W (1980) Der Verlust und seine psychopathologische Bedeutung. In: Peters UH (Hrsg) Die Psychologie des 20. Jahrhunderts, Bd X: Ergebnisse für die Medizin. Kindler, Zürich
Blanck R, Blanck G (1978) Ehe und seelische Entwicklung. Klett-Cotta, Stuttgart
Bojanovsky J (1983) Psychische Probleme bei Geschiedenen. Enke, Stuttgart
Coester M (1983) Das Kindeswohl als Rechtsbegriff. Metzner, Frankfurt/M.
Diederichsen U (1977) Ehegattenunterhalt im Anschluß an die Ehescheidung nach dem 1. EheRG. NJW 9: 353–365
Dritter Familienbericht (1979) BT-Drucksache 813120, Bonn 1979
Duss-von Werdt J, Fuchs A (1980) Scheidung in der Schweiz. Veröffentlichungen des Instituts für Ehe und Familie, Bd 3. Zürich
Filipp S-H (1981) Ein allgemeines Modell für die Analyse kritischer Lebensereignisse. In: Filipp S-H (Hrsg) Kritische Lebensereignisse. Urban & Schwarzenberg, München Wien Baltimore
Fthenakis WE, Niesel R, Kunze HR (1982) Ehescheidung. Konsequenzen für Eltern und Kinder. Urban & Schwarzenberg, München Wien Baltimore
Glendon MA (1977) State, law and family: Family law in transition in the United States and Western Europe. North Holland, Amsterdam New York Oxford
Henseler H (1974) Narzißtische Krisen — Zur Psychodynamik des Selbstmordes. Rowohlt, Reinbek bei Hamburg
Hoeh R, Kulms A (1977) Scheidung — Befreiung oder Katastrophe? Unveröffentlichtes Manuskript. Hamburg 1977
Koechel R (1986) Die Bindungen des Kindes — doch ein sorgerechtsrelevantes Kriterium. FamRZ 7: 637–641
Koechel R (1987) Scheidungsforschung an der Gesamthochschule Kassel. Vortrag auf dem 2. Scheidungssymposium in der Evang. Akademie Hofgeismar. Fragmente 22: 7–28
Kressel K, Deutsch M (1977) Divorce therapy. An indepth survey of therapists' view. Family Process 16: 413–443
Mitscherlich A (1983) Ehe als Krankheitsursache. In: Wiegandt H (Hrsg) Alexander Mitscherlich Gesammelte Schriften, Bd VI. Suhrkamp, Frankfurt/M.
Mitterauer M, Sieder R (1980) Vom Patriarchat zur Partnerschaft. Beck, München
Mitterauer M, Sieder R (1982) Historische Familienforschung. Suhrkamp. Frankfurt/M.
Ohlmeier D (1973) Die Psychoanalyse als Entwicklungspsychologie. In: Ohlmeier D (Hrsg) Psychoanalytische Entwicklungspsychologie. Rombach, Freiburg
Rheinstein M (1972) Marriage stability, divorce and the law. The University of Chicago Press, Chicago London
Richter HE (1976) Die Rolle des Familienlebens in der kindlichen Entwicklung. Familiendynamik 1: 5–24
Roussel L (1980) Ehen und Ehescheidungen. Familiendynamik 3: 186–203
Schleiffer R (1984) Zur Geschichte der Beziehungen von Familienrecht und Kinderpsychiatrie. In: Remschmidt H (Hrsg) Kinderpsychiatrie und Familienrecht. Enke, Stuttgart
Simitis S (1975) Zur Situation des Familienrechts — Über einige Prämissen. In: Simitis S, Zenz G (Hrsg) Seminar: Familie und Familienrecht, Bd I. Suhrkamp, Frankfurt/M.
Stone L (1981) Family history in the 1980s. Past achievements and future trends. J Interdiscipl History 12: 51–87
Weiss RS (1980) Trennung vom Ehepartner. Klett-Cotta, Stuttgart
Willi J (1978) Therapie der Zweierbeziehung. Rowohlt, Reinbek bei Hamburg
Willutzki S (1984) Lebenslange Unterhaltslast — ein unabwendbares Schicksal? — Kritische Anmerkungen zur Entwicklung des Unterhaltsrechts. In: Brühler Schriften zum Familienrecht Bd 3. Gieseking, Bielefeld
Wingen M (1984) Nichteheliche Lebensgemeinschaften. Fromm, Osnabrück

Trennung ohne Ende — zum Problem der Beendigung von Beratungen und Therapien

H. G. Poppe

Die Motivation, über dieses Thema zu schreiben, entstand aus der Arbeit in der Sozialpsychiatrischen Beratungsstelle in Kassel. Es war und ist immer wieder eine bedrückende Erfahrung, daß Patienten nicht mehr zu Gesprächen erscheinen, und wir dann erst wieder von ihnen hören, wenn sie erneut erkrankt sind. Warum kam es zu diesem Ende? Was war passiert bzw. nicht passiert? Die Fragestellung erweitert sich: Wie ist die Beziehung zwischen Ende von Beratung/Therapie und der Übernahme in eine Beratung überhaupt? Es handelt sich um ein sehr komplexes, umfangreiches Thema. Ich beschränke mich in meinen Überlegungen deshalb auf mein Arbeitsfeld in der Sozialpsychiatrischen Beratungsstelle und auf die Theorie der Psychoanalyse, aus denen heraus ich versuche, psychische Vorgänge zu verstehen und an ihnen zu arbeiten. Zunächst soll auf die Literatur eingegangen werden, es folgen psychoanalytische Vorstellungen zu diesem Thema. Als letztes werde ich versuchen, anhand von unterschiedlichen therapeutischen Beziehungen, wie die informative Beratung, die Kurztherapie und — wie ich es nenne — die unendliche Beratung spezielle Probleme aufzuzeigen. Ich spreche von Beratung und Therapie, da die meisten Beratungsstellen aus Abrechnungsgründen nicht therapieren, sondern nur beraten dürfen. Zur Vereinfachung werde ich im folgenden immer von Therapien sprechen.

Bei der Literaturübersicht überraschen drei Phänomene. Zum ersten fällt auf, daß die Psychiatrie sich mit diesem Thema anscheinend gar nicht bzw. kaum beschäftigt hat. In den letzten 10 Jahren wurde weder im *Nervenarzt,* dem offiziellen Organ der deutschen Nervenärzte, noch der Zeitung *Psychiatrische Praxis* ein Artikel zu diesem Thema veröffentlicht. Als Ursache könnte ich mir vorstellen, daß es mit dem therapeutischen Nihilismus und der Vorstellung über die Genese psychischer Erkrankungen zusammenhängt. In den ersten Jahren meiner psychiatrischen Ausbildung kompensierte man diesen Nihilismus durch exzessive Diskussionen über die Phänomenologie der Krankheitsbilder. Über therapeutische Maßnahmen wurde wenig gesprochen. Als weiteres wurde vorwiegend das pathologische Phänomen, das Symptom gesehen und sich bemüht, mittels Elektroschocks, Psychopharmaka, stützende Gespräche etc. das Symptom zu bessern. Aus der Vorstellung heraus, daß die psychiatrischen Krankheitsbilder ihre Genese im Somatischen haben, wurde der Patient entlassen, wenn das Symptom nicht mehr vorlag, entsprechend einer organischen Erkrankung. Das Symptom stand im Vordergrund und das Phänomen Entlassung bzw. Behandlungsbeendigung wurde nicht als psychisches oder Beziehungsproblem erkannt und therapeutisch nicht genutzt.

Bezogen auf die psychoanalytische Literatur fällt allen, die eine Arbeit zu diesem Thema schrieben, auf, wie wenig die Psychoanalyse sich diesem Thema zugewendet hat, obwohl mit Freud selbst alle dieses Thema für wesentlich und entscheidend halten. Alle sind sich darüber einig, insbesondere möchte ich hier auf den Artikel von Rangell aus dem Jahre 1976 hinweisen, daß der bisherige Erfolg jeder Behandlung durch unsachgemäßes Vorgehen in der Terminationsphase in Frage gestellt bzw. zerstört wird. Als zweites fiel in der Literatur auf, daß wenig konkret über die technischen Probleme gesprochen wird. So finden sich bei Freud die bekannten Zielsetzungen einer Therapie, z. B. Unbewußtes soll bewußt werden, wo Es ist, soll Ich werden oder die Erreichung von Liebes-, Leistungs- und Genußfähigkeit (Freud 1917). Wilhelm Reich forderte die Erreichung des genitalen Primats. Rangell strebt als Therapieergebnis die Fähigkeit zu Freundschaften und einer optimalen Beziehung des Patienten zur Realität an. Noch weniger klare Formulierungen finden sich zu den technischen Problemen der Beendigung von Behandlungen. Wie heterogen in der Psychoanalyse damit umgegangen wurde, soll anhand einer Notiz von Helene Deutsch über ihre Beendigung der Analyse bei Freud verdeutlicht werden. So schreibt sie in ihrer Autobiographie, daß Freud eines Tages zu ihr sagte, ihre Analyse sei nun zu Ende und sie habe von jetzt an die Funktion der Assistentin. In einer Studie aus dem Jahre 1936 forderte Glover seine Kollegen in England auf, Stellung zu nehmen, über ihre Technik der Beendigung von Analysen. Das Ergebnis war, daß sie sich auf ihre Intuition verlassen. Daran wird deutlich, wie schwierig es war und ist, in der Psychoanalyse oder in psychoanalytisch orientierten Therapien zu klaren Kriterien zu kommen, wann und wie eine Behandlung zu beenden ist.

Warum spielt die Reflexion des Behandlungsendes eine so große Rolle?

Ohne das Erleben der Zeit ist es nicht möglich, uns wahrzunehmen und eine Identität zu entwickeln. Unsere Existenz spannt sich zwischen Geburt und Tod. All unser Handeln wird durch diese Zeitspanne bestimmt, und nur durch sie sind wir gezwungen, zu klären, wer wir sind und was wir hier wollen. Auf eine kurze prägnante Formel hat Scharfetter dies gebracht, wenn er sagt, Zeiterleben ist eine Voraussetzung zum Erleben der eigenen Geschichtlichkeit und Identität. Welche entscheidende Rolle dabei das Ende, der Tod und parallel dazu das Ende einer Therapie hat, wird in der Veröffentlichung von Frau Kübler-Ross im Gespräch mit Sterbenden deutlich. Wie sie schreibt, kommt es durch die begrenzte, noch verbleibende Lebenszeit zu einer intensiven Konfrontation mit der Frage nach dem Lebensziel. Viele ihrer Patienten berichten aufgrund des therapeutischen Prozesses in dieser Situation, daß sie die Zeit als bereichernd erleben, daß sie sich noch nie so mit sich selbst auseinandergesetzt haben. Die Notwendigkeit, die Zeit in unseren Therapien genau im Auge zu haben, hat einen weiteren Grund. Wie Fisch in seinem Artikel zu dieser Problematik 1983 schreibt, kommt es zu einem veränderten Zeiterleben bei den in der Therapie regredierten Patienten. Dies entspricht dem veränderten Zeitempfinden unserer psychisch meist schwer erkrankten Patienten. Die Gefahr besteht, daß der Therapeut in diesen regressiven Prozeß einbezogen wird und beide die Zeit aus den Augen verlieren. Möglicherweise ist dies einer der Faktoren, warum psychoanalytische Therapien immer länger werden. Darüber hinaus muß auf der Seite des Therapeuten weiter geklärt werden, ob er die Kompetenz und den institutionellen Rahmen hat, um sich in die von ihm geplante Behandlung einzulassen. Dazu ein Beispiel:

In der Anfangszeit meiner Facharztausbildung ließ ich mich auf eine intensive Gesprächstherapie mit einem Patienten ein, der vorwiegend an Kontaktstörungen litt. Es handelte sich um eine Station, auf der organisch und psychisch erkrankte Menschen gleichzeitig behandelt wurden. Es gelang mir m. E. eine Beziehung zu diesem Patienten aufzubauen, so daß er scheinbar erstmalig über sich selbst sprechen konnte. Eines Tages wurde ich vom Oberarzt veranlaßt, den Patienten sofort zu entlassen, weil ein organisch schwer kranker Patient aufgenommen werden mußte. Auf seiten des Patienten blieb eine massive Enttäuschung. Er erlebte es aus seiner persönlichen Problematik heraus als Wiederholung und Bestätigung, immer wieder der Benachteiligte zu sein. Dies wäre vermeidbar gewesen, hätte ich meine Arbeitssituation in bezug auf Ziel und Ende besser reflektiert.

Auch wenn in Beratungsstellen und Ambulanzen gewöhnlich keine klassischen großen Analysen durchgeführt werden, möchte ich doch an diesem Beispiel versuchen, einige Grundprobleme, die mit diesem Thema zusammenhängen, darzustellen. Bereits im ersten Gespräch muß m. E. das Ende mit im Blickfeld des Therapeuten stehen. Es kann gar nicht genug betont werden, wie entscheidend der diagnostische Prozeß sein muß. Häufig ist in Beratungsstellen der Druck durch die große Anzahl der Patienten so massiv, daß diese Klärung nicht möglich ist oder nur zu gerne dieses Argument benutzt wird, um sich dem mühsamen diagnostischen Prozeß nicht zu stellen. Dies ist dann der Grundstein für eine unendliche Therapie, besser vielleicht gesagt, für ein unendliches Agieren, das nur in einem Scheitern enden kann. Zu diesem diagnostischen Prozeß gehört die Abklärung der bewußten und unbewußten Motivation, die Ich-Stabilität, die Fähigkeit zu Objektbeziehungen und seine soziale Integration. Das angestrebte Ziel und damit das Ende ändern sich bei dem Patienten häufig im Laufe der Behandlung. Während zunächst die Besserung des Symptoms angestrebt wird, entwickelt sich im Laufe einer Analyse, wie Bräutigam schreibt, das Bedürfnis nach mehr Selbsterkenntnis und besserer Selbstwahrnehmung. In der Psychoanalyse kommt es durch das spezifische geschaffene Setting und die Arbeit an Übertragung und Widerstand zu einer Regression auf der Stufe früherer Fixierungen, d. h. zu einer Übertragungsneurose. Der ständige Prozeß von Erinnern, Wiederholen, Durcharbeiten führt zu einer strukturellen Veränderung. Primär setzt die Analyse am Ich an. Es kommt zu einer Umstrukturierung der Abwehrmechanismen, die dem Ich eine bessere Regulierung der auf sie wirkenden Kräfte (Es, Über-Ich, Außenwelt) ermöglicht. Wie oben schon erwähnt, gibt es unterschiedliche Vorstellungen über Ziel und Erfolg in Analysen. Wer legt eigentlich das Ziel und auch das Ende fest und was passiert im Ablauf der Jahre? Zwei theoretische Ansätze stehen sich gegenüber. Einerseits vertritt der Therapeut seine individuellen, aber auch gesellschaftlichen Vorstellungen über das, was am Ende einer Analyse herauskommen soll. Als Vertreter soll Wolberg zitiert werden. Kriterien der Besserung sind für ihn:

- Absinken und Auflösen von Spannung und Angst,
- Besserung anderer störender Symptome,
- ein gewisses Maß an Einsicht in die Ursache der psychischen Störung, insbesondere Konflikte, Charakterstörung, inadäquate Anpassungsmechanismen,
- eine größere Toleranz gegenüber Frustration und Deprivation,
- zunehmende Fähigkeit, die Forderungen der Umgebung meistern zu können und Bereitschaft, Forderungen der Umgebung zu akzeptieren.

Durch die Festschreibung von Normen besteht für den Therapeuten die Gefahr, diese dem Patienten überzustülpen, ohne daß dessen Person gesehen wird.

Demgegenüber vertritt Morgenthaler (1978) die Auffassung: Der analytische Prozeß ist ziellos. Der analytische Prozeß folgt Linien, die immer wieder Zielsetzungen relativieren. Die Dynamik, die sich daraus entwickelt, läßt schließlich die Flexibilität und Elastizität im Ich entstehen, die Neuformulierungen der Konfliktneigung ermöglichen. Der analytische Prozeß hat keine festen Ziele, sondern ist bis zum Ende in seiner Bedeutung der sich ständig wechselnden Beziehung Analytiker—Analysant unterworfen, auf dem Hintergrund der Arbeit an Übertragung, Widerstand und Gegenübertragung.

Dies trifft auch auf das konkrete Ende einer Psychoanalyse zu. Lange Zeit bleibt das Thema im psychoanalytischen Prozeß. Mir schien ein klärendes Bild zu sein, den angesprochenen Wunsch des Patienten nach dem Ende einer Analyse wie ein Symptom zu behandeln. Parin spricht von der Phantasie über das Ende einer Analyse. Das Ende ist damit wie ein Symptom in seiner Bedeutung mehrfach determiniert und erhält im Laufe der Bearbeitung ständig einen anderen Inhalt. Anhand des Themas Trennung wiederholt sich die gesamte Problematik des Patienten nochmals. Ich bin immer versucht, Vergleiche zur Pubertät zu ziehen. Vor dem Verlassen des Elternhauses kommt es nochmals zu einer intensiven Wiederholung der gesamten bisherigen Entwicklung. Es ist dann mehr ein äußerer Termin, z.B. Urlaub oder Weggang vom Ort, der den endgültigen Schluß der Behandlung festlegt. Wenn es auch individuelle Unterschiede gibt, sind doch bestimmte emotionale Reaktionen bei den Patienten zu erwarten. Ich denke dabei an Wut darüber, verlassen oder enttäuscht zu werden. Es treten Ängste auf, ohne den Schutz des Analytikers nicht zurechtzukommen. Fehlen solche Reaktionen, wie wir sie häufig bei unseren psychotischen Patienten sehen, halten wir dies immer für ein Alarmsignal. Es bedeutet, daß die eigene Identität und die Objektbeziehungen noch so labil sind, daß eine so reife psychische Leistung, wie sie eine Trennung mit Trauerarbeit darstellt, nicht leistbar ist, und wichtige Aspekte in der Analyse nicht oder nicht ausreichend bearbeitet werden.

Im folgenden sollen einige typische Verläufe nicht geglückter Beendigungen dargestellt werden:

Der Patient will die Therapie abrupt beenden. Hintergründe für dieses „Symptom“ sind u.a.: Vermeidung der Bearbeitung eines gefährlich erscheinenden Konfliktes, Vorgreifen der Beendigung der Analyse, um der Kränkung durch den Therapeuten zu entgehen usw. — Dazu im Gegensatz will ein Patient die Behandlung nicht beenden, obwohl der Therapeut das Gefühl hat, daß dieses ansteht, und sie schleppt sich ohne Veränderung fort.

Freud ging auf dieses Problem im Zusammenhang mit der Analyse des Wolfmanns und seiner Arbeit „Die unendliche Analyse“ ein. Hierzu schreibt er: „In dieser Lage griff ich zu dem heroischen Mittel der Terminsetzung. Ich eröffnete dem Patienten zum Beginn einer Arbeitssaison, daß dieses Jahr das letzte Jahr der Behandlung sein werde, gleichgültig, was er in der ihm noch zustehenden Zeit leistet. Er schenkte mir zunächst keinen Glauben. Nachdem er sich aber von dem unverbrüchlichen Ernst meiner Absicht überzeugt hatte, trat die gewünschte Wandlung bald bei ihm ein. Ich habe die Terminsetzung später auch in anderen Fällen angewendet und auch die Erfahrung anderer Analytiker zur Kenntnis genommen. Das Urteil über den Wert dieser erpresserischen Maßregel kann nicht zweifelhaft sein. Sie ist wirksam, vorausgesetzt, daß man die richtige Zeit für sie trifft.“ Über den richtigen Zeitpunkt läßt sich jedoch Freud nicht mehr aus.

Diesem „heroischen Mittel“ sollte m.E. die Selbstreflexion des Therapeuten vorausgehen, ob er die Übertragung verstanden hat und/oder in seiner Gegenübertragung gefangen war und dadurch entsprechende Interventionen, die die Analyse aus der

Stagnation hätte lösen können, nicht bringen konnte. Gelingt dieser Reflektionsprozeß nicht, hilft dem Therapeuten häufig sein Unbewußtes, daß der Patient die Therapie aufgibt. Beispielsweise kann er den Patienten durch Deutungen verletzen, die Termine der Stunden vergessen oder ihn ins Krankenhaus, als zu schwierig für eine ambulante Behandlung, schicken.

Auffallend ist, daß Analytiker sich zunehmend weniger von ihren Patienten lösen können. Zu Anfang der Psychoanalyse dauerte die Behandlung bis zu 6 Monaten, bei Freuds Tod ca. 2 Jahre, jetzt sind es 4–6 Jahre und mehr. Ein ganz äußerer Grund hierfür mögen finanzielle Aspekte sein. Entscheidender scheinen mir jedoch die emotionalen Faktoren zu sein. Hier sei nur erwähnt, daß der Analytiker den Patienten zur Stabilisierung seines Selbstwertgefühles, seines Narzißmusses braucht. Ausführlich beschreibt Schmidt-Bauer das Helfersyndrom. Der Therapeut kann sich nicht lösen aus eigenen symbiotischen Bedürfnissen. Auch erhöhte Forderungen an das Ergebnis einer Therapie im Zusammenhang mit dem Ich-Ideal des Therapeuten kann sie zu einer unendlichen werden lassen.

Ich denke, es wird deutlich, wie entscheidend und auch wie schwierig die Abschlußphase einer Analyse ist. Zum Ende dieses Kapitels möchte ich auf eine weitere Problematik hinweisen. Bräutigam berichtet, daß Greenson auf einem Symposium zur Terminierung psychoanalytischer Behandlungen 1974 von seinen Kollegen sich sagen lassen mußte, daß er das Setting am Ende der Behandlung verändert, z.B. die Patienten sitzen läßt, aus ungeklärten Übertragungs- und Gegenübertragungsgefühlen. Ich würde Gertrud Blank zustimmen, die meint, daß ein gründliches Verständnis des Trennungsprozesses, Maßnahmen wie forcierte Fristsetzung, allmähliche Verminderung oder Änderung der Stundenfrequenz ersetzt. Der Trennungsprozeß wird besser mit Hilfe von Deutungen als mit solchen Kunstgriffen durchgeführt.

Ich habe mich aus zwei Gründen ausführlich mit dem Ende einer klassischen Psychoanalyse beschäftigt, obwohl das Schwergewicht auf dem Umgang mit diesem Problem in Beratungsstellen liegen soll. Zum einen drücke ich mich vor dem Gang in die Niederung des therapeutischen Alltages — es ist leichter, das Gold, d.h. den Idealfall der Psychoanalyse zu beschreiben, als die Legierung des Kupfers, wie es sich in der alltäglichen Arbeit darstellt. Die Psychoanalyse hat m.E. das Problem am gründlichsten reflektiert und kann damit als Leitfaden dienen. Zum anderen erschien es mir, wie anfangs gesagt, notwendig, Grundsätzliches zu sagen, um dann zu den Abwandlungen zu kommen. Jede Therapieform, soweit sie therapeutische Beziehung zum Thema macht, muß ein Konzept über die Beendigung der Behandlung haben, um am Ende nicht zu scheitern. Ich möchte jetzt an verschiedenen Therapie- bzw. Beratungsformen, wie wir sie in der Sozialpsychiatrischen Beratungsstelle durchführen, Gedanken zum Behandlungsende äußern.

Die informative Beratung

Hierbei handelt es sich zunächst um den unproblematischen, relativ übertragungsfreien Kontakt zwischen Betreuer und Klienten.

Zu uns kommen die Patienten, die eine Sachinformation, z.B. über das BSHG, therapeutische Möglichkeiten der Stadt etc., haben möchten. Damit ist ein klarer

Rahmen abgesteckt, und da das Unbewußte nicht gefragt ist, kann der Arbeitsauftrag meistens schnell erledigt werden. Wir wissen aber, daß dieses Informationsbedürfnis häufig nur vorgeschoben ist, bzw. für einen ganz anderen Grund steht, der z. B. aus Unsicherheit, Schamgefühl etc. nicht artikuliert werden kann oder unbewußt ist. Ich habe immer wieder die Erfahrung gemacht, wenn ein Gefühl der Unklarheit über das Anliegen des Gegenübers sich entwickelt oder im Laufe der Beratung sich nicht klären läßt, was der Patient möchte, ein anderes der Grund dafür ist. Ich erinnere mich z. B. an einen Patienten, den ich in einer Gutachtersituation gesehen hatte und der mich 2 Monate später anrief, um mich nach dem psychologischen Testergebnis zu fragen. Mich überraschte dieser Anruf, da ich ihm das Ergebnis schon ausführlich erklärt hatte, und er konnte mir auch nicht darlegen, wozu er eigentlich diese Information nochmals brauchte. Nachdem ich ihn auf diese Diskrepanz angesprochen hatte, ergab sich nach einer Zeit am Telefon und einem weiteren direkten Gespräch, daß es ihm schlecht ging und er erneut unter Wahnvorstellungen litt, dies mir gegenüber jedoch aus Unfähigkeit, Hilfe zu beanspruchen, nicht artikulieren konnte. Mit dieser Feststellung war die Sachinformationsebene verlassen, und es war zu entscheiden, wie wir beide weiter vorgehen. Ziel und Ende waren nicht mehr klar.

Ein anderer Patient stellte über uns im Rahmen des Bundessozialhilfegesetzes (BSHG) immer neue Anträge zur Wohnungseinrichtung, die uns nach einiger Zeit unsinnig und nicht verständlich erschienen. In einem Gespräch stellte sich dann heraus, daß dies für ihn die einzige Möglichkeit war, Kontakt zu bekommen und seine Aggression über die Isolierung auszudrücken. Einige wenige vereinbarte Gespräche zu diesem Thema stellten eine Entlastung dar, und die Anträge waren nicht mehr erforderlich.

Durch beide Beispiele wollte ich verdeutlichen, wie wichtig es ist, die unterschiedlichen Ebenen der Motivation (bewußt, vorbewußt, unbewußt) abzuklären, da die Hilfe sonst die falsche oder die unangemessene ist. Es hat sich für uns als sinnvoll herausgestellt, die diagnostische Phase auch klar zeitlich zu limitieren. Patient und Therapeut laufen dann weniger Gefahr, das Ziel aus dem Auge zu verlieren und möglicherweise in eine für beide nicht definierte therapeutische Beziehung zu gleiten, die dann große Gefahren der Enttäuschung mit sich bringt. Dieser Abschnitt der Beziehung erfordert sehr viel Erfahrung. In seinem oben erwähnten Artikel beschreibt Fisch das Problem der Ambulanzen bzw. Beratungsstellen, daß dort häufig Mitarbeiter tätig sind, die nicht über diese Qualifikation verfügen. Aus einer gewissen Unsicherheit und aufgrund eines möglichen Druckes der Institution werden dann „mal Gespräche angeboten", die dann zu einem unbefriedigenden Ende für Patient und Therapeut führen, da kein klares Ziel und damit kein klares Ende vorstrukturiert ist. Dies Dilemma führte positiverweise nicht nur bei den Therapeuten, sondern auch bei den Arbeitgebern von Ambulanzen und Beratungsstellen zur zwingenden Erkenntnis der Notwendigkeit von intensiver Supervision.

Kurztherapien

Aus dem Arbeitsauftrag der Sozialpsychiatrischen Beratungsstellen heraus müssen sehr viele Patienten betreut werden. Die personelle Ausstattung schränkt Kontakte jedoch auf die beschriebene informative Beratung, 2- bis 3stündiger Abklärungsgespräche, und Kurztherapien ein. Bellak, Small und Malan sowie Balint haben die theoretischen Grundlagen beschrieben. Danach wird im Gegensatz zu den Langzeitanalysen das Ende nach der diagnostischen Phase durch Therapeut und Patient nach einer bestimmten Stundenzahl festgelegt. Es wird ein bestimmtes Problem, der sog. Fokus, herausgearbeitet, der dann im Zentrum der Therapie steht, und alles Material wird auf diesen Fokus hin interpretiert. Durch die klare Festlegung der Stundenanzahl und damit des Endes der Therapie wird verhindert, daß der Patient zu tief regrediert. Das Ich des Patienten bleibt der starke Verbündete des Therapeuten in der gezielten Bearbeitung des ausgewählten Konfliktes. Meiner Erfahrung nach ist es wichtig, z. B. bei einer auf 15 Stunden limitierten Behandlung schon ab ca. der 10. Stunde jedesmal zu sagen, wieviel Stunden noch bleiben und an der zeitlichen Limitierung festzuhalten. Damit wird erreicht, daß Patient und Therapeut im Auge behalten, was sie klären wollen und das Ende nicht verleugnen. Die Autoren beschreiben, daß diese Therapieform eigentlich nur für relativ gesunde, d. h. ich-starke Patienten in Frage kommt.

In Sozialpsychiatrischen Beratungsstellen finden wir diese Patienten jedoch nur in geringer Anzahl. Unsere Patienten haben keine klaren Objektbeziehungen, sie sind nicht sozial integriert und Phantasie und Realität ist bei ihnen nicht getrennt. Gerade diese Patienten bedürfen einer Therapie, um nicht zunehmend mehr aus dem sozialen Gefüge zu fallen. Dieses Dilemma ist kaum aufzulösen. Die Indikation ist für neurotische Patienten, Ehe- und Familientherapien und Konfliktsituationen am ehesten gegeben. Viele unserer Patienten erleben jedoch erstmals durch eine solche Kurztherapie einen Zugang zu ihren Konflikten und können sich dann anschließend für eine längere Behandlung bei uns (z. B. mehrjähriger Gruppentherapien) oder in anderen Institutionen entschließen.

Das angestrebte Therapieziel muß im Verhältnis stehen zum Anspruch an eine Kurztherapie. Die Gefahr ist groß, daß dieses zu hoch gegriffen ist. Man muß vor sich selbst, dem Patienten und seinem Vorgesetzten akzeptieren, daß nur eine geringe Besserung in der Befindlichkeit, in Objektbeziehungen und bezüglich der sozialen Integration geleistet werden kann und die Behandlung damit beendet ist. Zu hoch gesteckte Ziele seitens des Therapeuten und auch des Patienten führen zur Aufgabe des Kurztherapiekonzeptes und zu unendlichen Therapien, die dann aus Enttäuschung mal von dem einen und mal von dem anderen abgebrochen werden.

Bezogen auf das Ende der Therapie gilt für die Kurztherapie das gleiche wie für eine Psychoanalyse: die Thematisierung des Endes der Beziehung. Gerade wegen der Kürze der Behandlung muß dies jedoch gezielter seitens des Therapeuten geschehen, um z. B. Mechanismen der Verleugnung, Verdrängung entgegenzuwirken. Die Intensität der Durcharbeitung der Trennung ist nicht zu vergleichen mit einer Psychoanalyse und ist gerade bei den schwergestörten Klienten nur ansatzweise bewußt erlebbar zu machen. Werden Ängste über den drohenden Verlust, Gefühle der Enttäuschung, Trauer und Ärger nicht angesprochen, droht die Gefahr, daß der Patient entsprechende Gefühle agiert, z. B. durch Weglassen seiner Medikamente, erneuten sozialen Rückzug oder in Auseinandersetzung mit anderen Bezugspersonen gerät.

Die unendliche Behandlung

Im ambulanten psychiatrischen Versorgungsnetz haben die sozial-psychiatrischen Dienste die Aufgabe der Betreuung der psychisch schwer kranken Menschen, solche, die aus dem sozialen Netz gefallen sind, d.h. Patienten mit Psychosen, ausgeprägten Persönlichkeitsstörungen. Ich habe dieses Kapital mit „unendliche Therapie" überschrieben, weil fast alle Patienten immer wieder oder dauernd der Stütze von außen bedürfen. Viele Patienten sind der Beratungsstelle seit ihrer Gründung 1975 bekannt. Ein großer Teil von ihnen, zu denen wir einmal Kontakt hatten, verschwindet wieder plötzlich, unangekündigt aus unserem Blickfeld, manche kommen wieder, von anderen hören wir. Um nicht der Resignation zu verfallen, und dem ausgeprägten Spaltungsphänomen ausgeliefert zu sein, bemühen wir uns immer wieder um eine Konzeption der Behandlung dieses Personenkreises.

Neben dem Versuch, die Patienten an andere Institutionen (z. B. Nervenarztpraxis, Institutsambulanz, andere Beratungsstelle etc.) zu denen sie schon einmal Kontakt hatten, wieder heranzuführen, bemühen wir uns um sie in der Form einer sog. zweiphasigen Betreuung. Durch eine zunächst intensivere Phase sind wir bemüht, überhaupt eine Beziehung zu den Patienten herzustellen. Es dauert Monate, bis es gelingt, gemeinsame Termine wahrzunehmen, sich auf einen Treffpunkt zu einigen. Es schließt sich dann eine zweite Phase an, in der wir den Patienten sozusagen an der langen Leine haben. Das kann so aussehen, daß wir den Patienten nur in einmonatigen Abständen sehen, oder daß ein Telefonkontakt zu ihm besteht, der von ihm, oder wenn sich der Patient nicht meldet, von uns aufgenommen wird. Wir haben die Erfahrung gemacht, daß diese Art des Kontaktes wohl nicht dazu ausreicht, entscheidende Veränderungen herbeizuführen, jedoch verhindert, daß die Patienten so häufig psychisch dekompensieren wie vorher. Die Dauer der Intensivphase, mit etwa einem wöchentlichen Kontakt, kann nicht grundsätzlich festgelegt werden. Meist zieht er sich über Monate hin. Dann wird der Wunsch von einem der Gesprächspartner geäußert, sich seltener zu treffen. Auch das Auslassen von gemeinsamen Terminen seitens des Patienten kann diesen Wunsch indirekt signalisieren. Entscheidend ist auch hier, daß die Setting-Änderung zum Thema gemacht wird. Was ist der Grund, daß das Bedürfnis zum jetzigen Zeitpunkt kommt? Sind für beide Schritte erreicht worden hinsichtlich einer intrapsychischen, familiären, sozialen oder medizinischen Stabilisierung? Die intensive Phase dient dem Therapeuten, gerade für diese Fragen ein Gespür zu bekommen. Er muß registrieren können, wann die Leine zu reißen droht, um dann wieder eine Phase intensiveren Kontaktes aufzunehmen.

Auf der Seite des Patienten ist anzustreben, daß der Therapeut von ihm als gutes Objekt introjiziert wird und damit im ständigen Dialog im Sinne eines Übergangsobjektes, wie Winnicott es beschreibt, bleibt. An einem Beispiel möchte ich dies verdeutlichen: Von einer Schwester einer 30jährigen Frau wurden wir um Hilfe gebeten, weil diese Wahnvorstellungen entwickelte. Die kranke Schwester lebte seit mehreren Jahren ohne Arbeit mit ihrer seit 20 Jahren psychotischen Mutter zusammen. Über ein ¾ Jahr zogen sich die Bemühungen der Therapeuten hin, einen einigermaßen stabilen Kontakt zu der Patientin herzustellen. Durch immer wieder neue Hausbesuche, nachdem die Patientin nichts mehr von sich hören ließ, gemeinsamen Treffs in Cafés, kam die Patientin allmählich regelmäßig zu den vereinbarten Terminen und signalisierte ihr Interesse an der Beziehung. In der Familiengeschichte stellte sich dann heraus, daß zwischen den beiden Schwestern eine ausgeprägte Rivalitätsproblematik lag, die Kranke zu der „bösen“ Schwester jeglichen Kontakt abbrach und sich zunehmend auf die „gute“ Schwester, die Therapeutin, einließ. Es kam zu einer wesentlichen Besserung. Die Symptomatik ließ nach, sie nahm Kontakt zu Partnern auf, konnte sich nach einer weiteren Zeitspanne von der Mutter lösen und sich auf eine feste Beziehung einlassen. Die Therapeutin regte nun von sich aus an, das Setting zu ändern und von den intensiven Kontakten auf alle 2 später 3 Wochen zu wechseln. Die Patientin drückte ihre Enttäuschung und ihren Ärger aus und sah in der Therapeutin erstmals auch Ansätze einer „bösen“ Schwester. Dieses Deutlichwerden von unfreundlichen Gefühlen gegenüber der Therapeutin, einer negativen Übertragung, wie es in der Psychoanalyse genannt wird, und daß die Therapeutin hierauf nicht abweisend, sich zurückziehend reagiert, ist wesentlich für die weitere Entwicklung. Es können sich erst dann Ansätze von Vertrauen in diese Beziehung entwickeln, wenn die Erfahrung mit der Therapeutin gemacht wird, daß sie von ihr mit den ablehnenden Gefühlen akzeptiert wird, sich von ihnen nicht erschrecken läßt und an der Beziehung trotzdem festhält und arbeitet.

Warum aber diese zweiphasige Behandlung? Der wesentliche Grund liegt in der Institution. Es ist nicht möglich, kontinuierlich, z.B. wöchentlich, Gespräche mit so vielen Patienten über Jahre zu führen. Die Beantwortung der Frage für die Patientenseite ist nicht so einfach. Daß die Patienten häufig den ersten Hinweis für den Wunsch nach einer Lockerung der Beziehung geben, ist m. E. Ausdruck der Steuerung von Nähe und Distanz. Unbeantwortet für mich bleibt, inwieweit dieser Hinweis nur als Abwehr vor tieferen Konflikten zu deuten ist, oder ob gerade bei den schwer gestörten Patienten das Erreichen kleiner Schritte als momentan Erreichbares zu akzeptieren sind.

Für die Form dieser Therapie ist eins ganz entscheidend: Die Bezugspersonen müssen immer die gleichen sein, um eine Kontinuität der Beziehung zu gewährleisten. Diese Beständigkeit macht es überhaupt erst möglich, Entwicklungen im Patienten und in der Beziehung zwischen Patient und Therapeut wahrzunehmen und entstehen zu lassen.

Hierin liegt ein besonderer Vorteil Sozialpsychiatrischer Beratungsstellen im Vergleich zu anderen Institutionen. In der Regel arbeiten die Mitarbeiter über Jahre in gleicher Zusammensetzung, haben dadurch eine gute Kenntnis und Bezug zu den Patienten und ihren Familien und umgekehrt besteht seitens der Patienten die so entscheidende Vertrautheit zu „seinem“ Sozialarbeiter.

Literatur

Balint M (1976) Fokaltherapie. Suhrkamp, Frankfurt/M.

Blanck G (1974) Einige technische Folgerungen aus der Ich-Psychologie 1966. In: Kutter P, Roskamp H (Hrsg) Psychologie des Ichs. Wissenschaftliche Buchgemeinschaft, Darmstadt

Bräutigam W (1983) Bemerkungen zur psychoanalytischen Behandlungsführung in der Eröffnungs- und in der Abschlußphase. In: Hoffmann SO (Hrsg) Deutung und Beziehung. Fischer, Frankfurt/M.

Deutsch H (1975) Selbstkonfrontation. Kindler, München

Ferenci S (1972) Das Problem der Beendigung der Analysen 1923. In: Ferenci S (Hrsg) Schriften zur Psychoanalyse, Conditio humana. S. Fischer, Frankfurt/M.

Fisch HU (1983) Die Termination von psychoanalytisch orientierter Psychotherapie: Problemstellung im psychiatrischen Ambulatorium. Psychother Psychosom Med Psychol 1/33: 1–30

Freud S (1975) Die endliche und unendliche Analyse (1935). In: Schriften zur Behandlungstechnik, Conditio humana. S. Fischer, Frankfurt/M.

Fürstenau P (1979) Die Verlaufsstruktur der nicht fokussierten psychoanalytischen Einzelbehandlung. In: Fürstenau P (Hrsg) Zur Therapie psychoanalytischer Praxis. Klett-Cotta, Stuttgart

Greenson R (1975) Technik und Praxis der Psychoanalyse. Klett, Stuttgart

Morgenthaler F (1978) Zur Dialektik der psychoanalytischen Praxis. Syndikat-Verlag, Frankfurt/M.

Parin P (1981) Das Endliche der endlichen Analyse. In: Ehebald U, Eickhoff F-W (Hrsg) Humanität und Technik in der Psychoanalyse. Huber, Bern

Die Not der Helfer

R. Zwiebel

1. Zu Beginn möchte ich den Titel meines Beitrages spezifizieren: Vor allem argumentiere ich als Psychoanalytiker, was folgendes impliziert: Meine persönliche Erfahrung rekrutiert sich aus der analytischen Situation, die zwar eine helfende Beziehung darstellt, aber auf Grund ihrer spezifischen Struktur nicht ohne weiteres mit anderen helfenden Beziehungen gleichgesetzt werden kann. Es ist aber berechtigt, die analytische Situation als eine Art Laboratoriumssituation anzusehen, in der sich viele relevante Beziehungsaspekte in quasi mikropsychologischer Weise studieren lassen. Als Psychoanalytiker bin ich dabei insbesondere an den unbewußten Elementen dieser Situation interessiert, denen aus psychoanalytischer Sicht Vorrang gegenüber allen anderen Elementen gebührt. Der Ausgangspunkt von der analytischen Situation und ihrer unbewußten Beziehungsdynamik bringt also eine erste Eingrenzung des Themas mit sich. Zwar lassen sich aus diesen Erfahrungen generelle Überlegungen zu jeder irgendwie gearteten helfenden Beziehung ableiten — man muß sich nur einmal überlegen, in welchem Umfang der Mensch in seiner Alltäglichkeit mit „Hilfe" im weitesten Sinn zu tun hat —, ich werde mich jedoch auf einige Überlegungen zur professionellen Hilfe im psychosozialen Bereich beschränken: die Helfer, über die hier die Rede ist, sind also solche in psychiatrischen, psychotherapeutischen und medizinischen Institutionen mit einer spezifischen Berufsqualifikation.

2. Nach dieser notwendigen Einschränkung scheint sich sofort eine erste Frage aufzudrängen: Ist es überhaupt gerechtfertigt, von der Not der Helfer zu sprechen, wie es der Titel meines Beitrages etwas provokativ formuliert? Welche Not ist damit gemeint, und ist diese Formulierung nicht in jedem Fall eine erhebliche Übertreibung? Vergleicht man die Not der Helfer mit den Katastrophen, von denen wir täglich direkt oder indirekt Zeuge werden? Und denkt man dann noch an die Entschädigungen, die durch finanzielle Vergütung, eine sichere Berufssituation, Gefahrenzulagen, soziale Anerkennung und manche Erfolgserlebnisse bereitgestellt werden!

Natürlich relativiert sich fast alles im Angesicht einer Katastrophe wie der von Tschernobyl. So wäre es ohne Frage bescheidener, von der emotionalen Situation von Personen im psychosozialen Bereich zu sprechen. Es bleibt jedoch meiner Ansicht nach eine Tatsache, daß eine große Gruppe von professionellen Helfern der psychosozialen Szene mit erheblichen Schwierigkeiten zu kämpfen hat, wie sie in einigen Untersuchungen, die Schmidbauer in dem Buch „Die hilflosen Helfer" zitiert, deutlich werden:

- z. B. zeigte eine Untersuchung von Vaillant u. a., daß Ärzte überdurchschnittlich häufig schlechte Ehen hatten oder sich scheiden ließen (47%), Medikamente und/oder Alkohol (36%) einnahmen, sich irgendeiner Form von Psychotherapie unterzogen (34%) und einen oder mehrere Aufenthalte in einer Nervenklinik hinter sich brachten (17%);
- in einer anderen Untersuchung fanden de Sole u. a. heraus, daß die Selbstmordhäufigkeit bei Ärzten in der Altersgruppe zwischen 25 und 39 Jahren mit 26% aller

Todesfälle fast 3mal so hoch wie in der statistisch vergleichbaren Durchschnittsbevölkerung war (Schmidbauer 1977).

Depressionen, Suchtneigungen, suizidale Tendenzen scheinen also bei Ärzten besonders häufig aufzutreten. Es spricht einiges dafür, daß diese Feststellung auch für andere Berufsgruppen im psychosozialen Therapiebereich zutrifft. Ich erwähne hier nur zwei andere Erfahrungen:

- z.B. teilten holländische Psychoanalytiker mit, daß die Erkrankungsrate an organischen Krankheiten bei ihren Soziotherapeuten, die in einer Anstalt mit schwer kriminellen Delinquenten arbeiteten, unvergleichlich höher war als in anderen Arbeitsbereichen (Reinke-Köberer u. Toussaint 1979);
- z.B. beobachtete ich selbst bei Mitarbeitern einer Psychosomatischen Klinik eine überaus große Erkrankungsrate, die in einer speziellen äußeren Belastungssituation sogar in mehreren stationären, lang andauernden Krankenhausaufenthalten kumulierte.

Neben diesen Angaben über Krankheitshäufigkeiten ließe sich auch so etwas wie ein oft gehörtes Grundgefühl angeben, das mit dem Schlagwort „Ausgebrannt" neuerdings eine gewisse modische Aktualität erlangt hat: Gefühle von Resignation und Erschöpfung, eigener Wertlosigkeit, diffuser Gereiztheit und Aggressvität, sowie erhöhte Selbstzweifel und Kompetenzängste sind nur einige, immer wieder gehörte Klagen.

3. Wie nun immer detailliert man die Not einschätzt: daß ein Problem vorliegt, dürfte eine realistische Feststellung sein. Erst seit einiger Zeit ist es möglich, diese Problematik einmal aus der Sicht der Helferperson zu betrachten — ich erinnere hier nur an die jahrhundertelange Geschichte der Ausgrenzung und Vernichtung all der Menschen, die als „verrückt, verhext, asozial, verbrecherisch" usw. angesehen wurden. Alfred Lorenzer hat kürzlich den Prozeß der Ausgrenzung und Asylierung erneut detailliert beschrieben (Lorenzer 1984). Vor allem Helm Stierlin machte darauf aufmerksam, daß diese Ausgrenzung mit einer Beziehungsverweigerung korrelierte, die bis weit in unser Jahrhundert hineinreichte (Stierlin 1971). „Gesunde" und „Normale" auf der einen Seite, Kranke, Verrückte, Asoziale auf der anderen Seite; Berührung nur um zu klassifizieren, diagnostizieren, reglementieren, einsperren, erziehen, wenn es hoch kam. Welch ein Gegensatz dazu, wenn Junker u. Waßner in ihrem Buch „Psychotherapeutisches Denken" das folgende schreiben:

> „Der Psychotherapeut hat früh in seinem Leben einen Mangel erfahren und wird von ihm chronisch heimgesucht. Dieser Mangel bleibt gegenwärtig, ein im Lebensgefühl vorhandener Schmerz, der sich weder durch Anpassung an soziale Umstände, noch durch deren Veränderung auslöschen läßt. Aus ähnlichen Vorstellungen geschieht auch die emotionale Geburt des Therapeuten ... Der Mangel und die Verletzung bedingen die Intention, Verletzte und Bedürftige aufzusuchen. Das ist der Wiederholungszwang des Therapeuten, der durch keine Analyse aufgelöst wird" (Junker u. Waßner 1984).

Ähnliche Formulierungen finden sich bei Schmidbauer, der die Pathologie der Helferpersönlichkeit noch spezifiziert. Der Mangel ist hier die Ablehnung durch die eigenen Eltern, die zu besonders gestörten Ideal- und Gewissensbildungen führen (gemeint ist: besonders hohe Ideale bei gleichzeitiger Strenge gegenüber eigenen Schwächen und Versagenszuständen), ebenso zu einer verborgenen narzißtischen

Bedürftigkeit, dem Vermeiden von auf Gegenseitigkeit beruhenden Beziehungen zu Nicht-Hilfsbedürftigen und einer erheblich gestörten Entwicklung gesunder, angemessener Aggressivität.

Hier wird der Helfer, Therapeut, Arzt selbst als ein Bedürftiger, ein Schwacher, ja als Kranker gesehen, für den jedoch sein Gebrechen zentrales Motiv zum therapeutischen Handeln wird. Der Schritt zur Kollusion, wie sie beispielsweise Jürg Willi beschrieben hat, ist hier schnell getan. Der Helfer spaltet seine eigene Bedürftigkeit, Abhängigkeit und Hilflosigkeit ab und projiziert sie auf Personen, die er für noch hilfsbedürftiger und abhängiger hält (Willi 1975). Er tut dies u.a. auch weil er glaubt,

> „nicht um seiner Selbst willen Zuwendung zu erhalten, sondern sich diese stets mit Leistungen für andere verdienen zu müssen“ (Schmidbauer 1977, S. 121).

Diese orale Kollision, in der ein oral progressiver Partner, der Helfer, der Gebende und Starke (im Unbewußten der Vollkommene und unerschöpflich Nährende) ist, und ein oral regressiver Partner, der Patient, Klient, Hilfesuchende, der Empfangende, Schwache und Hilfslose (im Unbewußten der Verachtete, Mangelhafte, Entleerte, Hungrige) ist, ist bereits eine Fehlentwicklung und Entgleisung der therapeutischen Beziehung, wie dies auch in privaten Beziehungen so überaus häufig zu finden ist. Hinter der scheinbar so krassen Rollentrennung verbirgt sich eine tiefe Übereinstimmung, die jedoch mit allen Mitteln abgewehrt werden muß. Die Verleugnung dieser tiefen, oft unbewußten Übereinstimmung und Gemeinsamkeit des Leidens findet nun in professionellen therapeutischen Beziehungen vordergründig eine auf der Hand liegende Rationalisierung: der eine, nämlich der Helfer, ist ja jemand, der über eine spezifische professionelle Kompetenz verfügt oder verfügen sollte, die ihn berechtigt, in einer therapeutischen Beziehung als Helfer aufzutreten und zu fungieren. Diese therapeutische Kompetenz ist das entscheidende Element, das die therapeutische Beziehung von der privaten Beziehung unterscheidet und wahrscheinlich das eigentlich trennende Element in der professionellen therapeutischen Beziehung. Daher läßt sich das von mir entworfene Thema am Kompetenzproblem weiter differenzieren.

4. Sigmund Freud hat in seinem berühmten Buch „Die Traumdeutung“ einen Traum berichtet, den er einer ersten, ausführlichen psychoanalytischen Interpretation unterzogen hat. Dieser Traum ist als der „Traum von Irmas Injektion“ in die Geschichte der Psychoanalyse eingegangen (Freud 1900). Freud träumte in diesem Traum etwa das Folgende: Er trifft Irma auf einer Gesellschaft und stellt fest, daß sie nicht gut aussieht. Er untersucht sie körperlich, schaut ihr u.a. in den Hals, entdeckt dort Krankheitssymptome und zieht einige Kollegen als Berater hinzu; bald wird deutlich, daß ein Kollege Irma eine Injektion mit einer Substanz gegeben hatte, die für diese Symptomatik verantwortlich war. Dieser Traum wird erst in seinem ganzen historisch-persönlichen Kontext verständlich. Freud hatte diesen Traum 1895, als er gerade die psychoanalytische Technik entwickelte, der Neurose, vor allem der Hysterie, auf der Spur war und vor der Entdeckung der Bedeutung der kindlichen Sexualität und des Unbewußten stand. Gleichzeitig fühlte er sich aber in der Wiener Ärzteschaft ziemlich isoliert. Als Pionier einer neuen Behandlungsmethode hatte er sich auf ein neuartiges Gebiet begeben und machte wohl alle Ängste und Zweifel eines Wissenschaftlers und Entdeckers durch. Da traf er eines Abends einen Kollegen und

Freund, der ihm von Irma berichtete: Irma war bei Freud in Behandlung gewesen, diese war mittlerweile abgeschlossen, Freud mußte aber nun von dem Freund hören, daß es Irma noch nicht völlig gut gehe. Noch am gleichen Abend schrieb Freud — wie zu seiner Rechtfertigung — die Krankengeschichte von Irma auf und träumte in der folgenden Nacht scinen berühmten „Traum von Irmas Injektion". Seine eigene Deutung, die er sehr detailliert in dem Buch „Die Traumdeutung" entwirft, läuft darauf hinaus, daß er sich von der Verantwortung für die teilweise fehlgeschlagene Therapie entlasten wollte; im Traum wird einer seiner Kollegen, der eine fehlerhafte Injektion gemacht haben soll, für das Versagen verantwortlich gemacht.

Es ist zu vermuten, daß Freud in diesen Anfangszeiten der Psychoanalyse große Zweifel und Ängste durchmachte, ob er mit seiner neuen Methode und seinem neuen Verständnis seelischer Probleme professionell und kompetent gegenüber seinen Patienten handelte. Die Nachricht über seine Patientin Irma muß diese Zweifel verstärkt und den Traum ausgelöst haben, in dem er sich von der Schuld befreite und diese einem anderen, im Traum als inkompetent dargestellten Kollegen zuschob.

In einer Untersuchung über Analytiker- und Therapeutenträume über ihre Patienten kam ich zu dem Ergebnis, daß Freuds Irma-Traum tatsächlich so etwas ist wie der Prototyp eines Traumes, im dem ein Therapeut, Psychoanalytiker, Helfer, mit seiner professionellen Kompetenz ringt und die durch den phantasierten oder befürchteten Kompetenzverlust ausgelösten Ängste zu bewältigen sucht.

Die Betonung des Kompetenzproblems in diesen Träumen ist selbstverständlich etwas einseitig und hier nur verkürzt wiedergegeben. Unterzieht man diese Träume einer detaillierten Analyse, so zeigen sich oft Themen, die in die frühe unbewußte Geschichte des Träumers zurückgehen.

5. Hier möchte ich aber das Kompetenzproblem weiter verfolgen, weil es für das Thema dieses Beitrages von einiger Wichtigkeit ist. In meiner Untersuchung der Therapeutenträume über ihre Patienten habe ich versucht, drei Bereiche von therapeutischer Kompetenz zu unterscheiden, die sich selbstverständlich überschneiden und eine wie bei aller Klassifizierung künstliche Trennung beinhalten (Zwiebel 1977, 1984). Es handelt sich a) um die technisch-kognitive Kompetenz, b) die affektiv-empathische Kompetenz, c) die Beziehungskompetenz.

Zur technisch-kognitiven Kompetenz zählt vor allem das theoretisch und praktisch erworbene Wissen, und vor allem im medizinischen Bereich der Erwerb bestimmter technischer Fähigkeiten. Wissen und praktische Fertigkeiten stellen so etwas wie eine Basis dar, ohne die Helfen zu Magie, Suggestion, Scharlatanerie oder gar verkappter Zerstörung entarten kann.

Zur affektiv-empathischen Kompetenz zähle ich vor allem die Fähigkeit, in der therapeutischen Situation adäquat mit der Emotionalität beider Partner umzugehen: Einfühlung in die Situation des Hilfslosen und Kranken, aber auch Einfühlung in die eigene Situation, und vor allem die Fähigkeit, die aufkommenden Gefühle, Spannungen, Erregungen in der therapeutischen Situation in angemessener Form aufzunehmen und zu ertragen, ohne daß es zu einer zu starken Abwehr der Emotionalität kommt.

Zur Beziehungskompetenz rechne ich vor allem die Fähigkeit, dem Klienten oder Patienten eine professionelle therapeutische Beziehung anzubieten und die Beziehungsangebote des Klienten zu verstehen, anzunehmen und zu verarbeiten, und dieses in einer erwachsenen, reifen Weise für den therapeutischen Prozeß ohne stärkere manipulative Tendenzen zu nutzen. Vermutlich könnte man sagen, daß der Beziehungskompetenz eine gewisse Priorität gebührt und erst diese die Wirkung der technisch-kognitiven und affektiv-empathischen Kompetenz ermöglicht, zumindest im psychosozialen Bereich.

Um ein Beispiel zur besseren Veranschaulichung zu geben: Die medizinische und die psychotherapeutische Kompetenz lassen sich als Kompetenzen mit unterschiedlicher Gewichtung auffassen. Z.B. spielt bei dem Chirurgen sicherlich seine technisch-kognitive Kompetenz eine überragende Rolle. Dennoch sind seine technischen Fertigkeiten in Frage gestellt, wenn in einer Krisensituation während einer schwierigen Operation seine Angst- und Spannungstoleranz nicht ausreicht, um in dieser Situation weiterhin über seine technischen Fertigkeiten zu verfügen. Intensivmediziner plädieren daher dafür, daß die Handgriffe in der Notfallsituation automatisch ablaufen müssen, um nicht durch affektiv-empathische Vorgänge — z.B. die Identifizierung mit dem vom akuten Tode bedrohten Patienten — ausgehöhlt zu werden. (Hier ist es also durchaus sinnvoll, wenn empathisch-affektive Vorgänge zurückgedrängt werden.) Solche notwendigen Überlegungen führen jedoch in der medizinischen Praxis oft zu einer Überbewertung der technisch-kognitiven Kompetenz: Wenn der Chirurg seine eigenen Kindern oder Familienangehörigen operiert, oder der Pathologe seine eigene Mutter obduziert, dann sind dies Entgleisungen einer einseitig konzipierten medizinischen Kompetenz, die leider die moderne Medizin mehr und mehr zu erfassen scheint.

In der Psychotherapie dagegen werden die affektiv-empathische Kompetenz und die Beziehungskompetenz ganz in den Vordergrund gerückt. Technische Fertigkeiten treten in den Hintergrund, und auch das theoretische Wissen relativiert sich äußerst schnell, weil es für die spezifische Situation nur gelegentlich generelle Handlungsanweisungen bereitstellt. Beispielsweise ein Mensch mit Selbstmordtendenzen: Natürlich weiß man theoretisch, daß Kränkungen vorausgegangen sein werden und daß der Betreffende seine dadurch hervorgerufene Wut gegen sich selbst wendet und dies für seine Selbstmordtentenzen mit verantwortlich ist. Aber welche Folgerungen und Interventionen daraus folgern, kann nur aus der Beurteilung der spezifischen Gesamtsituation, der Einfühlung in die Ernsthaftigkeit der Absichten und der Beurteilung der Tragfähigkeit des therapeutischen Kontaktes beantwortet werden.

Hardt et al. (1981) haben in ihrer interessanten Arbeit vor allem die Beziehungskompetenz einer genaueren Analyse unterzogen. Sie postulieren bei der psychotherapeutischen Kompetenz folgende drei Polaritäten, die immer in einem spezifischen Spannungsverhältnis stehen (Abb. 1): Identifizierung versus Distanzierung, Engagement versus Degagement, Intimität versus Generalisierung, wobei der Polarität von Identifizierung und Distanzierung eine Vorrangstellung gegenüber den beiden anderen Polen gebührt. Das dargestellte Schema ist so zu verstehen, daß ein kompetentes Handeln nur dann möglich wird, wenn eine spannungsvolle Oszillation zwischen den einzelnen Polen erreicht wird: sich identifizieren, aber auch wieder distanzieren, sich engagieren, d.h. Ziele formulieren und sich für den Patienten einsetzen, aber auch wieder die Ziele in Frage zu stellen und dem Klienten seine Selbstverantwortung überlassen; neben der durch die Identifizierung entstandenen Intimität (Einmaligkeit der Beziehung und Situation) in eine distanzierende Verallgemeinerung überzugehen. Entgleisungen der Kompetenz finden sich, wenn die beschriebenen Pole einseitig überbetont und fixiert werden: Bei zu starker Identifizierungsneigung des Therapeuten werden die Pole Identifizierung, Degagement (es werden keine Ziele mehr formuliert) und Intimität festgeschrieben, ohne daß ein Abstandnehmen und eine Reflexion der

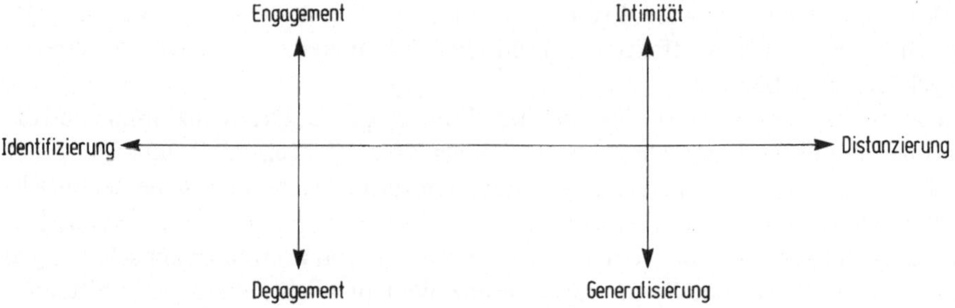

Abb. 1. Schematische Darstellung von 3 wesentlichen Polaritäten der psychotherapeutischen Kompetenz. (Nach Hardt et al. 1981)

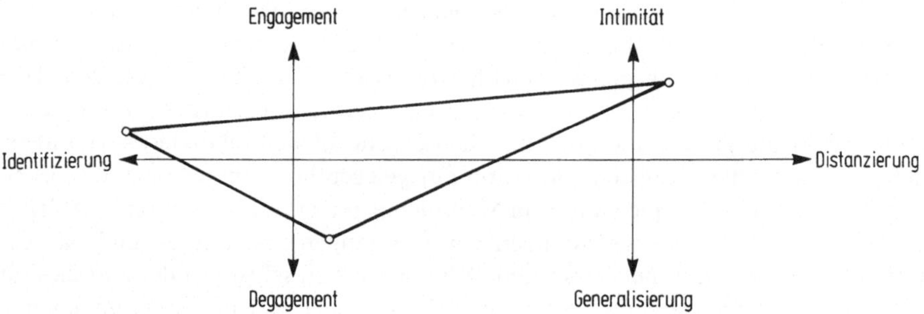

Abb. 2. Entgleisung der psychotherapeutischen Kompetenz: Überbetonung der Identifizierung. (Nach Hardt et al. 1981)

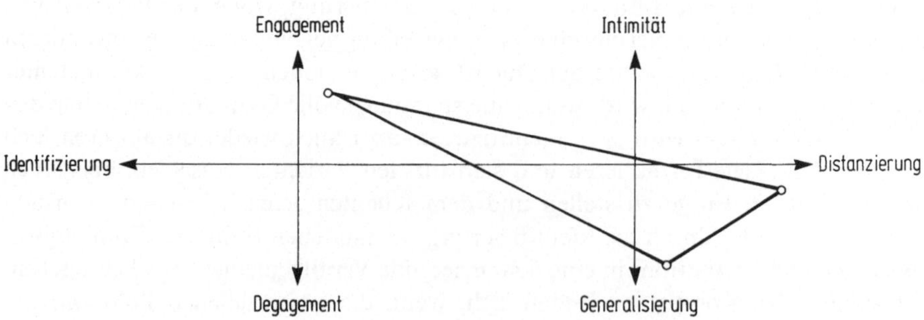

Abb. 3. Entgleisung der psychotherapeutischen Kompetenz: Überbetonung der Distanzierung. (Nach Hardt et al. 1981)

Gesamtsituation möglich ist (Abb. 2). Dies scheint die typische Situation des Anfängers zu sein.

Bei zu starker Distanzierungsneigung des Therapeuten wird der Patient zwar zu etwas gebracht oder gelenkt, werden forciert Ziele formuliert, der Therapeut weiß theoretisch, was vor sich geht und er kann gut diagnostizieren, d. h. er weiß genau, wie man die Krankheit nennt usw. Aber er spürt nicht mehr, was mit seinem Patienten emotional geschieht, seine Empathie ist verloren gegangen, und er kann dem Klienten keine Eigenverantwortung mehr überlassen. Dies ist die typische Situation des resignierten Routiniers, der schon alles kennt, sich durch nichts mehr überraschen läßt (Abb. 3).

Aus dieser Sicht besteht also die therapeutische Kompetenz in der optimalen Distanz zum Patienten oder Klienten, die ein flexibles Sich-Identifizieren und Sich-Distanzieren erfordert. Für alle therapeutischen Situationen, die ein medizinisches, soziales und psychologisches Handeln erfordern, kann man ein optimales, wenn auch spannungsvolles Oszillieren zwischen diesen unterschiedlichen Polen postulieren.

6. Ich kann jetzt wieder zu dem Ausgangspunkt, den Träumen der Therapeuten zurückkehren: Kompetenzängste sind offenbar der stärkste Motor für diese Träume, weil diese den Therapeuten in eine Situation bringen, die er auf Grund seines persönlichen Schicksals gerade mit der Berufswahl zu umgehen bzw. zu bewältigen versucht: nämlich in einen Zustand von Mangel und Unvollkommenheit zu geraten, der mit intensiven und schmerzlichen Gefühlen der Hilf- und Hoffnungslosigkeit verknüpft ist und zu intensiven Strafängsten und Schuldgefühlen führen kann. Der befürchtete oder der drohende Kompetenzverlust ist somit eine wesentliche Quelle für all die Empfindungen, Befindlichkeiten, aber auch angestrengten Bemühungen, die die emotionale Situation der Helfer und Therapeuten oft so unerquicklich macht. Die enormen rastlosen Anstrengungen, das Bemühen um ideale Versorgungen kennzeichnen gerade die untergründige Furcht, in eine Situation zu geraten, in der man einfach nicht weiter weiß. In der Phantasie führt die Deklaration der Hilflosigkeit und der eigenen Ohnmacht auf geradem Weg zur Vernichtung der beruflichen Existenz. In Freuds Irma-Traum ist sehr deutlich, wie sehr Freud im Traum in einer souveränen Rolle bleibt und die ganzen Gefühle der Hilflosigkeit, Entwertung und die beruflichen Ängste auf seine ziemlich lächerlich gemachten Kollegen schiebt.

7. Erwerb, Aufrechterhaltung und Praktizieren der beruflichen Kompetenz sind also allein schon durch die persönlichen Konflikte der Helfer immer wieder bedroht und können somit keine konstante Größe sein, weil sie ständigen Schwankungen unterworfen sind. Diese Schwankungen können durch die sich entwickelnde Beziehungsdynamik verstärkt werden, und zwar vor allem durch a) die Reaktivierung persönlicher Konflikte des Therapeuten und b) die Ausübung spezifischer therapeutischer Funktionen, vor allem dem Sich-Einlassen in eine Beziehung, wobei die Identifizierung eine zentrale Rolle spielt.

Hier möchte ich noch einige wenige Bemerkungen zur Rolle der Identifizierung machen. Nehmen wir eine Beratungssituation an, in der ein Klient zu regelmäßigen Beratungsgesprächen zu einem Berater kommt. Einem solchen Beratungsgespräch entnehme ich die folgende Sequenz: Der Klient berichtet von einer neuen Lebenssituation, die er positiv darzustellen versucht. Der Berater spürt aber eine deutlich resignative Atmosphäre, die der Klient bei seinem Bericht latent verbreitet. Dies ist dadurch möglich, daß sich der Berater ein Stück mit dem Klienten identifiziert, sich also emotional in dessen Lage versetzt. Nur wenn der Berater sich im folgenden von dieser partiellen Identifizierung wieder löst und seine beratende Funktion wieder einnimmt, sich also von dem Vorgang der Identifizierung ein Stück distanzieren kann, wird er dem Klienten etwa das Folgende sagen können: „Ihre Fortschritte scheinen Sie aber nicht nur zu erfreuen, sondern auch ein Stück mutlos zu machen." Der Klient hat nun verschiedene Möglichkeiten, auf diese Bemerkungen zu reagieren. Nur wenn er sich seinerseits ansatzweise mit dem Berater identifiziert, also die Situation auch aus der Sicht des Beraters betrachtet, kann er sein abgewehrtes depressives Gefühl zulassen und evtl. erkennen, womit dies zusammenhängt. Das Beratungsgespräch schreitet also nur voran und entwickelt sich zu etwas Neuem, wenn beide Partner des Gesprächs sich wechselseitig miteinander identifizieren.

Wie schnell dieser notwendige, wechselseitige Identifizierungsprozeß entgleist, zeigt die folgende potentielle Variante: Der Berater spürt die Resignation des Klienten, wird aber von dem Gefühl so erfaßt, daß er sich sagt: Dieser Klient macht sich doch nur etwas vor, er ist ein ganz hoffnungsloser Fall, im Grunde ist unsere Unternehmung hier ganz sinnlos, und das hängt vielleicht auch damit zusammen, daß ich ein ganz unfähiger, hoffnungsloser Berater bin. Anstatt die Resignation anzusprechen, verstummt nun der Berater, weil er auf Grund seines Gefühls dem Sprechen nicht mehr viel Wert beimißt; der Klient spürt nun seinerseits diese Resignation des Beraters, und wenn er sich mit dieser Resignation identifiziert, wird seine abgewehrte Depressivität noch weiter zunehmen.

Eine solche Entgleisung hat immer ihre Quellen in beiden Partnern der Beratungssituation. Der anfangs geschilderte milde Identifizierungsvorgang beider Partner kippt in eine andere Form der Identifizierung um, die man als projektive Identifizierung bezeichnet. Vereinfacht ausgedrückt passiert dabei in dem hypothetischen Beispiel das Folgende: Der Klient spürt eine stark depressive, d.h. mutlose, resignative, wertlose Seite in sich, die er jedoch nicht ertragen kann; dieses Grundgefühl: Ich bin wertlos und tauge nichts, projiziert er nun auf die Person des Beraters, woraus die innere Formel entsteht: Nicht ich, sondern der Berater ist ganz hoffnungslos, unfähig und kann nichts.

Für diesen Vorgang, der unbewußt abläuft, sind verschiedene Motive denkbar: In jedem Fall möchte der Klient seine unerwünschten depressiven Gefühle loswerden, bei dem Berater abladen, um sich auf diese Art und Weise von seiner Unlust zu befreien. Durch den beschriebenen Identifizierungsprozeß des Beraters spürt dieser die abgewehrte depressive Thematik; nur wenn er dieses Gefühl ertragen und evtl. thematisieren kann, wird der entgleisende Zirkel vermieden werden, in dem sich der Berater voll mit der Projektion des Klienten identifiziert, d.h. sich dann auch depressiv und inkompetent fühlt oder seinerseits diese Gefühle mittels seiner projektiven Identifizierung abwehrt: Nicht ich bin so hoffnungslos, sondern mein Klient ist ein hoffnungsloser Fall, auch wenn er versucht, mir ständig das Gegenteil zu beweisen. Wenn es zu diesen wechselseitigen projektiven Identifizierungen kommt, ist die therapeutische oder beratende Situation bereits entgleist, und es herrschen Konfusion, Desorientierung, Verwirrung und Gefühle des Manipuliertwerdens vor.

Über diese Formen der Identifizierung, vor allem der projektiven Identifizierung ließe sich noch vieles sagen. Vielleicht ist die Bedeutung aus den wenigen Anmerkungen erkennbar geworden. Um es noch einmal mit einfachen Worten zu sagen: Es handelt sich um einen zwischenmenschlichen Vorgang, bei dem man den anderen so behandelt oder gar so macht, bzw. manipuliert, wie man sich selbst erlebt oder empfindet. Die Kraft dieses Vorgangs ist groß, und man spürt sie mit voller Wucht, wenn man sich — wie es in therapeutischen Situationen die Regel ist — nicht einfach der Situation entziehen kann. Das Wirken von projektiver Identifizierung ist in der Regel mitverantwortlich für entgleisende therapeutische Prozesse und für die beschriebene Befindlichkeit der Helfer. Diese Form der Identifizierung tendiert zu einer Vereinheitlichung, zu einer Nivellierung, zu Gleichmacherei. Von daher wird die professionelle Kompetenz, das trennende Element in therapeutischen Beziehungen, wie ich postulierte, als ein Fremdkörper erlebt, den es zu eliminieren gilt.

Manchmal bekommt man tatsächlich in solchen Situationen den Eindruck, daß der Klient kein anderes Interesse hat, als die therapeutische Kompetenz des Helfers zu unterminieren und zu zerstören. Dies erscheint natürlich auf den ersten Blick absurd, spricht doch die Alltagserfahrung dafür, daß wir alle nichts so sehr wünschen, wie in einer schwierigen Situation einen kompetenten Arzt und Helfer zu finden. Für den akuten Blinddarm, den beginnenden Herzinfarkt, den akuten Zahnschmerz, den bedrohlichen Angstanfall mag dies zutreffen. Ergeben sich jedoch Einschränkungen, Verzichte, Appelle an die Selbstverantwortung und schmerzliche Veränderungsschritte, die die eigenen Grenzen und die Grenzen der Hilfe signalisieren, kann die dabei entstehende Unlust schnell ein erträgliches Maß überschreiten und auf dem beschriebenen Weg der projektiven Identifizierung beim Helfer abgeladen werden. Die berühmt-berüchtigten Therapeutenkiller, die jeden Arzt, Berater und Therapeut zum Scheitern und zur Verzweiflung bringen, sind offenbar eine extreme Variante dieses Vorgangs.

Aber ist es wirklich berechtigt anzunehmen, daß es bei Hilfesuchenden die zumindest unbewußte Tendenz gibt, die Kompetenz des Helfers zu zerstören? Ich glaube, diese Frage muß man eindeutig bejahen: Die therapeutische Kompetenz ist das eigentlich Trennende in der therapeutischen Beziehung, der Faktor, der auf die Begrenztheit und Endlichkeit der therapeutischen Beziehung verweist. Für den Klienten bedeutet dies Trennung, die Anerkennung seiner Bedürftigkeit und seiner Abhängigkeit und die Konfrontation mit seinem Neid auf das, was jemand anderes hat und ihm selber fehlt. Viele Menschen wehren sich dagegen aus inneren Gründen mit Händen und Füßen. Ich erinnere mich an eine Untersuchung von Herzinfarktpatienten, an der ich vor einigen Jahren in Frankfurt teilgenommen habe. Der Infarktkranke, der noch auf der Intensivstation lag und die existentielle Bedrohung gerade erlebt hatte oder noch erlebte, konnte sich dem psychoanalytischen Gesprächspartner in überraschender Weise öffnen und mitteilen.

Bei einem zweiten Gespräch nach 3–4 Wochen waren dann einige Kranke bereits völlig unzugänglich und wehrten das Gesprächsangebot massiv ab. Kaum einer der vielen Patienten konnte ein Therapieangebot annehmen.

Für den Helfer erscheint es wesentlich, zu erkennen, daß die meisten Patienten und Klienten mit dieser grundlegenden Spaltung zu ihm kommen: nämlich Hilfe bekommen zu wollen und diese gleichzeitig aber auch abzulehnen und entwerten zu müssen. Wenn der Helfer erkennt, daß sich bei ihm diese Spaltung auch entdecken läßt — also kompetent helfen zu wollen und gleichzeitig diese kompetente Haltung auch aufgeben zu wollen —, dann hat er nach meiner Auffassung den entscheidenden Schritt getan, um in fast jeder schwierigen therapeutischen Situation generell zu bestehen. Das ganze Dilemma der Helfer, aus dem sich viele der beschriebenen emotionalen Schwierigkeiten ergeben, beruht gerade darauf, ein Bewußtsein für das Gemeinsame und für das Trennende in der Helferbeziehung zu entwickeln: Der Mangel, um noch einmal an Junker und Waßner zu erinnern, ist das, was Helfer und Klient verbindet; das, was der Helfer aus diesem Mangel gemacht hat, ist, was ihn vom Klienten unterscheidet.

„Im Aufsuchen der Verletzten spürt der Therapeut, daß er dieses Elend nicht unverändert hinnehmen muß, er nicht eintreten muß in die Welt des Schicksals, sondern einen realen Weg der Veränderbarkeit suchen kann. Therapeuten sind verwundbar und entschlossen, Heilung zu suchen. Das Leiden kann zwar nicht entfernt oder wegtherapiert werden, aber es hat ein Recht, erkannt und anerkannt zu werden. Dennoch ist es begrenzbar, kann ihm Einhalt geboten werden, umgeformt und aus seiner Verarmung, Isoliertheit, Wortlosigkeit, Namenlosigkeit erlöst werden" (Junker u. Waßner 1984).

9. Wenn ich am Ende noch einmal zusammenfasse, dann komme ich zu folgenden Schlußfolgerungen: Die Betrachtung der emotionalen Situation von Helfern im psychosozialen und medizinischen Bereich unter dem Aspekt der professionellen Kompetenz erweist sich bei detaillierter Analyse als recht fruchtbar. Es zeigt sich dann, daß die professionelle therapeutische Kompetenz im Gegensatz zu anderen beruflichen Kompetenzen keine fixe Größe sein kann, auf die man regelmäßig und verläßlich zurückgreift. Der „menschliche Faktor", der mit der Verlagerung von technisch-kognitiven Fertigkeiten zu affektiv-empathischen Beziehungskompetenzen eine notwendig größere Rolle spielt, stellt eine unvermeidliche Labilisierung kompetenten Handelns dar. Berücksichtigt man die individuelle Motivation des Helfers, der mit Hilfe seiner beruflichen Kompetenz eine kreative Lösung für seine eigene Problematik gefunden hat, so wird auch die hohe affektive Bedeutung und Wertschätzung der professionellen Kompetenz verständlich. Die nur kurzbeschriebenen introjektiven und projektiven Identifizierungen im therapeutischen Prozeß setzen das „Kompetenzsystem" zusätzlich unter Druck, das dann durchaus auch als Folge von reaktivierten inneren Konflikten der Helfer zu dekompensieren droht, wenn eine Mesalliance zwischen Helfer und Klient entsteht, deren gemeinsames Ziel die Aufgabe oder Zerstörung der professionellen Kompetenz ist.

Literatur

Freud S (1900) Die Traumdeutung, GW Bd II/III. Fischer, Frankfurt/M.

Hardt J, Hirschfeld M, Inowlocki L (1981) Zur Dimensionierung psychotherapeutischer Kompetenz. Psyche 35: 733–746

Junker H, Waßner T (1984) Psychotherapeutisches Denken. Springer, Berlin Heidelberg New York

Lorenzer A (1984) Intimität und soziales Leid. Fischer, Frankfurt/M.

Reinke-Köberer, Toussaint J (1979) Forschungsprojekt Soziotherapie mit Delinquenten (unveröffentlicht)

Schmidbauer W (1977) Die hilflosen Helfer. Rowohlt, Reinbek

Stierlin H (1971) Das Tun des Einen ist das Tun des Anderen. Suhrkamp, Frankfurt/M.

Willi J (1975) Die Zweierbeziehung. Rowohlt, Reinbek

Zwiebel R (1977) Der Analytiker träumt von seinem Patienten. Psyche 31: 43–59

Zwiebel R (1984) Die Dynamik des Gegenübertragungstraumes. Psyche 38: 193–218

Überlebensstrategien der Slumbevölkerung in Peru

C. R. Rabanal

Zur Situation Perus und der Slums in Lima

Im Jahre 1985 — als Folge der Reformen der 70er Jahre — sieht sich das Land mit einer veränderten Realität konfrontiert. In der Landwirtschaft, nach der Agrarreform ohne „Haciendas" und Großgrundbesitzer, herrscht die Organisationsform der Genossenschaft und der Landarbeitergemeinschaft vor.

Nach dem Übergang von einer — wenn auch reformistischen — Diktatur zu einer konventionellen Demokratie ist die Verzweiflung angesichts der Krise um so größer. Die Bevölkerungsverteilung in Peru hat sich grundlegend verändert: Die Einwohnerzahl des Landes hat sich in weniger als 4 Jahrzehnten verdreifacht, während ein rascher Urbanisierungsprozeß bald mehr als 65% der Gesamtbevölkerung in den Städten konzentriert haben wird. Der Schauplatz der entscheidenden Entwicklungen hat sich vom Land in die Städte verlagert. Von 1940 bis 1981 verdreifachte sich die Einwohnerzahl und im Jahre 1985 nähert sie sich 20 Millionen. Nach den letzten Volkszählungsergebnissen leben fast 30% der Bevölkerung in der Hauptstadt. Von überragender Bedeutung auf wirtschaftlichem Gebiet ist die Krise, die tiefgreifendste der letzten 100 Jahre, und die zunehmende Abhängigkeit vom internationalen kapitalistischen System. In der Verwaltung spielt sich eine wachsende Zentralisierung der staatlichen Dienste ab, bei gleichzeitigem Rückgang der tatsächlichen Leistungen aufgrund der Insuffizienz der öffentlichen Finanzen. Auf sozialem Gebiet zeichnen sich diese letzten 40 Jahre durch ein dramatisches Wachstum der Erwartungen aus, die unerfüllt bleiben, da das herrschende System sie nicht befriedigen kann. Auf dem Gebiet der Politik ist die wichtigste Entwicklung das Anwachsen des Wählerpotentials der Volksparteien.

Die katholische Kirche sieht sich einer Flut neuer Formen von Volksfrömmigkeit gegenüber: Sekten aller Art, viele davon sind Ableger der protestantischen Missionsbewegungen, andere haben sich vom traditionellen Katholizismus abgespalten, und einige gingen auch aus dem einheimischen Boden hervor.

Es wird geschätzt, daß 80% der Bevölkerung zur Unterschicht gehören, wobei fast 37% in Slums leben, 23% in Unterschicht-Siedlungen, 20% in verslumten Wohngebieten.

Eine Umfrage gegen Ende des Jahres 1983 ergab, daß die Zahl der „Pueblos Jóvenes" (= Slum-Siedlungen in Lima) 598 erreicht hatte mit 2200000 Einwohnern, die 37% der Gesamtbevölkerung darstellen.

In weniger als 30 Jahren wurde der Slum — eine Siedlungsform, die bis dahin überhaupt nicht existierte — zur wichtigsten in Lima.

Fast die Hälfte der Bevölkerung Limas sind Migranten. Der Slum ist eine Form der Selbsthilfe der Unterschichtbevölkerung zur Beschaffung des notwendigen Wohnraumes. Durch Besetzung von Grundstücken „schaffen" sie Raum — eine Aufgabe, die eigentlich der Staat leisten müßte. Das Phänomen der Invasion oder Besetzung von Grundbesitz geht mit einem Bruch der Legalität einher. Die Bewohner verletzen das Recht auf Privateigentum, um sich selbst gerade solches zu verschaffen. Dieser Konflikt ergibt sich entweder mit dem Staat (Besitzer staatlicher Grundstücke) oder mit den Privateigentümern.

Bisherige Erkenntnisse

Von Januar 1982 und bis Juni 1986 arbeiteten wir an dem Forschungsprojekt „Zur psychosozialen Dimension der Slumproblematik in Peru". Das Projekt wurde konzipiert in der Bundesrepublik Deutschland, wo ich, der Leiter des Projekts, als Dozent im Sigmund-Freud-Institut in Frankfurt tätig war. Gleichzeitig prüften wir durch mehrere Aufenthalte in Lima die Arbeitsbedingungen vor Ort. Das Projekt wurde von der Stiftung Volkswagenwerk finanziert.

Außer dem Leiter nahmen an dem Projekt 5 Mitarbeiter der Universidad Católica teil (4 Psychotherapeuten und 1 Soziologin).

Die Siedlung, in der das Forschungsprojekt stattfand, ist im nördlichen Teil Limas gelegen. Es handelt sich um das Gelände einer verlassenen Baumaterialfirma von 34 Hektar. Das Gebiet wird auf drei Seiten von den Fabrikmauern eingegrenzt und von den für Lima typischen unbewachsenen Hügeln auf der vierten Seite, was ihm das besondere Aussehen einer „Zitadelle" verleiht. Das Grundstück ist extrem uneben und weist als Folge des bisherigen Abbaus von Mineralien zahlreiche Bodensenken auf. Es ist ein großes „Loch" unterhalb des Straßenniveaus. Es wohnen dort ca. 2000 Familien in Strohhütten. Sie verfügen weder über Wasser noch über Abwasser- und Stromversorgung. Der Großteil der Bewohner (70%) stammt aus den Andengebieten. Viele von ihnen haben bereits mehrere Jahre in Lima verbracht, untergebracht bei Bekannten oder Verwandten in den verslumten Bezirken Limas. Sie leben unter extrem ärmlichen Bedingungen, in denen die Befriedigung ihrer Grundbedürfnisse nicht gewährleistet ist.

In der Siedlung lebt eine vorwiegend junge Bevölkerung (ca. 70% sind zwischen 20 und 25 Jahre alt). Die durchschnittliche Kinderzahl liegt bei 3,5 Kindern pro Familie. Es machen sich bereits Anzeichen einer Überbevölkerung bemerkbar, denn in 25% der Häuser leben „Dauergäste", oftmals ganze Familien. Die Mehrheit der männlichen Bewohner sind Gelegenheitsarbeiter, die dementsprechend keinen Zugang zu Sozialversicherung oder anderen Sozialleistungen haben. Die wöchentlichen Einkünfte einer Durchschnittsfamilie liegen bei 10 Dollar. Die Mehrzahl der Frauen arbeitet nicht außerhalb der „Invasion".

Die Besetzung des Grundstücks wurde von Mitgliedern der APRA (jetzt Regierungspartei) organisiert und fand am 24.12. 1978 statt. Dabei spielte der jetzige Präsident Perus eine Rolle. Zu den APRA-Mitgliedern kamen andere Personen dazu, die zu keinerlei politischer Organisation gehörten und lediglich einen Platz zum Wohnen suchten. Es wurde der Name von Víctor Raúl Haya de la Torre gewählt, Gründer der APRA und damals Vorsitzender der Verfassungsgebenden Versammlung, eine Persönlichkeit mit messianischen Zügen, der 1 Jahr nach der „Invasion" starb. Bei der Entscheidung über den Namen spielte eine Mischung aus verschiedenen

Motivationen eine Rolle, rein pragmatische (die rasche Erlangung der legalen Anerkennung) und messianische Hoffnungen.

Wir nahmen unsere Aktivitäten im Slum gegen Ende Februar 1982 auf. Es wurden Versammlungen in verschiedenen Sektoren organisiert. Dort stellten wir unsere Arbeit als kostenlose Dienstleistung im Bereich der psychologischen Beratung und Behandlung vor. Wir erwähnten auch, daß es sich um ein Forschungsprojekt handeln würde. Wir luden alle interessierten Personen ein, sich zu unseren Sprechstunden einzufinden, und erklärten dabei kurz die Notwendigkeit von Kontinuität und Konstanz für die Teilnahme an einer entsprechenden Behandlung. Auf diesen speziell für uns organisierten Versammlungen, aber auch auf anderen, zu denen wir eingeladen wurden und unsere Vorstellung lediglich als einen unter vielen Programmpunkten darstellten, rekrutierten wir die Großzahl unserer Patienten. Seit Beginn unserer Anwesenheit in der „Invasion“ standen wir in deutlichem „Kontrast“ zur dortigen Bevölkerung. Denn wir gehören einer höheren sozialen Klasse mit ethnisch und kulturell deutlich zu unterscheidenden Merkmalen an. Dies führte dazu, daß man uns schnell und dauernd als „Fremde“ einstufte und uns sogar als „Gringos“ bezeichnete.

In der ersten Phase wurde unser Team in die unter den Bewohnern bereits bestehenden Wertmodelle eingestuft; man sah uns als „messianische“ Gestalten, als „Retter“ an, als Fremde mit deutlicher Verbindung zu den bestehenden Machtstrukturen; oder als vom Eigentümer des besetzten Grundstücks ausgesandte Spione; als Konkurrenten der philanthropisch-religiösen Institutionen, die dort arbeiten; als mit den politischen Parteien in Verbindung stehende Aktivisten; als Universitätspraktikanten, die sie als „Versuchskaninchen“ benutzen würden etc. — Allgemein gesehen verwandelten wir uns in ambivalente und konflikthafte Figuren, die für die dortigen Bewohner gleichzeitig eine Chance zur Hilfe, aber auch Bedrohung oder Gefahr darstellten. Zwar spürten wir fortwährend, daß man uns freundlich aufnahm, aber paradoxerweise fühlten wir gleichzeitig auch die Grenzen dieser scheinbar freundlichen Aufnahme und für kurze Augenblicke sogar die Ablehnung. Das Gefühl, sie zu „überrollen“ und die Gefahr, in jedem beliebigen Moment hinausgeworfen zu werden, begleitete uns für einen recht langen Zeitraum. Diese Tatsache half uns, die Situation der Unsicherheit zu begreifen, die die Bewohner in bezug auf ihre eigene Lage dauernd spüren.

Methodologie

Als Verfahren zur Erhebung der Daten verwenden wir die psychoanalytische Methode. Die Daten, die mittels des psychoanalytischen Verfahrens erhoben werden, bieten die Möglichkeit, psychische Strukturen besser zu verstehen. Das Material, das sich erarbeiten läßt, ist lebensgeschichtlich verknüpftes Assoziationsmaterial, das sich in der Beziehung zum Therapeuten herauskristallisiert. Es sind die unbewußten psychischen Strukturen, in denen sich der Umgang des Patienten mit gesellschaftlichen Bedingungen niedergeschlagen hat. Das Material, das sich aus dem Prozeß zwischen Patient und Analytiker ergibt, ist zunächst das gleiche, unabhängig davon, ob seine Bearbeitung zu dem Ziel führen soll, primär dem Patienten heilende Selbsteinsicht zu ermöglichen, oder ob die Forschungsinteressen des Therapeuten in den Vordergrund treten. Das ist weniger abhängig von der Methode der „Erhebung" als von dem erklärten Verarbeitungsinteresse. Im Falle von therapeutischer Zielsetzung unterliegt das Material dem langen Prozeß des Durcharbeitens durch das Prinzip des Wiederholens. Im zweiten Falle hat sich das Material an den im theoretischen Diskurs gängigen Prinzipien von Stringenz und Evidenz zu bewähren.

Es ist wichtig festzustellen, daß die Eigenart des Übertragungs- und Gegenübertragungsprozesses, wo die verschiedensten Rollen zwischen Patient und Therapeut hin- und herfließen, der umgangssprachlichen Kommunikation der Patienten diametral entgegengesetzt ist, die dieser häufig als monoton und ohne kreative Möglichkeiten erlebt.

Die Sitzungen werden in der Regel in den Hütten der Bewohner durchgeführt, mit einer Frequenz von einer oder zwei Wochenstunden. Das Protokoll der Sitzungen wird unmittelbar nach deren Durchführung angefertigt. Auf dieser Grundlage findet die Supervision statt, die wir als Erweiterung des Verständnisses des therapeutischen Prozesses ansehen.

Verarbeitung des Materials

In einem nächsten Schritt wird das bereits supervidierte Material verarbeitet und geordnet unter den Titeln übergreifender Themen.

Die Organisierung des Materials findet statt unter Beibehaltung des assoziativen Verfahrens, der Suche nach den Sinnstrukturen und des Modells der Patient-Therapeut-Beziehung als Ausdruck und gleichzeitig potentielle Alternative der zwischenmenschlichen Beziehungen und der gesellschaftlichen Bedingungen.

Unser Verständnis der therapeutischen Arbeit orientiert sich hauptsächlich an der systematischen Verfolgung des Ablaufs des Prozesses, an dem der Patient und der Therapeut teilnehmen. Es stellt ein Modell dar, das dem Muster der Sozialisationsprozesse so sehr entspricht, daß es ein adäquates Mittel ist, um das Verhältnis zwischen Individuum und Gesellschaft zu untersuchen. Die „freien Einfälle" und die freischwebende Aufmerksamkeit sind die Vehikel, die uns den Zugang zu den latenten Inhalten erlauben, zu den Punkten, wo die psychologischen Abwehrmechanismen und die gesellschaftlichen Herrschaftsmechanismen zusammentreffen.

Unsere Erfahrung scheint die Beobachtung von Parin zu bestätigen, wonach die Tatsache, daß Patient und Therapeut unterschiedlichen sozialen Schichten angehören, die Wahrnehmung der Konvergenzpunkte zwischen psychischen und sozialen Prozessen fördern. Das ist der Raum, in dem sich der therapeutische und der Forschungsprozeß entfalten. Insofern der therapeutische Prozeß im Forschungsprojekt nicht nur ein Verfahren zur Datensammlung darstellt, sondern ein alternatives Modell der zwischenmenschlichen Beziehungen, versuchen wir durch ihn nicht nur ein psychologisches Profil der Bewohner zu entwerfen, sondern auch nach Auswegen aus deren prekärer Lebenslage zu suchen.

Das Verhältnis zwischen Innen- und Außenwelt wird zum Zentrum unserer Aufmerksamkeit. Das assoziative Denken, dazu gehört auch das Denken in Bildern, ist das Mittel zur Erfassung dieses Zwischenraumes. Unsere kontinuierliche Anwesenheit im Slum trägt dazu bei, den Bewohnern zu vermitteln, daß, wenn sie das „Übel" draußen sehen, wir letzten Endes auch ihrer Meinung sind. Aus diesem Einverständnis heraus versuchen wir mit ihnen gemeinsam die notwendigen Vermittlungsprozesse zwischen Außen und Innen aufzuhellen. Indem wir es tun, eröffnen sich Möglichkeiten, neue Formen der Kommunikation zu entwickeln.

Beispiele aus dem Material von therapeutischen Sitzungen

1. In einer Sitzung einer Kindergruppe (2mal in der Woche, jeweils 50 min und seit 2½ Jahren bestehend) befinden sich Franko (7 J.) und Dany (8 J.) und die Therapeutin. Dany trampelt auf den Spielsachen herum, amüsiert sich damit, unanständige Wörter zu sagen. Er putzt sich die Nase mit den Tüchern, die bei den Spielsachen dabei sind. Franco uriniert draußen, zielt aber auf die Tür, so daß Urin in den Raum läuft. Er schaut kokett auf die Therapeutin. Plötzlich sagt er, daß er keine unanständigen Wörter sagen darf, weil sich das Ende der Welt nähert: „Wir sterben, ich werde ganz dünn. Die Knochen treten heraus und die Würmer fressen sie auf." Dany sagt: „Deine Mutter schlägt dich, sie verbrennt dir den Mund." Franco fährt fort: „Es kommt die Strafe." Die Therapeutin: „Welche Angst habt Ihr, weil Ihr in der Gruppe uriniert, vulgäre Worte sagt? Ihr stellt Euch vielleicht vor, daß ich Euch bestrafen und die Gruppe zu Ende gehen kann." Franco schneidet der Therapeutin das Wort ab. Er schreit „wie ein Schimpanse", spricht von Tarzan, vom Urwald, der nie stirbt. Dany sagt, daß Tarzan die Löwen tötet. Franco behauptet, daß Tarzan es tun muß, weil die Löwen ihn fressen wollen. Tarzan hat zwei große Zähne, womit er die Löwen beißt. „Chita" macht Späße. Dany sagt, Franco sei ein Schimpanse, weil er immer noch langes Haar hat (sein Haar ist bis jetzt nie geschnitten worden). Franco sagt, daß sein Haar geschnitten wird, wenn er eingeschult wird. Inzwischen schläft er mit dem Bruder im Bett, er verfügt über mehr Platz, als zu der Zeit, als er mit seinem Vater schlief. Was ihm aber nicht gefällt, ist, daß, wenn er Alpträume hat, der große Vater nicht da ist.

Aus dem Material der Sitzung können wir zwei entgegengesetzte Erziehungsmodelle herausarbeiten. Der angeblich permissive: Die Kinder urinieren in der Sitzung, gebrauchen Kraftausdrücke, sie machen was sie wollen usw. Sie nehmen als Bezug das Bild von der Therapeutin, die nicht repressiv eingreift, sie „verbrennt" ihnen nicht den Mund, wie es hieß, daß die Mütter es tun. Sie bestraft sie nicht. Auf der anderen Seite das repressive Modell, daß sie mit den Eltern und der Schule verbinden. Sie halten sich an dem langen Haar fest, sie werden es schneiden müssen, wenn die Schule beginnt. Mittlerweile haben sie langes Haar wie die Therapeutin, die das Gegenteil von der Welt der Schule und der Familie darstellt.

Sie verbinden unbewußt mit dem Beginn der Schule das Ende der Therapie und das Ende des „Saustalls". Es sieht so aus, als gäbe es keine andere Alternative zu dem repressiven Modell als das offen permissive. Dessen ungeachtet werden die primitiven Ängste in keinem der beiden Modelle gemildert. In dem einen Fall fürchten sie die Kastration (= Haareschneiden), in dem anderen Fall das Ende der Welt und die Strafe für ihre bösen Taten. Die Sequenz am Ende der Sitzung scheint zu bestätigen, daß es nur möglich ist, etwas mehr Raum zu gewinnen, indem auf den Schutz des Starken und Großen (= Vater, Schule, Therapeutin) verzichtet wird.

Der analytische Zugang strebt die Entwicklung eines wirklich alternativen Modells an. Es geht um den Versuch der Integrierung der Schutzfunktion durch das unveränderbare Setting, die gleichbleibende aufmerksame Haltung der Therapeutin mit der Möglichkeit, dem Unbewußten Raum abzugewinnen.

Auf diese Weise würde der zur Verfügung stehende subjektive Raum größer. In einem bestimmten Augenblick der Sitzung konfrontiert die Therapeutin die Kinder mit ihren primitiven Aspekten, mit ihrer Angst vor dem „Ende der Welt", dem Ende der Therapie. Die Kinder reagieren, in dem sie behaupten, sie seien wilde Tiere oder Tarzan, oder zwei mächtige Zähne, die Löwen zerkleinern. Das heißt, die Impotenz verwandelt sich in absolute Omnipotenz. Es ist offensichtlich, daß Gewaltakte, in vielen Fällen Verbrechen, die von Personen aus solchen sozialen Schichten verübt werden, von solchen Ängsten motiviert sein können. In solchen Fällen auf solches Niveau zu regredieren, bringt die Möglichkeit mit sich, sich als der unsterbliche Tarzan zu fühlen. Angesichts solcher Todesängste erscheint die Phantasie von der Unsterblichkeit.

Es scheint wichtig anzumerken, daß das Material, das wir sammeln, und dessen Verarbeitung uns Phänomene zu untersuchen erlaubt, die in Industriegesellschaften ebenfalls relevant sind.

Unsere Arbeit könnte einen Beitrag leisten zur altgedienten Diskussion über Erziehungsmodelle. In unserem Falle ist es noch möglich, Zugang zu plastischen — via Interpretation — Bildern von größter Unmittelbarkeit zu gewinnen. Das gleiche gilt für die Diskussion über Delinquenz.

2. In einer Sitzung mit einer Gruppe, in der zwei Frauen sind (einmal in der Woche, jeweils 90 min) und die seit einem Jahr besteht, befindet sich Antonia, in deren Hütte die Sitzung stattfindet, allein. Die andere Patientin ist ausgegangen, um ihren Mann zu treffen. Antonia erzählt, daß der Mann María Elenas (die andere Frau der Gruppe) eine Zeitlang arbeitslos war. Sie sah ihn mit einer Teekanne an ihrer Tür vorbeigehen, er verkaufte Frühstück. Er schämte sich und grüßte sie deshalb nicht. Der Mann von Antonia hat eine feste Anstellung, er verdient weniger als ein Gelegenheitsarbeiter, hat aber mehr Sicherheit. Die Mutter von Antonia hat ihre feste Arbeit verloren. Sie arbeitete in einem Juweliergeschäft. Man mißtraute ihr, obwohl sie nie etwas mitgenommen hatte, dabei hat sie in reichen Häusern (als Dienstmädchen) gearbeitet. Die Mutter ist eine Person, die das Geld nicht zusammenhalten kann, weshalb ihre Brüder ihr kein Geld geben wollen. Das Geld, das sie von dem Vater der Patientin bekommt (die Eltern leben getrennt), reicht ihr nicht. Antonia sagt weiter, daß die Therapeutin vielleicht ihre Zeit mit ihr verliert. Sie hat häufig finanzielle Schwierigkeiten. Der Mann trinkt, und es bleibt wenig für den Haushalt. Neulich hatten sie nicht genug zum Essen. Sie ging zu ihrer Mutter und ließ Mann und Kinder allein. Sie berichtet, daß, wenn ihr Mann nicht da ist, sie etwas erfinden muß, „auf Kredit" kaufen, um ihre Kinder zu ernähren. Einmal stand sie Schlange, um von einer Ladung („lote") Fisch etwas zu kaufen. Sie hatte 4000 Soles, aber jede Portion kostete 80000. Es gab einige Leute, die kaufen wollten, ohne Schlange zu stehen. Es gab nur eine begrenzte Menge Fisch, denn der Preis war sehr niedrig. Zwei Personen gaben ihr 20000 Soles, damit sie Fisch für sie kaufte. So hatte sie am Schluß 24000 Soles, womit sie Meeresfrüchte kaufte, die sie zu gutem Preis weiterverkaufte. Die Patientin teilt die Welt in zwei Seiten auf: die, die etwas haben, z. B. ihre Brüder, die Therapeutin, die auch studiert haben. Sie selbst gehört zu denen, die nichts haben. Zu ihr gehören die

unsicheren Arbeitsplätze, die Unruhe. Sie muß etwas erfinden, um zu überleben. Sie entwickelt eine Methode, im Mangel zu überleben. Der individuelle Verdienst und die Möglichkeit, etwas zu haben, impliziert für sie Opportunismus, Ausschaltung der Rivalen. Schlangestehen ohne ausreichende Mittel, um einen Anteil („lote") Fisch „zu erwerben", steht im Zusammenhang mit der Erfahrung des Alltags, dem „lote" (Grundstück), wo alle zu potentiellen Feinden werden. Mißtrauen und Interesse werden zu Beziehungsmustern. Die Patientin scheint ein anderes Beziehungsmodell zu ahnen, auf der Grundlage des Vertrauens, des Kredits, was sie in Zusammenhang mit der Therapie bringt. Auf der anderen Seite fürchtet sie, daß die Psychotherapeuten Teil eines instrumentellen Modells sind. Sie kontrastiert das Modell der Stabilität und Ruhe (= Therapie mit dem Modell der Unzuverlässigkeit, Unruhe, die sie als die einzige Möglichkeit ansieht, aus der Armut herauszukommen).

Abermals erlebt sie das Dilemma, sich entweder für die unmittelbaren Vorteile, verbunden mit emotionaler Instabilität und Unsicherheit („man verdient mehr, ist aber unsicherer") entscheiden zu müssen oder für die langfristigen Projekte (Therapie und feste Anstellung), verbunden mit Stabilität, aber als Teil eines Lebens in großer Armut. In diesem Zusammenhang steht die Suche nach „Kapital" in Verbindung mit der Migration in die Hauptstadt („capital" auf Spanisch). Hier gelten die „Gesetze des Urwalds"; man muß den Mangel ausnutzen und die anderen ausbeuten (Situation in der Schlange). Über kein Kapital verfügen wie die Mutter bedeutet nicht zur Hauptstadt („capital") gehören, aber auch keine Grundlage zum Weiterkommen zu haben. Wenn sie kein Kapital besitzt, ist sie uninteressant für alle, ist wertlos. Man muß von der Hauptstadt sein.

Das aktuelle Erlebnis von Mangel mobilisiert infantile geschwisterliche Rivalitätskonflikte. In einer Umgebung, wo nicht genug für alle da ist, kann keine hinreichende Solidarität entstehen. Hier bekommen die Todeswünsche gegenüber den Geschwistern eine dramatische äußere Konnotation. Die Tatsache, daß María Elena nicht anwesend ist und Antonia allein die Therapeuten für sich hat, hat die Tötungsphantasien (Ausschaltung) ausgelöst. Sie hat die Vorstellung, ähnlich wie beim Schlangestehen, daß sie die Situation ausnutzen kann, daß sie drin ist und die anderen draußen. Das Mittel der psychoanalytischen Reflexion in der Therapie erlaubt eine neue Möglichkeit der Entwicklung zu finden. Die Stabilität und Sicherheit, dargestellt durch das unveränderbare Setting und den Reichtum an Ideen, die assoziativ produziert werden und durch die Deutungen zu integrierten Gestalten werden und die ihrerseits zu konkreten Verwirklichungsmöglichkeiten im äußeren Leben führen.

Die Patientinnen machen die Erfahrung, daß sie in der Therapie und im äußeren Leben unter Einbeziehung des anderen und nicht durch ihre Ausschaltung weiterkommen. Der Assoziationsfluß ist reicher, wenn beide da sind. Darüber hinaus entsteht das Gefühl, daß beide Teile eines Ganzen sind. Wenn einer fehlte, ist es so, als fehlte ein Teil des eigenen Selbsts. Es handelt sich auch um eine ganz andere Erfahrung als die der Kindheit, wo das Gefühl vorherrschte, man müsse den anderen ausschalten, um genug zu bekommen.

Wissenschaftliche Verbreitung und gesellschaftspolitische Anwendung

Bereits zu Beginn unserer Arbeit sprachen wir über unser Forschungsvorhaben mit dem jetzigen Präsidenten Perus, der 1978 als Abgeordneter der Verfassungsgebenden Versammlung die Besetzung des Geländes des Slums, in dem wir arbeiten, unterstützt hatte. An der Universität wurde eine öffentliche Veranstaltung organisiert — einmal in der Woche, 2½ Stunden —, wo wir ein interessiertes akademisches Publikum und auch einige Politiker in die Einzelheiten unserer Arbeit einführten. Zahlreiche Vorträge, Radio- und Fernsehsendungen und Podiumsdiskussionen trugen auch dazu bei, unsere Arbeit und insbesondere die gesellschaftspolitische Relevanz solcher Untersuchung in Peru bekannt zu machen. Wir wurden eingeladen, in anderen Ländern über unsere Arbeit zu referieren, und zwar von folgenden Institutionen: Seminar für Psychoanalyse in Zürich, die Universitäten Kassel und Frankfurt, das Forschungsinstitut Pablo Iglesias in Madrid (von der spanischen Regierungspartei PSOE), die „Universidad Centroamericana“ und das „Instituto de Investigaciones Económicas y Sociales“ in Managua (Nicaragua), die „Casa de las Américas“ in La Habana (Cuba) und das Forschungszentrum Josué de Castro in Recife (Brasilien).

Am 28. Juli 1985 übernahm die APRA die Regierung in Peru (eine sozialdemokratisch orientierte Partei). Am 14. September wurde die Friedenskommission einberufen, die im Zusammenhang mit der Bekämpfung der Gewalt im allgemeinen, der Aktionen der subversiven Bewegung „Sendero Luminoso“ und der indiskriminierten Repression weltweit bekannt ist. Ich wurde als einer der fünf Mitglieder ernannt und habe als Berater des Präsidenten innerhalb der Kommission die Aufgabe, die Verbreitung einer alternativen Behandlung des Themas Gewalt und Frieden übernommen. Wir sind dabei, mit Hilfe von Fachberatern, die ich einberufen habe, Fernseh- und Radioprogramme, öffentliche Diskussionen und Podiumsgespräche, Spots für Radio und Fernsehen, Graphiken von bekannten Künstlern usw. vorzubereiten. Darüber hinaus, führen wir Gespräche mit den Innen-, Erziehungs- und Justizministern mit dem Ziel, unsere Vorstellungen über Gewalt, Frieden und Menschenrechte in die Studienprogramme der jeweiligen Institutionen zu integrieren.

Die Überlegungen von unserer Arbeit in Slums kommen direkt zur Anwendung, werden auf diese Weise so eingesetzt, daß sie zu Änderungen im gesellschaftlichen Bereich führen können. Darüber hinaus wird der Versuch unternommen — unterstützt von der staatlichen Macht — etwas Einsicht über innere Prozesse breiteren Kreisen der Bevölkerung zu vermitteln. Es wäre vielleicht auch für andere Zusammenhänge von Nutzen, den Prozeß zu verfolgen, wie komplizierte Zusammenhänge in einfache, jedermann zugängliche Bilder verwandelt werden.

Unser Vorhaben

Themenstellung

Aufbauend auf die bereits gewonnenen Erkenntnisse und unter Anwendung der skizzierten Methodologie werden folgende Themenbereiche untersucht:
- Gewalt im Alltag
- Politische Gewalt (Mißhandlung und Folter)

- Widerstand gegen gesellschaftspolitische Veränderungen
- Erziehungsmodelle
- Kulturschock: Anden- und westliche Kultur.

Methode: wie oben beschrieben.

Ort der Untersuchung: Vorgesehen für die Fragestellung Politische Gewalt ist der Slum „Canto Grande", wo Flüchtlinge aus dem peruanischen Kriegsgebiet wohnen. Es handelt sich um Leute, die entweder den Angriffen von Sendero Luminoso oder der Armee ausgesetzt waren oder es immer noch sind. Dort befinden sich zahlreiche Personen, die verhaftet und mißhandelt bzw. gefoltert wurden.

Die Friedenskommission hat auch die Aufgabe, sich mit der Frage der Flüchtlinge zu beschäftigen. Wir haben bereits unmittelbare Kontakte mit den Delegierten dieses Personenkreises aufgenommen. Weiterhin bestehen Verbindungen zu Frauenzentren, die dort Hilfestellungen bei organisatorischen Fragen leisten.

Für die Untersuchung der anderen Themen ist der Slum „Víctor Raúl Haya de la Torre" vorgesehen (s. oben).

Dauer und Umfang der Untersuchung:

Laufzeit der Studie: 2 Jahre
Beginn der Studie: 1. 7. 1986
Ende der Studie: 30. 6. 1988

- jeweils ca. 150 Sitzungen (Frequenz 2mal in der Woche) mit 12 Erwachsenen und 24 Kindern in Einzel- und Gruppentherapie,
- Erstinterviews mit Bewohnern, die erfahrungsgemäß nach dem ersten Kontakt nicht wieder erscheinen.

Internationale Zusammenarbeit

Für die Entfaltung des Projekts ist die permanente Diskussion mit Kollegen in der Bundesrepublik Deutschland von entscheidender Bedeutung. Es wäre wünschenswert, nach einem Jahr in Lima ein internationales Seminar mit Beteiligung von Wissenschaftlern aus der Bundesrepublik, Schweiz und anderen Ländern Lateinamerikas (insbesondere Mexikos und Argentiniens) zu organisieren.

Für die Finanzierung dieser Veranstaltung würden wir andere Quellen ausfindig machen.

Haushalt (im Jahr)

Leiter des Projekts: BAT I a* (bisherige Stelle)			
Zulage für die Angestelltenversicherung		DM 300,—	DM 3600,—
3 wissenschaftliche Mitarbeiter (¾ Zeit)	3 ×	DM 1200,—	DM 43200,—
1 Fachkraft für Organisation		DM 700,—	DM 8400,—
1 Hilfssekretärin		DM 400,—	DM 4800,—
Material, Transport usw.		DM 300,—	DM 3600,—

* In dem Vertrag mit der Stiftung Volkswagenwerk ist eine Auslandszulage von DM 1650,— vorgesehen, die jetzt entfallen würde.